Markus Sommer

Grippe und Erkältungskrankheiten ganzheitlich heilen

aethera®

die heilenden Kräfte im Menschen stärken,
die Bildung des eigenständigen Urteils unterstützen,
die Initiativbereitschaft von Patienten und Verbrauchern fördern.

Über dieses Buch: Erkältungen sind lästig, die Grippe kann gefährlich sein, und doch haben sie auch gute Seiten, vor allem, wenn sie mit den rechten Mitteln auskuriert werden. Fieber kann sogar das Risiko einer Krebserkrankung reduzieren.
Markus Sommer stellt dar, welche Faktoren die Grippe begünstigen und was man zur Vorbeugung tun kann. Ist eine Grippe-Schutzimpfung sinnvoll oder gibt es auch Gründe, die dagegensprechen? Wo liegen die Grenzen der Selbstmedikation? Welche Krankheitsbilder von Grippe und Erkältung gibt es? Welche Komplikationen können auftreten? Welche Möglichkeiten bieten Schulmedizin, Homöopathie und Anthroposophische Medizin in der Behandlung der Grippe und wie kann man sich selbst wirksam helfen?
Die Antworten auf all diese und viele weitere Fragen sowie eine umfassende Darstellung zu neuen Erregern wie SARS-CoV-2 und Epidemien finden Sie in diesem ersten anthroposophisch orientierten Ratgeber zum Thema Grippe, der für diese Neuausgabe stark erweitert wurde.

Der Autor: Markus Sommer (geboren 1966) sammelte nach dem Medizinstudium Erfahrungen in den Bereichen Innere Medizin, Kinderheilkunde, Geriatrie, Neurologie, Homöopathie und Anthroposophische Medizin. Neben seiner Vortragstätigkeit veröffentlichte er zahlreiche Beiträge in Zeitschriften und Bücher zum Krankheits- und Heilmittelverständnis. Er ist Redakteur des *Vademecum Anthroposophische Arzneimittel* sowie der Zeitschrift *Der Merkurstab* und arbeitet für das Bundesamt für Arzneimittel. Seine Erfolgstitel *Heilpflanzen* (aethera ³2018) und *Metalle und Mineralien als Heilmittel* (aethera 2018) erfreuen sich sowohl bei Laien als auch bei Fachleuten großer Beliebtheit. Markus Sommer ist niedergelassener Arzt in München.

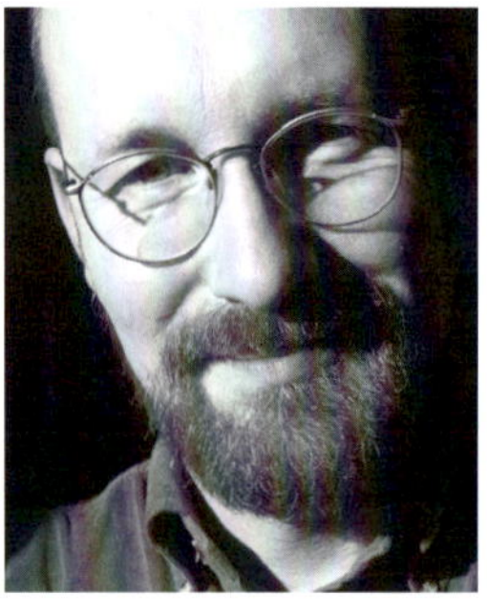

Markus Sommer

Gripppe und Erkältungskrankheiten ganzheitlich heilen

Vorbeugen – behandeln – auskurieren

aethera®

Wichtiger Hinweis: Sämtliche Angaben und Empfehlungen in diesem Buch wurden mit größter Sorgfalt überprüft und in Übereinstimmung mit dem neuesten Wissensstand erarbeitet. Bei Heilmittel- oder Therapie-Empfehlungen handelt es sich um eine subjektive Auswahl ohne Anspruch auf Vollständigkeit, in der sich die Verordnungspraxis des Autors spiegelt. Die Nennung von Handelsnamen oder Warenbezeichnungen geschieht im Rahmen der allgemeinen Pressefreiheit ohne Rücksicht auf Erzeugerinteressen; eine Werbeabsicht ist damit keinesfalls verbunden.

Angaben zu Medikamenten und therapeutischen Maßnahmen erfolgen mit der Einschränkung, dass Dosierungs- oder Anwendungshinweise durch neue Erkenntnisse in der Forschung, klinische Erfahrungen und das sich verändernde Angebot an Präparaten dem Wandel der Zeit unterworfen sein können. Da auch menschliche Irrtümer oder Druckfehler nie ganz auszuschließen sind, wird für Anwendungs- und Dosierungshinweise sowie für die Wirkung der Präparate keine Gewähr übernommen.

Jeder Benutzer wird dringend aufgefordert, die Angaben in diesem Buch anhand der Herstellerinformationen auf dem Beipackzettel auf ihre Richtigkeit zu überprüfen und die dort gegebenen Empfehlungen für die Dosierung und Kontraindikationen zu beachten. In Zweifelsfällen sollte immer ein Arzt oder ein Angehöriger der Heilberufe aufgesucht werden, insbesondere wenn die Beschwerden über mehrere Tage andauern. Die Angaben in diesem Buch sind weder dazu bestimmt noch geeignet, einen notwendigen Arztbesuch zu ersetzen. Eine Haftung vonseiten des Autors oder des Verlags für Personen-, Sach- und Vermögensschäden ist ausgeschlossen.

Trotz sorgfältiger Kontrolle übernehmen wir keine Haftung für die Inhalte externer Links. Für den Inhalt der genannten Seiten sind ausschließlich deren Betreiber verantwortlich.

Neuausgabe 2020 (3., vollständig überarbeitete und erweiterte Auflage)
aethera® ist ein Imprint des Verlags Urachhaus, Stuttgart
Landhausstraße 82, 70190 Stuttgart
www.aethera.de

ISBN 978-3-8251-8017-1

Umschlagbild: © Shutterstock / Elena Vasilchenko / emberiza / Nadezhda Mikhalitskaia
Umschlaggestaltung: Manfred Christ
Druck: Beltz, Bad Langensalza

Inhalt

Vorwort

Nichts lässt uns häufiger erleben, wie wir auf scheinbar «harmlose» Weise krank und wieder gesund werden, als Erkältungskrankheiten, die wir oft leichtfüßig schlicht «Grippe» nennen. Wer eine echte Grippe, eine Influenza durchgemacht hat, wird da vielleicht anderer Ansicht sein. Aus scheinbar voller Gesundheit heraus plötzlich fiebernd und von Muskelschmerzen geplagt niedergeworfen zu werden, mag sich ähnlich vernichtend anfühlen, wie es einem Mäuslein ergehen mag, auf das sich ein Habicht stürzt. Von diesem Ereignis, Opfer eines herabstürzenden Greifs zu werden, vom althochdeutschen «gripan» (oder proto-germanischen «grīpaną»), leitet sich das Wort «Grippe» ab. Aber es gibt auch eine andere Seite. Nichts lässt uns häufiger fiebern und so einen heißen Ausgleich zu einer «Erkältung» finden als die vielen «grippalen Infekte», die wir im Lauf unseres Lebens durchmachen. Dass Fieber langfristig unsere Gesundheit stabilisieren kann und sogar zur Vermeidung von Krebserkrankungen beiträgt, ist eine der Botschaften dieses Buches.

Erfahrung einer «echten» Grippe

So wissenschaftlich der Begriff «Influenza» daherkommt, so sehr verweist er auf Bezüge, die vielen mindestens obskur erscheinen. Es ist eine Kurzform des mittelalterlichen Begriffs «Influenza stellarum», der «Einfluss der Sterne» bedeutet, und dieser soll nach alter Vorstellung Grippe hervorrufen. Tatsächlich gibt es statistisch fassbare Zusammenhänge zwischen kosmischen Ereignissen und Grippepandemien, und auch die Pandemie von Covid-19 könnte in einem Zusammenhang mit kosmischem Geschehen stehen. Neben nüchternen Blicken auf die winzigen Objekte der Virologie haben auch solche in große Weite schweifende Aspekte Platz in diesem Buch.

«Einfluss der Sterne»

Seit Beginn des Jahres 2020, dem Jahr, in dem die dritte Auflage dieses Buches erscheint, hat sich – von Ostasien ausgehend, von dort, wo auch die meisten «echten» Grippewellen durch Entstehung neuartiger Influenza-Stämme gewöhnlich ihren Ausgang nehmen – eine neue Variante eines Coronavirus ausgebreitet, das uns weltweit das Fürchten gelehrt hat. In jedem Winter sind es (Beta-)Coronaviren, die einen gewissen Teil der Atemwegsinfekte verursachen. Meist ist es eine kurze Episode der Belästigung, die bald vorüberzieht. Schon in der letzten Ausgabe dieses Buches wurden mit SARS und MERS Virusinfektionen der Atemwege vorgestellt, die häufig zu Lungenentzündungen geführt haben und viele Todesopfer forderten. Auch diese Viren stammen aus der Gruppe der Coronaviren, sie haben aber neue Eigenschaften angenommen und man ordnet sie einer anderen Subklasse zu als die «gewöhnlichen» Coronaviren, die in jedem Winter zirkulieren. Offenbar haben bei der Entstehung dieser gefährlichen Viren auch ein problematischer Umgang mit Tieren und vom Menschen zu verantwortende Eingriffe in ihre Lebensräume eine Rolle gespielt. SARS und MERS haben sich vergleichsweise wenig verbreitet und sind bald erloschen. Jetzt ist mit Covid-19 eine neue Krankheit aufgetreten, die wieder durch ein (Sarbeco-)Coronavirus, das SARS-CoV-2, ausgelöst wird. Wenn diese Krankheit beginnt, lässt sie sich an ihren Symptomen kaum von einer «gewöhnlichen Grippe» unterscheiden. Fieber, Muskelschmerzen, Hals- und Kopfweh sowie trockener Husten können bei vielen verwandten Krankheiten auftreten. Am ehesten ist noch ein Geruchs- oder Geschmacksverlust charakteristisch, aber dieser kann auch sonst einen grippalen Infekt begleiten. Erst in der zweiten Krankheitswoche entscheidet es sich, ob es bei einer vergleichsweise harmlosen Episode bleibt oder ob man tiefer in eine Krankheit hineingerät, die womöglich Krankenhausaufenthalt oder gar Beatmung erfordern wird, weil Entzündungen aus dem Ruder laufen und es zu Gerinnungsprozessen in den Blutgefäßen kommt.

Neue Variante eines Coronavirus

Problematischer Umgang mit Tieren

In der letzten Auflage dieses Buches standen auf SARS bezogen die Sätze: «Zunächst wurde an eine neue Influenza-Infektion gedacht, es stellte sich dann aber heraus, dass veränderte Coronaviren verantwortlich waren. Dies zeigt erneut, wie der echten Grippe ähnliche Krankheitsbilder durch andere Erreger ausgelöst werden können.» Jetzt erleben wir das wieder. Covid-19 ist keine «Grippe», aber es ist in vielem so verwandt mit grippeartigen Erkrankungen, dass es gerechtfertigt ist, auch Informationen zu dieser Krankheit und zum Umgang mit ihr in dieses Buch aufzunehmen.

Der echten Grippe ähnliche Krankheitsbilder

Die rasende weltweite Ausbreitung von SARS-CoV-2 und die Erinnerung an eine Influenzapandemie, die etwa hundert Jahre zuvor die Welt erschreckt und zu Millionen von Toten geführt hat, trugen dazu bei, dass schnell in nie gekanntem Umfang Vorbeugungsmaßnahmen getroffen wurden, indem Schulen und Läden geschlossen wurden und ein Großteil der Bevölkerung auf nicht viel mehr als das Innere ihrer Wohnung verbannt wurde. Am schlimmsten traf es alte Menschen, die womöglich gar keine physischen Kontakte zur Außenwelt mehr haben sollten. Die langfristigen Folgen sind in vieler Hinsicht noch nicht absehbar.

Vorbeugungsmaßnahmen

Es zeigt sich aber, dass es auch positive Effekte gibt. Die Wahrnehmung füreinander steigt, Fragen werden laut, ob die Beherrschung von Teilen des Gesundheitssystems durch Großkonzerne und der Abbau von Krankenhauskapazitäten auf das Maß durchschnittlicher Beanspruchung wirklich richtig sein können. Das Erlebnis, dass wir eine Menschheit sind, deren Wohl auch davon abhängt, was sich Kontinente entfernt gerade abspielt, dass wir alle miteinander verbunden sind, ist jedem in die Knochen gefahren. Wir haben aber auch erlebt, dass wir mehr ändern können, als wir es je geglaubt haben. Diese Erkenntnis dürfen wir nicht vergessen, wir werden sie noch auf vieles anwenden müssen.

Verbindung über Kontinente hinweg

Auch ist das Bewusstsein gewachsen, dass man selbst etwas tun muss. Wie ich mich verhalte, bestimmt über meine Gesundheit und die von anderen. Ich muss Hygieneregeln einhalten, es ist gut, wenn ich selbst einen Mundschutz nähen kann, ich kann aber auch lernen, was zu tun ist, um gesund zu bleiben oder es wieder zu werden. Wie ich meinen Alltag gestalte, wie ich meine Seele pflege, was ich esse und welche Arzneien ich verwende, ist von Bedeutung. Neben Arzneimitteln, die einer hochentwickelten Naturwissenschaft entstammen, gibt es ebenso hochentwickelte und lange bewährte Maßnahmen verschiedener Medizinsysteme. Chemisch definierte Substanzen, Heilmittel aus der Natur, äußere Anwendungen, das Wissen von Schulmedizin, Phytotherapie, Homöopathie und Anthroposophischer Medizin können als Integrative Medizin zusammenwirken, um Heilung zu unterstützen. Gegeneinander zu sein ist unfruchtbar, alle können voneinander lernen. Und es ist erstaunlich hilfreich und macht Freude zu sehen, wie ich selbst mit dem, was sich im Haushalt findet, mit

Integrative Medizin

Zwiebel, Zitrone, Ingwer, Honig und heißem Wasser, erstaunlich viel tun kann, um Beschwerden zu lindern und gesund zu werden.

Wissen und Fähigkeiten

Wissen und Fähigkeiten, um sich selbst zu helfen, aber auch Erkenntnis, wo fachkundige Begleitung nötig ist, soll dieses Buch vermitteln. Grippe und Erkältungskrankheiten werden immer wieder in unserem Leben auftreten. In vielen Fällen können wir dazu beitragen, dass wir sie gut überwinden und gerade dadurch sogar langfristig gesünder werden.

Es war die Rede davon, dass grippale Erkrankungen uns lehren, wie sehr wir über die Erde hinweg miteinander verbunden sind. Auch bei der Arbeit an diesem Buch habe ich solches Verbundensein erlebt. Die Erfahrungen meiner medizinischen Lehrer, Kollegen und Freunde sind hier eingegangen. Besonders viel durfte ich von meinen Patienten lernen. Mein Freund Misha Lejen, der die Bilder zu den Kapitelanfängen gezeichnet hat, lebt in Saratov, wo eine fast drei Kilometer lange Brücke die mächtige Wolga überspannt. Sein Humor und seine künstlerische Tiefe haben mich immer wieder begeistert, wenn das Internet den weiten geografischen Abstand zwischen uns in Sekundenbruchteilen überbrückte und erneut ein Bild von ihm bei mir erschien. Noch weiter ist heute der Abstand zu meinem Freund Rudi Seitz, der gleichfalls Zeichnungen beisteuerte, die auf einen Blick mehr vermitteln, als es der Autor mit vielen Worten vermag. Kurz nach Erscheinen der ersten Buchauflage starb der frühere Präsident der Kunstakademie in München und universale Mensch – dennoch fühle ich mich ihm weiter verbunden. Ganz nah ist dagegen meine Frau, Anne Sommer-Solheim, der viele Fotos (vor allem von Pflanzen) zu verdanken sind, die sich hier wiederfinden. Mit ihr an dem Buch zu arbeiten hat viel Freude gemacht. Christine Christ gilt mein großer Dank für das Lektorat des Buches. Ohne ein kritisches und hilfreiches Gegenüber wie sie kann kein gutes Buch entstehen. Viele weitere Menschen sind an der Entstehung dieses Buches beteiligt. Viele kenne ich nicht einmal, dennoch sei ihnen allen ganz herzlich gedankt. Nicht zuletzt danke ich als Autor den Lesern. Nur sie schaffen aus toten Buchstaben lebendige Gegenwart. Möge dieses Buch ihnen helfen, gesund zu bleiben und zu werden.

April 2020

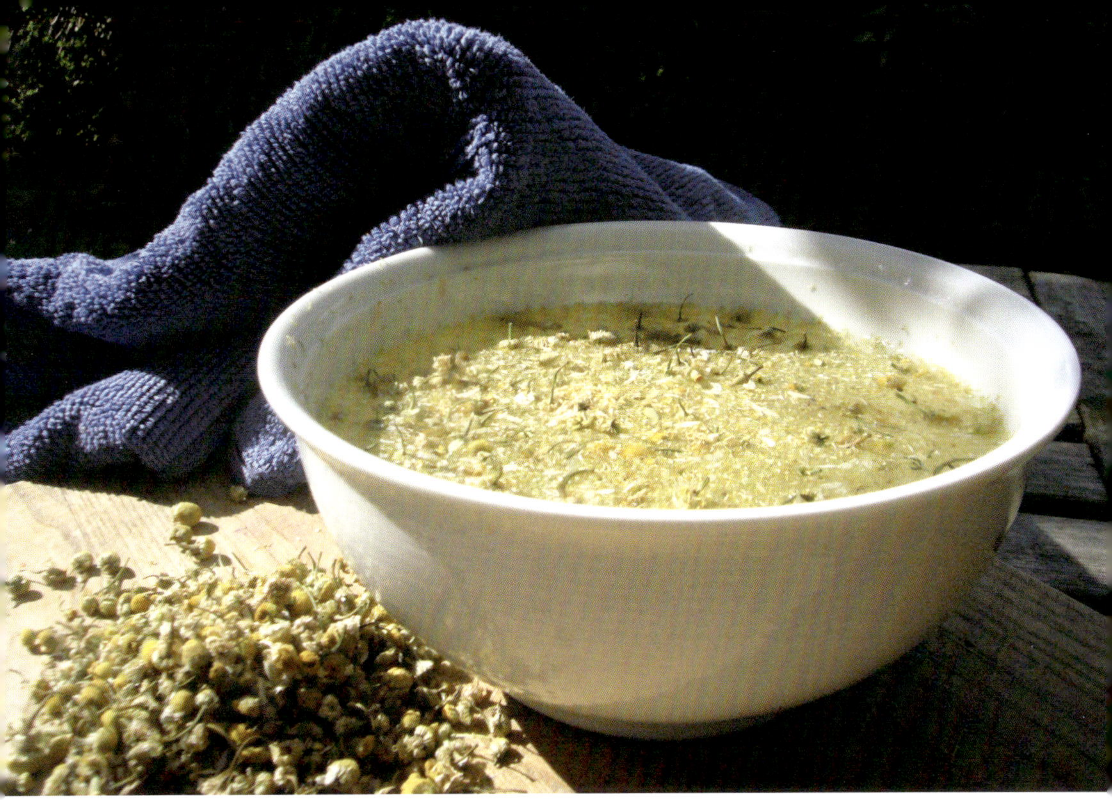

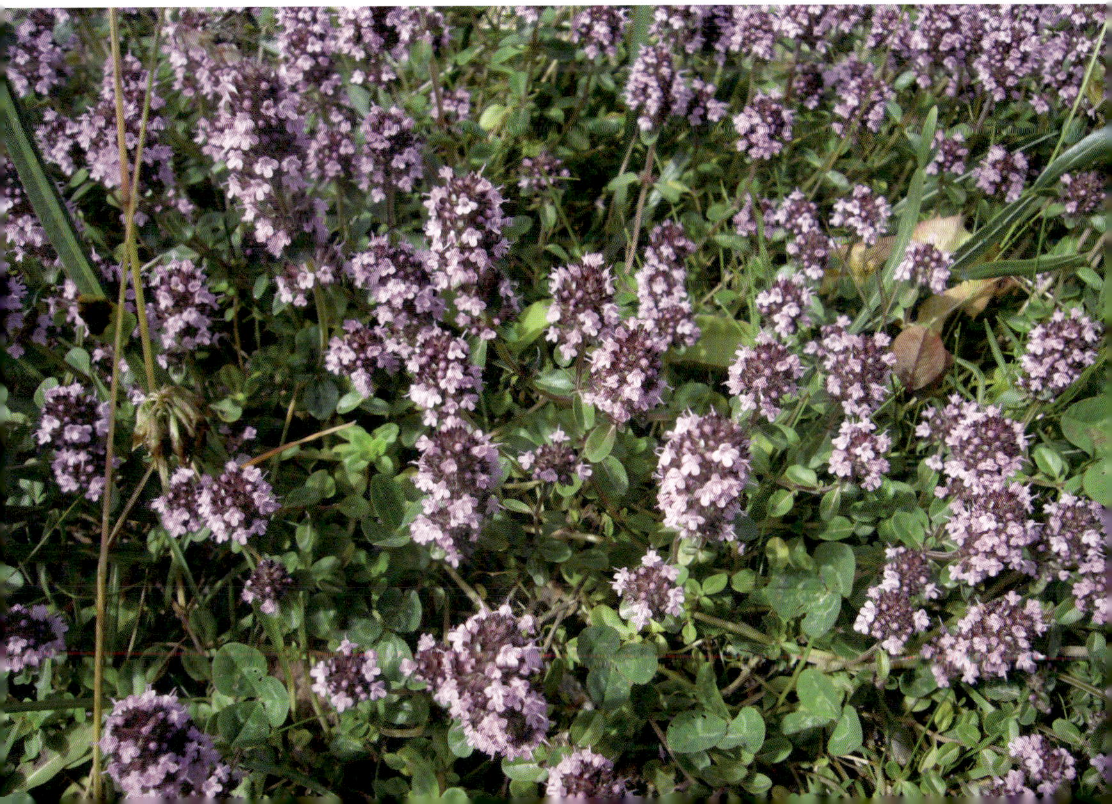

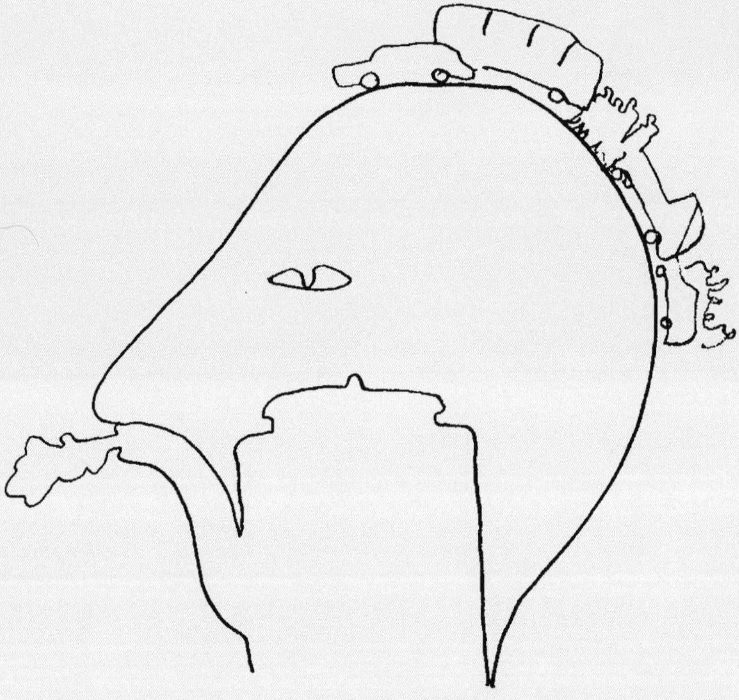

Grippe als Chance – Grippe als Herausforderung

Häufigkeit von Erkältungskrankheiten

Kranksein wird für die meisten Menschen primär in Form von Erkältungskrankheiten erlebt. Statistisch sind Erwachsene zwei- bis sechsmal im Jahr davon betroffen. Eltern kleiner Kinder erleben noch weit mehr solcher Episoden, die sie oft an den Rand ihrer Kräfte bringen.

Jeden Herbst ergehen Aufrufe zur Grippe-Schutzimpfung, die mit dem durchaus zutreffenden Hinweis auf die mögliche Gefährlichkeit der eigentlichen Grippe (Influenza) und ihre enormen volkswirtschaftlichen Folgen in ihrer Dringlichkeit gesteigert werden. Manchem ist noch der fürchterliche Grippewinter 1968 mit seinen Hunderten von Grippetoten in Erinnerung, und das Auftreten neuer Virusvarianten wie der Vogelgrippe mit ihrer höheren Sterblichkeit schürt immer wieder Ängste. Erst recht gilt dies für das Auftreten neuer virusbedingter Atemwegserkrankungen wie Covid-19. Trotz dieser nicht zu verleugnenden dunklen Seite soll am Anfang der Beschäftigung mit diesem Thema ein durchaus positiver Aspekt stehen.

Analogie einer schweren körperlichen Anstrengung

Haben Sie sich bei einer kraftraubenden Bergtour oder einer anderen schweren körperlichen Anstrengung auch einmal gefragt, warum Sie sich dieser Mühe eigentlich unterziehen? Vielleicht haben Sie Ihren ganzen Willen zusammengenommen, um zu schaffen, was Sie sich vorgenommen hatten, haben den Gipfel erklommen, sind wieder abgestiegen – und fühlten sich am Ende zwar erschöpft, aber gleichzeitig so wohl wie schon lange nicht mehr. Zwar kann Ihnen das Durchstehen einer Grippe kein herrliches Bergpanorama bieten, wenn alles gut geht, könnte das langfristige Ergebnis aber ähnlich erfreulich sein. Wie dieser ungewohnte, fast provokative Gedanke zu verstehen ist, soll gleich noch verfolgt werden. Aber so wie die Bergtour überfordern und entkräften kann, wenn Schwierigkeitsgrad und Dauer die eigene Kondition und Fähigkeiten übersteigen, kann auch eine schlecht verlaufende oder «verschleppte» Grippe zu anhaltender Erschöpfung und Anfälligkeit für weitere Krankheiten führen. Im schlimmsten Fall drohen im Gebirge bei schlechter Ausrüstung, zu geringer Kraft oder unvorhergesehenen Wettereinbrüchen Absturz und Tod. Auch aus einer Grippe können schwere, manchmal sogar tödliche Komplikationen entstehen, z.B. durch Lungenentzündung, Herz- oder Gehirnbeteiligung usw.

Im einen wie im anderen Fall können die Gefahren durch richtige Kenntnis und Vorbereitung oder die Hilfe eines Bergführers im einen, eines Arztes im anderen Fall auf ein kalkulierbares Maß reduziert werden. Weder in schwierigem Berggelände noch bei schwerer Krankheit kann ein Buch den Rat und die Begleitung durch einen Erfahrenen ersetzen, doch kann es in grundsätzlichen Fragen und unkomplizierten Fällen dazu beitragen, sich selbst zu helfen. In diesem Sinn soll dieses Buch verstanden werden.

Was verstehen wir unter «Grippe»?

Grippe und fieberhafte Erkältungen – fließende Übergänge

Wenn im Folgenden von «Grippe» geschrieben wird, so geschieht dies meist im Sinne des allgemeinen Sprachgebrauchs und nicht immer in dem der medizinischen Terminologie. Dieser bezeichnet nur die «echte» Virusgrippe Influenza mit diesem Namen, während umgangssprachlich oft jede (im Allgemeinen fieberhafte) «Erkältungskrankheit» als «Grippe» bezeichnet wird. Dies ist auch insofern nicht unsachgemäß, als das Erscheinungsbild von «normalen» Erkältungen, die durch Rhino-, Adeno-, Corona- oder Coxsackieviren (und manche andere) hervorgerufen werden, fließende Übergänge zu den durch Influenzaviren hervorgerufenen Grippesymptomen zeigt. Auch dem erfahrenen Arzt gelingt die genaue Zuordnung oft nur durch aufwendige Laboruntersuchungen, die allerdings meist nur von akademischem Interesse sind und nur selten Konsequenzen für die Behandlung haben. Auch wenn die «Grippen» im oben genannten Sinn sich meist vornehmlich im Bereich der Atemwege abspielen, wird im Volksmund doch auch von «Kopf-» oder «Darmgrippe» gesprochen, weshalb auch auf diese Krankheitsgruppen eingegangen werden soll, auch wenn bei ihnen die Beziehung zur Influenza noch lockerer ist.

Fieber als aktiver Prozess

Hervorstechendstes Merkmal der Grippe im oben genannten Sinn ist das Fieber. Wer mit Schüttelfrost, Fieber und Gliederschmerzen im Bett liegt, mag den oben gewählten Vergleich mit einer Bergwanderung zynisch finden. Und doch gibt es tatsächlich verwandte Aspekte. Beim Bergsteigen werden alle Teile des Leibes betätigt. Eine enorme Anspannung des Willens liegt dem zugrunde. Die Körpertemperatur steigt bedeutend, beim Erreichen des Gipfels können ohne Weiteres 40 °C gemessen werden. Die Temperaturerhöhung ist Ausdruck der geleisteten Arbeit. Die Wärme durchströmt den ganzen Leib, alle Teile des Körpers werden in der Wärme integriert. Polar dazu ist die Wärmeverteilung, die für die meisten von uns im Alltag herrscht, wenn wir ruhig vor dem Schreibtisch sitzen und gleichsam nur im Kopf tätig sind. Man kann sagen: Unsere Wärme ist dort, wo wir (tätig) sind. Entsprechend sind die Glieder des Kopfarbeiters kühl; viele Schreibtischarbeiter leiden unter kalten Füßen. Die Atembewegung bleibt oberflächlich, der Atem strömt flach.

Unsere Wärme ist dort, wo wir tätig sind

Auch zu Beginn des Fiebers bei einer Grippe sind Hände und Füße kalt. Die ganze Wärme wird im Inneren des Leibes konzentriert. Der Schüttelfrost stellt eine rhythmische Muskelaktivität dar, die wie beim Laufen oder Bergangehen zur Wärmebildung führt. Ist genug Wärme gebildet worden, so durchströmt sie auch in diesem Fall den ganzen Leib. Wenn dies erreicht ist, bricht oft Schweiß aus, während die Haut bis dahin trocken war, um keine Wärme zu verlieren. Jetzt, am Höhepunkt des Fiebers, fühlen sich die meisten Kranken wohler als im Fieberanstieg, der Schüttelfrost hört auf. Es ist erreicht, was gewollt wurde. Vergleichbar ist dies dem Moment des Innehaltens am Berggipfel.

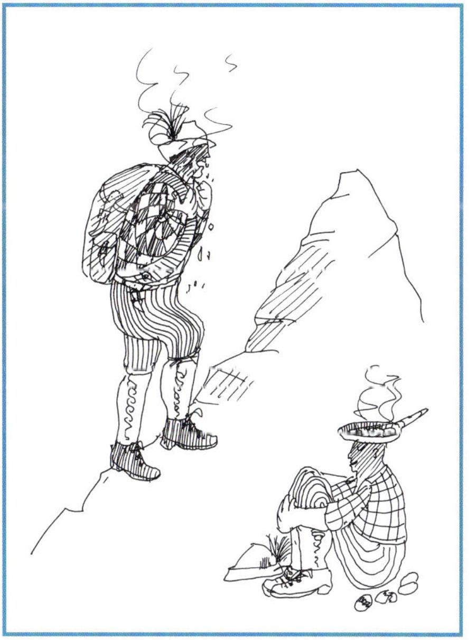

Bergtour und Fieber fordern den Menschen in ähnlicher Weise.

Vielleicht fragen Sie sich: «Was heißt da: ‹gewollt wurde›? Ist das Fieber nicht Krankheitszeichen, Folge der Infektion?» Zum Teil ist dies richtig, ohne Eindringen von Krankheitserregern kommt es in diesem Zusammenhang nicht zum Fieber. Aber dies ist nur die halbe Wahrheit. Fieber ist auch *aktive Antwort* des Organismus auf das Eindringen von Fremdem, von Erregern, und dient deren Überwindung. Nur gleichwarme (homoiotherme) Lebewesen können Fieber entwickeln, am besten kann es der Mensch. Niedere Wirbeltiere, wie z. B. die Eidechsen, haben keine stabilen Wärmeverhältnisse, ihre Eigenwärme entspricht annähernd der Temperatur der Umgebung, deshalb sind sie im Sonnenschein agil, erstarren aber in der Nacht weitgehend und im Winter vollständig. Experimente haben gezeigt, dass mit Krankheitserregern infizierte Eidechsen warme Plätze im Terrarium aufsuchen und so eine höhere Temperatur annehmen, als sie für sie üblich wäre. Hindert man die Tiere daran, so sterben viele von ihnen, während die Exemplare, die «Fieber» bekommen, überleben.

Fieber: eine aktive Antwort des Organismus

Der Mensch: souveränster Umgang mit Körperwärme

Fieber ist ein aktiver Prozess, der durch eine leibbezogene Aktivität des Menschen (z. B. den Schüttelfrost) erreicht wird. Was die Eidechse nur erreichen kann, wenn sich durch einen glücklichen Zufall in der Außenwelt die Gelegenheit zu «fieberartiger» Temperaturerhöhung bietet, steht dem Menschen als freie Fähigkeit zur Verfügung. Fieber kann er aus sich selbst heraus bilden. Hierin liegt der Gipfel seines souveränen Umganges mit der Körperwärme, die er wie kein anderes Lebewesen beherrscht, und deshalb kann der Mensch auch in allen Klimazonen vom ewigen Eis bis in die Sahara hinein existieren. Für begrenzte Zeit kann der Mensch unglaubliche Temperaturextreme der Außenwelt ausgleichen. Er kann ebenso -150 °C in einer Kältekammer, wie sie in der Rheumabehandlung eingesetzt wird, ertragen wie Backofentemperaturen einer Sauna. Feuerwehrleute müssen bei einem Zimmerbrand gar in über 500 °C heiße Räume eindringen.

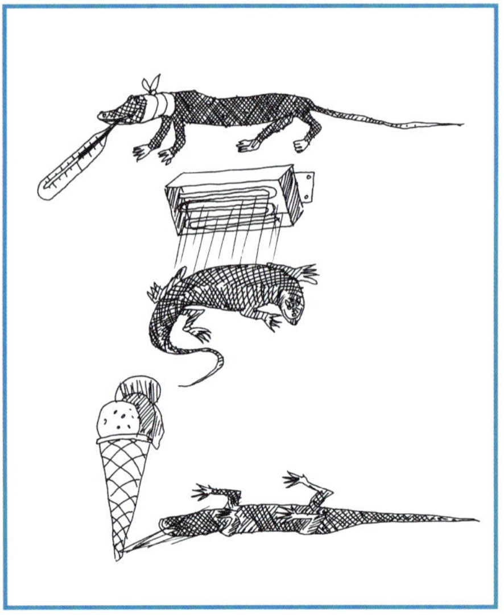

Eine wechselwarme kranke Echse gesundet unter dem Heizstrahler, stirbt aber in der Kälte bzw. wenn sie kein «Fieber» durch ein heißes Plätzchen erzeugen kann.

Im Fieber erfolgt keine Anpassung an die Außentemperatur, sondern es wird eine Erhöhung des «Sollwertes» vorgenommen, wir sind dabei «im Leib aktiv». Wir durchdringen dabei den ganzen Leib mit unserem Willen, ähnlich wie wir es tun, wenn wir unseren Leib unter enormer Wärmeentwicklung einen Berg hinaufbewegen.

Fieber als Hilfe zur Aneignung des Leibes

Gerade wenn wir es gewöhnt sind, vor allem «im Kopf» zu leben bzw. diesen zu betätigen, verbinden wir uns im Fieber wieder «ganz» mit dem Leib. Dabei können Krankheitserreger überwunden werden, die sich ohne die Abwehrvorgänge, welche das Fieber begleiten, ungehindert ausbreiten könnten. Gleichzeitig werden Bereiche des Körpers wieder durchdrungen, «eingegliedert», die dem Ganzen zu entfallen drohten. Mancher Patient stellt fest, dass ihm Muskeln zu Bewusstsein kommen, von denen er gar nicht wusste, dass er sie hat, aber diese Durchdringung hat auch eine ganz unbewusste Seite. So werden in der Entzündung z. B. Ablagerungen aufgelöst. Wo im Körper «Verhärtungsvorgänge» stattfinden, können diese oft durch entzündlich-auflösende Vorgänge überwunden werden. Aus diesem Grund bessern sich beispielsweise Arthrosen meist durch Wärmeanwendungen, mehr noch aber durch Wärme, die nicht von außen zugeführt, sondern selbst im Inneren gebildet wird. Dies wird z. B. durch eine Mistelbehandlung bei Arthrosen oder durch hautreizende und durchwärmende Ingwerwickel bei Verspannungen der Rückenmuskulatur, wie sie vornehmlich bei Schreibtischarbeitern auftreten, erreicht. Nur wenn der Mensch in allen Teilen seines Leibes gestaltend anwesend ist, er diese durchdringt, kann auf Dauer Gesundheit bestehen. Wo dies nicht der Fall ist, kann Fieber heilend wirken. Schon im 5. Jahrhundert vor Christus forderte der antike Arzt Parmenides: «Gib mir die Kraft, Fieber zu erzeugen, und ich heile jede Krankheit.»

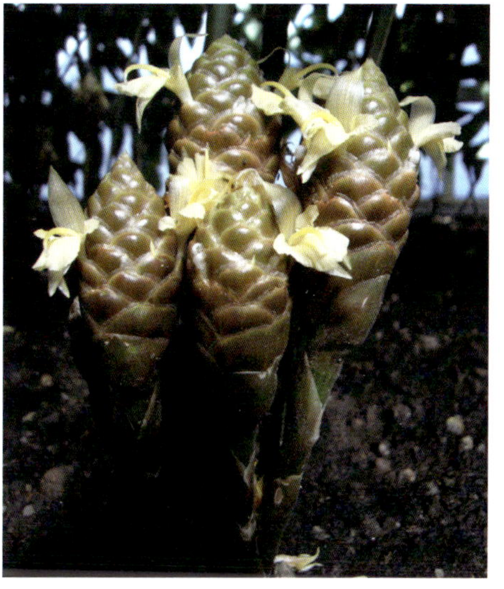

Wärme erzeugende Pflanzen können – ähnlich wie Fieber – dem Menschen helfen, sich so mit seinem Leib zu verbinden, dass Verhärtungs- bzw. Krankheitserscheinungen überwunden werden. Ingwer beispielsweise hilft oft bei Verspannungen der Rückenmuskulatur.

Fieber und Entzündungen können Verhärtungen auflösen

Fieber kann Krebs verhindern

Mangelhafte Durchdringung des Leibes

Der bedrohlichste Fall mangelhafter Durchdringung des Leibes zeigt sich bei bösartigen Tumoren, beim Krebs. Hier teilen sich Krebszellen fortlaufend, durchwuchern das Organ, in dem sie entstanden sind, und zerstören es dabei. Als Metastasen können solche Zellen in entfernten Organen weitere Geschwülste bilden. Der Tumor erscheint wie ein fremdes Lebewesen, das eigenen Willen entfaltet, an den der Wille des betroffenen Menschen nicht mehr herankommt. Die Bezeichnung «Krebs» ist insofern gar nicht schlecht gewählt. Jedes gesunde Organ ist dagegen in die Willensdynamik des Menschen eingeordnet, selbst wenn es nicht direkt dem bewussten Willen unterliegt, der sich z.B. im Skelettmuskel betätigt. Selbst der «unwillkürliche» Darm ist an die von uns bewusst betätigte Nahrungsaufnahme gebunden. Der Großteil der Leibesvorgänge bleibt aber unbewusst und kann nicht unmittelbar von uns gesteuert werden. Dies ist auch gut so, denn es muss in ihnen eine viel größere Weisheit leben, als sie uns bewusst zur Verfügung steht. Und doch weisen die Organvorgänge eine lebendige und beseelte Ordnung auf, die letztlich darauf angelegt ist, dass unsere Individualität im Leib erscheinen und wirken kann. Das gesunde Organ fügt sich in den Gesamtplan des menschlichen Organismus ein, wie ein Orchesterinstrument sich der durch den Dirigenten vermittelten Partitur des Komponisten fügt.

Fieber als Heilmittel

Im Fieber versucht der Mensch wieder volle Herrschaft im Leib zu erlangen, dabei werden eingedrungene Krankheitserreger überwunden, aber auch eine «Aneignung» geleistet, die Verselbstständigungen in einzelnen Organbereichen auflöst. Solche «Aneignung» ist ständig nötig, dauernd gibt es Ausgliederungstendenzen, laufend entstehen auch Krebszellen. Wo es der unbewussten Durchdringung des Leibes nicht mehr gelingt, diese einzuordnen oder aufzulösen, kann dies noch im energischen Geschehen des Fiebers erfolgen. Erst wenn es nicht mehr gelingt, «Herr im Haus» zu sein, kann sich eine Krebskrankheit entwickeln.

Vor dem Hintergrund dieser Betrachtung wundert es nicht mehr, dass Krebskranke sehr häufig in den Jahren vor dem Krankheitsausbruch kein Fieber gehabt haben. Schon Mitte des 19. Jahrhunderts ist aufgefallen (J.Z. Laurence), dass Krebspatienten scheinbar immer besonders gesunde Menschen waren und insbesondere nur selten Fieber hatten. Eine Vielzahl weiterer Untersuchungen hat solche Zusammenhänge immer wieder bestätigt. Besonders umfangreiche Studien zu diesem Thema liegen für das maligne Melanom, den «schwarzen Hautkrebs» vor. Dies ist eine besonders aggressive Krebsart, die in starkem Zunehmen begriffen ist, wofür man unter anderem die durch das Ozonloch ständig zunehmende UV-Belastung verantwortlich macht. 1992 fand man,[1] dass Melanomerkrankungen umso seltener sind, je häufiger die Patienten Grippeerkrankungen in der Vorgeschichte hatten. In einer 1999 erschienenen Studie,[2] die in sieben Ländern durchgeführt wurde und über 600 Melanompatienten erfasste, zeigte sich, dass das Melanomrisiko durch eine Grippe mit Fieber unter 38,5 °C um etwa 20 % sinkt. Liegt das Fieber über diesem Wert, so sinkt das Risiko sogar um 35 %. Das Durchstehen einer Lungenentzündung halbiert das Erkrankungsrisiko sogar. Erstaunlicherweise ist der positive Einfluss des fieberhaften Infektes sogar größer als der negative der UV-Belastung. Einer anderen großen Studie zufolge[3] haben Menschen, die in ihrer Vorgeschichte mindestens einmal für wenigstens drei Tage Fieber über 39 °C hatten, sieben- bis achtmal seltener Krebs als Menschen, die keinen so intensiven Fieberschub hatten. Man kann daher bei vielen Krebskranken für die Zeit vor dem Ausbruch des Tumorleidens von «krankhafter Gesundheit» sprechen. Dies konnte erneut durch eine Studie der Schweizer Gesellschaft Anthroposophischer Ärzte belegt werden,[4] bei der wieder deutlich wurde, dass vor allem Kinderkrankheiten in der Vorgeschichte von Krebspatienten oft fehlen. Allerdings zeigten sich für verschiedene Krebsarten unterschiedliche Verhältnisse.[5]

Studien belegen: Häufiges Fieber senkt das Krebsrisiko deutlich

Durchstehen einer Lungenentzündung halbiert das Erkrankungsrisiko

Heute können die meisten Kinderkrankheiten infolge der verbreiteten Impfungen oft nicht mehr durchgemacht werden, fieberhafte Erkältungskrankheiten kann aber im Grunde jeder bekommen, was für einen Vielgeimpften ein Trost sein mag. In Einzelfällen kann man erleben, dass auch eine bereits ausgebrochene Krebskrankheit durch Fieber geheilt werden kann. So habe ich in meiner Praxis eine Patientin behandelt, die vor mehr als 25 Jahren einen großen bösartigen Tumor des Enddarms (Rektumkarzinom) hatte. Der Krebs war bereits in das Kreuzbein eingewachsen und konnte daher nur teilweise entfernt werden. Wegen einer Wundinfektion hatte die Patientin über mehrere

Wenn Kinderkrankheiten durch Impfung verhindert werden, können Erkältungskrankheiten Fieber ermöglichen

Wochen hohes Fieber, wodurch offenbar der Resttumor überwunden wurde. Obgleich die Frau weder Bestrahlung noch Chemotherapie erhielt, ist sie bis heute von erneutem Tumorwachstum verschont geblieben. Solche zufälligen Beobachtungen haben den amerikanischen Chirurgen Coley schon vor langer Zeit dazu gebracht, mit Bakteriengiften künstlich Fieber zu erzeugen, um über 150 von den damaligen Ärzten aufgegebene Patienten mit fortgeschrittenen, damals nicht anders behandelbaren Tumoren zu therapieren. Bei einem Teil der Patienten erzielte er aufsehenerregende Erfolge, die sehr gut dokumentiert sind. 40 seiner Patienten lebten noch 20 Jahre später und sehr viele andere Patienten erlebten zumindest eine weniger lang anhaltende vollständige Tumorrückbildung. Eine ausführliche Darstellung seiner Forschungsergebnisse ist vor einigen Jahren publiziert worden.[6] In der universitären Krebstherapie wird heute vermehrt die Überwärmung (Hyperthermie) von Krebspatienten eingesetzt, allerdings meist mit Chemotherapie kombiniert. Bei manchen Krebsarten – vor allem bei Sarkomen, die auch bei Coleys Behandlungen die häufigste Tumorart waren – gehört sie schon zur Standardtherapie. Die vor mehr als 75 Jahren durch Rudolf Steiner in die Anthroposophische Medizin eingeführte Misteltherapie gegen Krebs hatte bereits damals unter anderem das Ziel, Fieber zu erzeugen und dadurch die Krankheit zu heilen. Die neuen Erkenntnisse bestätigen diesen Ansatz vollauf.

Künstlich erzeugtes Fieber als Therapie

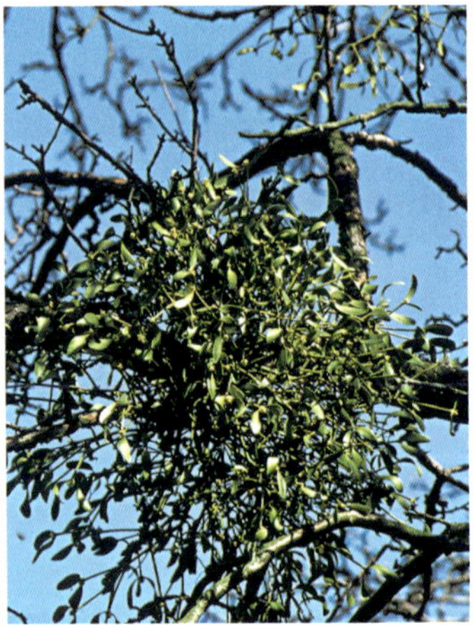

Misteln können als Medikament Fieber erzeugen und helfen, Tumoren zu überwinden.

So betrachtet verhindert wohl jede Grippeepidemie zahllose Krebserkrankungen in der Zukunft. Man kann daher der lästigen Grippe – obwohl sie auch mit schlimmen, ja in Einzelfällen selbst tödlichen Komplikationen einhergehen kann – durchaus auch Dankbarkeit entgegenbringen. Die Krankheit kann dazu beitragen, Einseitigkeiten auszugleichen, die schlimmere Entwicklungen zur Folge haben könnten. Aber nicht nur leiblich kann eine Grippe positive Wirkungen entfalten, auch seelisch können durch sie Entwicklungsschritte angestoßen werden. Schon manche wichtige Lebensentscheidung konnte dadurch reifen, dass man durch einen fieberhaften Infekt der Alltagsroutine entzogen war. Allerdings kann eine Grippe, wenn sie nicht gut auskuriert wird, auch zu anhaltender Erschöpfung oder gar einer Depression führen. Im Einzelfall kann selbst eine latent vorhandene Krebskrankheit nach einer sich hinschleppenden Grippe in Erscheinung treten. Bereits Rudolf Steiner hat darauf hingewiesen, dass die Grippe verschiedene im Leib «schlummernde» Krankheiten hervorbrechen lassen kann.

Negative Seiten des Fiebers

Auch Fieber hat nicht nur positive Seiten. Es gibt Erkrankungen, bei denen ein zu tiefes Durchdringen des Leibes erfolgt und dadurch zu starke Auflösungsprozesse stattfinden. Dies ist z. B. bei verschiedenen Autoimmunerkrankungen der Fall, z. B. bei der Polyarthritis. Auch kann nicht jedem Menschen beliebig hohes Fieber zugemutet werden. Wie immer kommt es auf die individuelle Situation und das rechte Maß an.

Eine gut verständliche Darstellung zur Bedeutung von Fieber und seinen Heilwirkungen finden Sie auch unter www.warmuptofever.org. Hier haben Sie unter anderem Zugang zu dem Video eines Interviews mit Prof. Dr. David Martin, der eingehend alle wesentlichen Fragen rund um Fieber beantwortet.

Zusammenfassung

Zusammenfassend soll festgehalten werden, dass fieberhafte Erkältungskrankheiten zum Ausgleich von Einseitigkeiten beitragen können, die z. B. dadurch entstehen, dass wir vornehmlich in einzelnen Bereichen des Leibes leben, ihn aber nicht mehr ganz durchdringen. Oft liegt auch eine einseitige Erschöpfung im Nerven-Sinnes-Bereich zugrunde, wenn eine Grippe auftritt. Im Fieber kann eine Vorbeugung späterer «Verhärtungskrankheiten» geleistet werden, in gewissem Maß wird sogar bösartigen Krankheiten entgegengewirkt. Andererseits müssen Erkältungskrankheiten nicht harmlos sein und bedürfen einer sachgemäßen Begleitung.

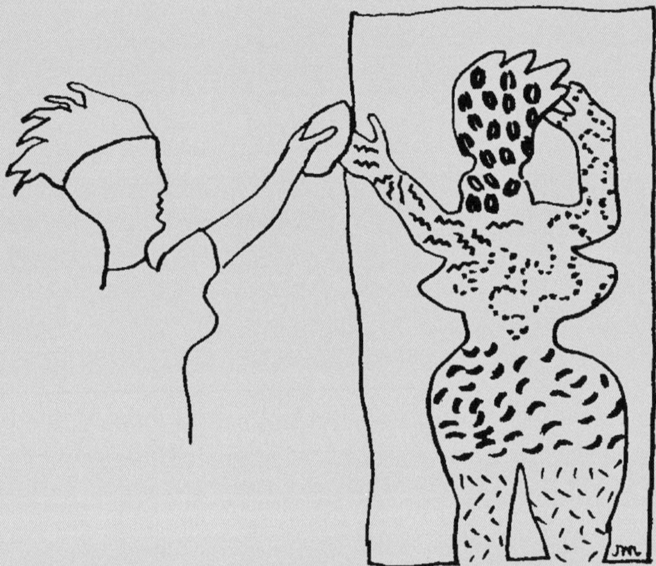

Das Krankheitsbild der Grippe

Die «eigentliche Grippe» oder Influenza

Die Krankheit «packt zu»

Die Bezeichnung «Grippe» ist schon sehr alt und geht – wie bereits erwähnt – zurück auf das altfranzösische Wort «griffe» für Kralle bzw. das althochdeutsche «gripan» für greifen, packen. Sehr klar ist damit ein wesentliches Merkmal der Grippe zum Ausdruck gebracht, die einen oft aus dem Wohlbefinden heraus schnell und plötzlich packt, wie die Kralle eines herabstürzenden Raubvogels.

Symptome

Immer ist bei der Grippe im eigentlichen Sinn der ganze Mensch betroffen. Schüttelfrost und rasch ansteigendes Fieber zwingen den Betroffenen im Verein mit starkem Krankheitsgefühl, Glieder-, Kopf- und Rückenschmerzen rasch ins Bett. Die Nase brennt und ist verstopft, der Hals ist zunächst trocken und schmerzhaft, Husten beginnt. Allmählich kommt es dann zu verstärkter Schleimproduktion, die auch die Augen ergreift, die gerötet sind und oft tränen, brennen und lichtempfindlich werden. Völlige Appetitlosigkeit besteht meistens, manchmal auch Übelkeit, sogar Erbrechen kann zu Beginn einer Grippe auftreten. Das Fieber übersteigt nicht selten 40°C. Nach Erreichen der maximalen Temperatur hört der Schüttelfrost auf, die Muskelschmerzen sind aber häufig noch längere Zeit quälend. Zumindest vier Tage hält dieser Zustand an, er kann aber (unbehandelt) auch eine Woche, gelegentlich noch länger dauern. Wenn es nicht zu Komplikationen kommt, klingen die Beschwerden jetzt allmählich ab. Bis zur Wiedererlangung der vollen Kraft vergeht aber noch längere Zeit, wobei die Dauer sehr individuell ist.

Dauer der Erkrankung

Nicht immer sind die Krankheitszeichen so klar wie dies hier idealtypisch beschrieben wurde. Von den Gesundheitsbehörden wurde daher pragmatisch ein Grippeverdachtsfall so beschrieben: Es müssen eine Temperatur über 38 °C bestehen und gleichzeitig noch mindestens zwei der drei Symptome Schnupfen, Halsschmerz, Husten. Das Problem dieser Definition ist, dass sie wesentlich häufiger bei einer «gewöhnlichen» Erkältung zu einem Grippeverdacht führen als eine echte Influenza erkennen wird.

Influenza – Einfluss der Sterne?

Der medizinische Begriff «Influenza» wurde in der Renaissance in Florenz geprägt. Grippe ist ansteckend und in Grippezeiten erkranken oft große Teile der Bevölkerung, sodass eine allgemeine Ursache gesucht wurde. Diese sah man im Einfluss («la influenza») der Sterne. Dass diese Annahme sich als möglicherweise gar nicht so falsch und «mittelalterlich» abergläubisch erweist, zeigen Beziehungen zwischen Grippeepidemien und kosmischen Zusammenhängen, die heute statistisch gesichert sind. Davon soll später noch die Rede sein. Hier sei zunächst nur festgehalten, dass in jedem Winter einzelne Grippeerkrankungen auftreten, gelegentlich aber auch große Teile der Bevölkerung von der Influenza niedergestreckt werden. Solche Epidemien können zu einer empfindlichen Störung des ganzen öffentlichen Lebens führen.

Grippeepidemien können sich über die ganze Erde ausbreiten

Ziehen solche Epidemien über ganze Kontinente oder gar die ganze Welt hinweg, so spricht man von «Pandemien». Schon in den hippokratischen Schriften, die am Beginn der medizinischen Entwicklung im engeren Sinne stehen, gibt es Hinweise auf die Grippe. Der erste mir bekannte Fall einer näher beschriebenen Grippeepidemie ging 1510 von Malta aus, und schon 1577 wurde ein Seuchenzug, der von Asien aus ganz Europa erfasste, beschrieben. Treffen solche Pandemien auf eine – z. B. durch Kriege – geschwächte Bevölkerung, so kann die Grippe fürchterliche Opfer mit Hunderttausenden von Toten fordern. Schwere Pandemien ereigneten sich z. B. 1890, 1918, 1957 und 1968. Von Oktober 1918 bis Februar 1919 erkrankte die Hälfte der Weltbevölkerung an Grippe und 21 Millionen (!) Menschen starben. Es war dies die schlimmste Seuchenkatastrophe seit der schwarzen Pest im Mittelalter. Besonders schlimm waren die Folgen in den Gebieten, die bereits durch den Ersten Weltkrieg in Not waren. Hierbei sind wohl nicht nur der Hunger und schlechte hygienische Verhältnisse anzuschuldigen, sondern auch die innere Erschütterung der Menschen, deren Staatssystem und Weltbild

Die schlimmste Seuchenkatastrophe seit der Pest im Mittelalter

zusammengebrochen war oder deren Angehörige in dem schrecklichsten Krieg, den die Menschheit bis dahin erlebt hatte, den Tod gefunden hatten.

Krankheitserscheinungen variieren

Die Krankheitserscheinungen unterscheiden sich zwischen den Epidemien oft etwas. Einige Grippezüge waren von eigenartigen Erschöpfungserscheinungen begleitet, die deutlich über das Normalmaß hinausgingen. So folgte schon der erwähnten Grippepandemie Ende des 16. Jahrhunderts ein «Morbus epidemicus per totam fere Europam Schlafkrankheit dictus», und die Pandemie von 1890 verursachte eine Gehirnerkrankung, die in Italien den Namen «Nona» erhielt. Die Kranken fielen in einen schlafartigen Zustand und entwickelten Bewegungsstörungen mit Verlangsamung, vornübergebeugter Haltung, verminderter Mitbewegung der Arme beim Gehen und anderen Erscheinungen, die man sonst ähnlich bei der Parkinson'schen Erkrankung beobachtet.

Schlafkrankheit als Folge

Die schreckliche Pandemie von 1918 soll sogar bei 5 Millionen Menschen zur «Encephalitis lethargica von Economo» (das ist der Erstbeschreiber), auch Schlafkrankheit genannt, geführt haben. Ein Drittel der Patienten starb in komatösem Schlafzustand oder in völliger Schlaflosigkeit; viele, die sich zunächst erholten, entwickelten ein Bild, das dem der Nona entsprach. In Einzelfällen kam es zu einem jahrelang anhaltenden Schlafzustand. Obduktionen zeigten, dass Entzündungen im Mittelhirnbereich (wo auch bei der «echten» Parkinson-Krankheit die wesentlichen Veränderungen liegen) und ihre Folgezustände für diese schlimmen Verläufe maßgeblich mitverantwortlich waren.[7] Es konnte nie recht geklärt werden, ob die Grippe selbst zu dieser anhaltenden Gehirnbeteiligung führte oder ob sie nur durch Schwächung die Anfälligkeit für eine andere Erkrankung erhöht hat, deren Erreger unbekannt geblieben ist. Bewegende Schilderungen von Krankheitsschicksalen und ihrer Behandlung lieferte der New Yorker Neurologe Oliver Sacks in seinem Buch «Zeit des Erwachens».[8]

Schilderungen von Krankheitsschicksalen

Das umfassendste Werk über diese Erkrankung aber wurde 1922 von Felix Stern (1884–1942) publiziert und 1928 nochmals stark erweitert, sodass es schließlich auf über 500 Seiten in äußerst genauer Weise Krankheitsverläufe und Einzelschicksale schilderte.[9] Stern stellte akribische Überlegungen zur Krankheitsentwicklung und Behandlung an und war der erfahrenste Kenner der Krankheit. Tragischerweise wurde der herausragende Arzt ein Opfer der Judenverfolgung durch den Nationalsozialismus.

Es waren aber nur wenige Grippewellen, bei denen diese Krankheit im Vordergrund stand, in anderen Fällen trat sie selten oder überhaupt nicht auf. Aber auch in viel weniger dramatischer Form variieren die Erscheinungen, insofern z. B. die Muskelschmerzen mal mehr, mal weniger im Vordergrund stehen, der Husten eher tags oder eher nachts auftritt, Kopfschmerzen eher stechenden oder eher drückenden Charakter haben etc.

Der «Genius epidemicus»

Das jeweils von Grippesaison zu Grippesaison etwas unterschiedliche Krankheitsbild hat zum Begriff des «Genius epidemicus» geführt. Dieser Genius, dieses Krankheitswesen soll die jeweilige Symptomatik bestimmen. Für die Behandlung der Grippe mit homöopathischen Mitteln bedeutet dies, dass oft ganz bestimmte Arzneien einer Großzahl von Patienten helfen, die an ähnlichen Symptomen leiden. Hier ist dann nicht immer eine ausführliche Krankenbefragung nötig, um das individuell richtige Mittel zu wählen, oft gibt es ein «Mittel der Saison», das zuverlässig den meisten Patienten hilft.

Individuelle Gegebenheiten

Neben überindividuellen Faktoren (dem «Genius» oder dem jeweiligen Virusstamm?) bestimmen aber auch individuelle Gegebenheiten den Verlauf. Die besonders schlimmen Erkrankungen in Kriegs- und Krisenzeiten wurden schon erwähnt. Wer Hunger leidet oder einer tiefen seelischen Erschütterung ausgesetzt ist, wer Angst vor der Zukunft hat oder an Schuldgefühlen leidet, den trifft oft ein besonders schwerer Grippeverlauf.

Eine wesentliche Rolle spielt auch das Alter des Kranken. Vor allem gestillte Säuglinge sollen selten eine Influenza bekommen. Wahrscheinlich sind sie durch Immunglobuline, im Blut vorhandene Eiweißstoffe, die der Abwehr dienen, geschützt, da die Mutter sie ihnen bereits vor der Geburt durch die Plazenta hindurch mitgibt. Auch die Milch enthält wirksame Abwehrstoffe. Kleinkinder können dagegen schwer an Grippe erkranken, aber vor allem trifft dies auf alte Menschen zu. Ein Drittel der über 60-Jährigen und sogar drei Viertel der über 70-Jährigen entwickeln im Zuge einer Influenza eine Bronchitis. Kommt es gar zu einer Lungenentzündung, so sind in dieser Altersklasse viele Todesfälle zu beklagen. In England heißt die Influenza deshalb auch «The old man's friend». Besonders gefährdet sind

Bewohner von Altenheimen. Hier erkranken oft über 60% der Bewohner, und die Sterblichkeit ist häufig erschreckend hoch. Fast jedes vorbestehende Leiden kann sich bei einer Grippe verschlimmern, besonders augenfällig ist dies bei Atemwegserkrankungen. Allerdings habe ich auch schon wesentliche Besserungen von Asthmaerkrankungen nach überstandener Grippe erlebt. Bekannt ist auch die Verschlechterung eines Diabetes mellitus, der Zuckerkrankheit, bei Grippe. Ab und an kommt es bei der Influenza zu einer Myokarditis, einer Herzmuskelentzündung, die zu nachhaltiger Herzschwäche und Herzrhythmusstörungen führen kann. Die – glücklicherweise seltenen – Influenzatodesfälle bei zuvor gesunden jungen Erwachsenen werden für gewöhnlich auf eine solche Herzbeteiligung zurückgeführt. Gerade bei der 68er-Epidemie kam dies häufiger vor. Wahrscheinlich kommt es zu dieser Komplikation vor allem dann, wenn man sich bei der Erkrankung nicht schont und keine Bettruhe einhält.

Verschlimmerung vorbestehender Leiden

Die im Jahr 2020 sich weltweit verbreitende Krankheit Covid-19 ist zwar nicht durch ein Influenzavirus ausgelöst, die Krankheitssymptome unterscheiden sich aber zunächst kaum von klassischen Grippeerkrankungen. Wie bei diesen stehen Fieber, Husten und ggf. Muskelschmerzen im Vordergrund. Häufiger kommt es aber zu – auch schweren – Lungenentzündungen, und vor allem ältere Patienten sind von schweren Verläufen bedroht, während junge, ansonsten gesunde Patienten bemerkenswert wenig gefährdet sind. Dennoch muss auch bei ihnen sorgsam auf ausreichend Ruhe geachtet werden, um die Krankheit gut auszukurieren. Störungen der Geruchs- und Geschmacksempfindung sind häufiger als bei Influenza und gelten als charakteristisch für Covid-19.

«Übersterblichkeit» bei älteren Menschen

Weil die Influenza viele schon latent vorhandene oder gerade noch kompensierte Krankheiten zur Erscheinung bringen kann, ist bei älteren Menschen in den ersten drei Monaten nach dem Überstehen einer Grippe eine sogenannte «Übersterblichkeit» zu verzeichnen. Bei 70- bis 79-Jährigen beträgt diese 29 %, das heißt, dass in den ersten drei Monaten nach der Erkrankung 1/3 mehr Todesfälle auftreten, als dies für gewöhnlich zu erwarten wäre. Für die Lebensdekade darunter liegt die Übersterblichkeit noch bei 12 % und bei unter 60-Jährigen bei 5 %. Legt man die aktuellen Daten der Sterbetafeln des Statistischen Bundesamtes zugrunde, so bedeutet dies, dass von

1.000 75-jährigen Frauen (für Männer liegen die Zahlen etwas höher) innerhalb von drei Monaten nach der statistischen Erwartung 7,6 sterben; wurde vorher eine Grippe durchgemacht, so sind es 9,8, also etwa zwei Todesfälle pro 1.000 Altersgenossen, die eine Grippe hinter sich haben, mehr. Bei den 65-Jährigen ist der Anstieg geringer, hier würden statistisch innerhalb eines Quartales unter 1.000 Menschen 2,5 Todesfälle erwartet, nach Grippe 2,8. Ich glaube, dass diese Übersterblichkeit allerdings durch sorgsame Behandlung und vernünftiges Verhalten verringert werden kann. Der Anstieg soll aber nicht verharmlost werden, zumal bei Hochbetagten mit steigendem Alter die Sterbezahlen naturgemäß steigen.

Sorgsame Behandlung und vernünftiges Verhalten verringern das Risiko

Die beschriebene Übersterblichkeit ist auch der Grund für die Empfehlung, bei über 60-Jährigen eine Grippe-Schutzimpfung vorzunehmen (siehe das Kapitel «Grippe-Schutzimpfung», Seite 149 ff.). Leider sind mir keine statistischen Erhebungen über die Gesamtsterblichkeit ehemals Grippekranker einige Jahre nach Durchmachen der Krankheit bekannt. Nach dem oben Gesagten wäre allein infolge der Verbreitung der Krebskrankheit in der Bevölkerung und dem eindrucksvollen Effekt der Fieberkrankheiten auf das Erkrankungsrisiko nun ein statistischer «Vorteil» zu erwarten.

Wahrscheinlich hat es Sie erschreckt zu sehen, wie viel Leid Influenzaepidemien über die Menschheit gebracht haben und was für Gefahren für den einzelnen Grippekranken bestehen. Es ist wichtig, diese Seite nicht zu verharmlosen, ebenso bedeutsam ist es aber auch, die andere Seite zu sehen. In den Industrienationen ist Krebs heute die zweithäufigste Todesursache. Wenn durch Grippeerkrankungen auch nur ein Viertel dieser Fälle verhindert werden könnte – und wahrscheinlich ist, wie oben gezeigt wurde, der Anteil größer –, so würde ihr Nutzen für die Gesamtbevölkerung wahrscheinlich weit über ihren Gefahren liegen.

In Fieberkrankheiten liegen Gefahren und Entwicklungschancen

Für den Einzelnen bergen Fieberkrankheiten Gefahren und Entwicklungschancen. Wie die Krise, die eine solche Erkrankung im Leben bedeutet, ausgeht, wird stark vom Umgang mit ihr beeinflusst. Konkrete Hinweise für Maßnahmen, die zu einem guten Verlauf beitragen, finden Sie in einem späteren Kapitel.

Zunächst soll aber darauf hingesehen werden, in welcher Situation Grippe und Erkältungskrankheiten auftreten.

Wann bekommt man eine Grippe oder Erkältungskrankheit? Aspekte, die den Einzelnen betreffen

Nicht jeder steckt sich an

Seit dem Ende des 19. Jahrhunderts wurden die Erreger fast aller Infektionskrankheiten entdeckt. Sehr verbreitet ist die Meinung, eine Infektionskrankheit komme gesetzmäßig durch Ansteckung mit diesen Erregern zustande. Dass dies so einfach nicht ist, zeigt schon die Alltagserfahrung. Wenn es nur auf die Ansteckung ankäme, so müsste man als Arzt ständig krank sein, denn täglich begegnen uns «ansteckende» Patienten. Meistens sind in einer Familie nur einige Menschen von einem Infekt betroffen, und selbst bei einer so ansteckenden Krankheit wie den Windpocken kommt es vor, dass ein Geschwisterkind eines Kranken gesund bleibt und «seine» Windpocken erst ein oder zwei Jahre später bekommt. Es ist ausgeschlossen, dass es nicht auch zunächst schon genügend Kontakt mit dem Virus hatte, die Krankheit scheint für dieses Kind aber noch nicht «dran» gewesen zu sein.

Krankheitserreger können auf den Schleimhäuten des Menschen leben, ohne ihn erkranken zu lassen

Wir wissen heute sogar, dass bei 40 bis 70 % aller Gesunden im Rachen Pneumokokken, die häufigsten bakteriellen Erreger einer Lungenentzündung (Pneumonie), wachsen, ohne dass dies bei ihnen zu einer Erkrankung führt. Für Erreger der bakteriellen Hirnhautentzündung, des Scharlachs usw. finden wir ähnliche Verhältnisse – häufig vollkommen gesunde Menschen, bei denen sich aber die Keime nachweisen lassen. Offenbar besteht ein Gleichgewicht zwischen dem Erreger und der Abwehrfähigkeit seines Trägers, der ihn gleichsam «gezähmt» als «Hausgenossen» hält.

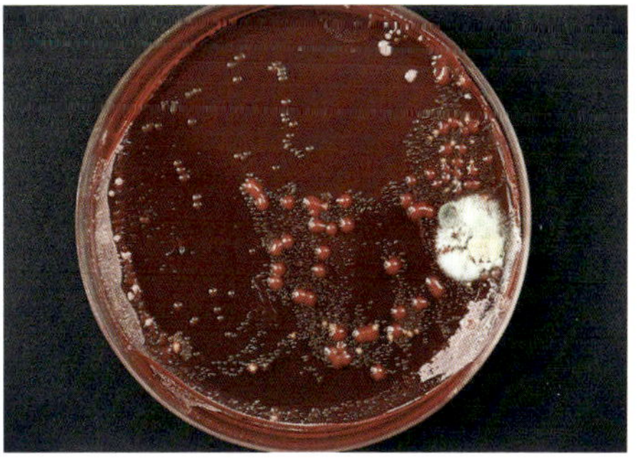

Agar-Platte mit Bakterienkulturen. Bei 40 bis 50 % aller Gesunden lassen sich im Rachen Krankheitserreger nachweisen, ohne dass diese eine Erkrankung auslösen.

Auch zur Erkältungszeit kann eine Vielzahl von Krankheitserregern (Influenza-, Rhino-, Adeno-, Enteroviren etc.) vielerorts nachgewiesen werden, und doch erkrankt immer nur ein Teil derjenigen, die diesen Erregern ausgesetzt sind. Die Alltagserfahrung kann hier wiederum weiterhelfen. An sich selbst kann man beobachten, dass man oft dann eine fieberhafte Erkältungskrankheit bekommt, wenn einem «alles zu viel» ist, man «die Nase voll» hat und der Schnupfen dies nun auch leiblich zum Ausdruck bringt. Dem widerspricht nicht, dass viele Menschen gerade zu Urlaubsbeginn oder zum Zeitpunkt der Entlastung nach besonderer Anspannung krank werden. Solange man wirklich unverzichtbar ist und der Ausfall der eigenen Arbeitskraft eine Katastrophe bedeuten würde, kann man oft die letzten Reserven mobilisieren, wenn man dann aber «loslassen» kann, bricht oft eine bis dahin unterdrückte Krankheit aus.

Krankheiten brechen meist nicht zufällig aus

Bereits Kinder können solchen Mechanismen unterliegen. Mit Schule, Hausaufgaben, Instrumentalunterricht, Ballettstunde usw. sind sie oft einer auf Dauer krank machenden, permanenten Anspannung ausgesetzt, die durch die Krankheit schließlich unterbrochen wird. Schon Kleinkinder können mit Krabbelgruppe, Babyschwimmen, wechselnden Babysittern und Kindergarten mit großen Gruppen, in denen keine ausreichende Rückzugsmöglichkeit besteht, so überfordert sein, dass sie für Infekte anfällig werden. Der geradezu regelhafte Anstieg der Erkrankungshäufigkeit ab dem Beginn des Kindergartenbesuchs ist sicher nicht nur Resultat der vermehrten Ansteckungsmöglichkeit. Andererseits gehören häufige Atemwegsinfekte als normale Erscheinung ins Kleinkindalter. Das Immunsystem schult sich an ihnen, und wie oben gezeigt kann Fieber in dieser Zeit der Gesundheit im Erwachsenenalter dienen. Auch in dieser Hinsicht ist es daher problematisch, jeden Temperaturanstieg sofort mit Fieberzäpfchen zu unterdrücken.

Überbelastete Kinder

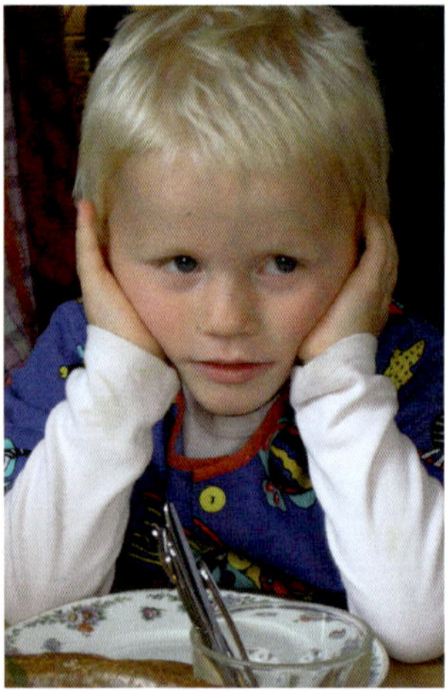

Zu viel Trubel im Alltag kann Kinder manchmal überfordern – was sie dann möglicherweise auch anfällig für Erkrankungen macht.

Bei Säuglingen und Kleinkindern kann eine auffällige Häufung von Infekten ein Hinweis auf eine beginnende Rachitis – letztlich eine «Lichtmangelkrankheit» (das Vitamin D, welches die Rachitis verhindern kann, wird in der Haut des Menschen unter Lichteinfluss gebildet) – sein. Gesteigerte Infektanfälligkeit bei Kleinkindern sollte daher zu einem Arztbesuch veranlassen.

Selbstverständlich gibt es auch Fälle (sie sind allerdings eher selten), in denen eine echte «Erkältung», eine Auskühlung durch unzureichende Kleidung, durch Einbrechen auf einem vereisten See oder Ähnliches, am Beginn eines «grippalen Infektes» steht. Es ist wichtig, durch Beachten des eigenen Wärmeorganismus möglichen Gefahren vorzubeugen (hierauf wird im Kapitel über Vorbeugungsmaßnahmen näher eingegangen, siehe Seite 186f.).

Bedeutung befriedigender Arbeitsverhältnisse

Schließlich steht die Infektanfälligkeit in umgekehrt proportionalem Verhältnis zur Befriedigung, die einem seine Tätigkeit vermittelt. Es hat sich gezeigt, dass die Krankheitsrate in Industriebetrieben drastisch fällt, wenn von einer eintönigen Fließbandarbeit auf Tätigkeit in einem Team mit wechselnden Arbeitsabläufen umgestellt wird (übrigens konnte auch gezeigt werden, dass die Krankheitsanfälligkeit in nur mit Kunstlicht beleuchteten Werkshallen weit höher liegt als in Arbeitsräumen mit natürlicher Beleuchtung). Eine Arbeit ist umso belastender, je weniger Sinn in ihr erlebt werden kann. Je mehr man sich fremdbestimmt und in sinnloses Tun eingebunden erlebt, desto größer ist die Gefahr zu erkranken. Oft hat man auch den Eindruck, dass einseitig intellektuelle Kopftätigkeit die Anfälligkeit gegenüber der Grippe steigert. Eine reine Bildschirmarbeit, die nur die Denktätigkeit fordert, lässt ebenso wie viel Fernsehen, Computerspiele etc. den Bereich des «unteren Menschen» unversorgt. Es wird keine Wärme gebildet, keine leibliche Tat verwirklicht. Mit der Zeit fühlen sich viele Menschen dann erschöpft und anfällig. Manchmal kann dann gerade in der Krankheit ein Schritt zu einer Erweiterung der Lebensbezüge und sinnvollen Lebensperspektiven, die über das bloß Materielle hinausgehen, gelingen.

Einseitig intellektuelle Tätigkeit steigert Anfälligkeit

Über den Einzelnen hinausgehende Aspekte

Überindividuelle Faktoren

Nun gibt es aber gerade bei der «echten» Virusgrippe, der Influenza, Seuchenzüge, die große Teile der Bevölkerung eines Landes, eines Kontinents oder gar der ganzen Erde betreffen. Sicher sind nicht alle gleichzeitig überarbeitet oder fühlen Sinnlosigkeit ihrer Tätigkeit, auch wenn die Entwicklung unserer Gesellschaft dazu tendiert, dass von immer mehr Menschen solche Gefühle erlebt werden. Es müssen aber weitere überindividuelle Faktoren hinzutreten, um solche Seuchen zu erklären. Ganz sicher spielen hier auch Veränderungen des Erregers selbst eine Rolle.

Das Grippevirus

Die üblichen «Grippeerkrankungen» der feuchtkalten Jahreszeit verteilen sich auf eine ganze Reihe recht unterschiedlicher Viren. Am häufigsten sind in der Regel die Schnupfen- oder Rhinoviren, dann kommen die Parainfluenzaviren, die eigentlichen Influenzaviren, das Respiratory Syncytial Virus, die Adenoviren, Enteroviren usw. In den eigentlichen Grippezeiten wird einer dieser Erreger – meist ein Influenzavirus – führend und lässt sich nun bei den meisten Kranken nachweisen. Von den Influenzaviren im engeren Sinne gibt es die Großtypen A, B und C. Bei den weltweiten Grippepandemien handelt es sich praktisch immer um Influenzaviren der Gruppe A.

Ein Influenzavirus wird führend

Dass auch andere Erreger viraler Atemwegsinfekte das Potenzial zur Veränderung und Verstärkung ihrer Gefährlichkeit und Ansteckungsfähigkeit haben, zeigt die Ausbreitung des SARS-CoV-2-Virus, während seine Verwandten (HCoV-OC43, HCoV-HKU1, HCoV-229E und HCoV-NL63) seit Jahren so regelmäßig als vergleichsweise harmlose «Erkältungsviren» auftreten, dass wir alle im Durchschnitt alle zwei Jahre eine Infektion mit ihnen durchgemacht haben. Dabei haben sie meist keine größeren Beschwerden als Halskratzen und Schnupfen ausgelöst, während durch SARS-CoV-2 schwere Pneumonien vor allem bei älteren Patienten und solchen mit Vorerkrankungen häufig sind.

Viren sind keine richtigen Lebewesen, außerhalb eines belebten Organismus sind sie nicht in der Lage, sich zu vermehren oder auch nur Stoffwechsel zu betreiben. Im Grunde sind sie nicht viel mehr als Vehikel für eine kleine Menge Erbsubstanz. Die meisten Viren lassen sich kristallisieren wie ein unbelebtes Mineral oder Salz, und es gibt gute Gründe anzunehmen, dass Viren durch Abspaltungen aus Lebewesen entstanden sind. Da die Eiweißhülle vieler Viren empfindlich gegen Austrocknung und vor allem Sonnenlicht ist, erhält sich ihre Infektiosität besonders gut, wenn sie in kleine Wassertröpfchen ein-

Viren als Abspaltungen aus Lebewesen

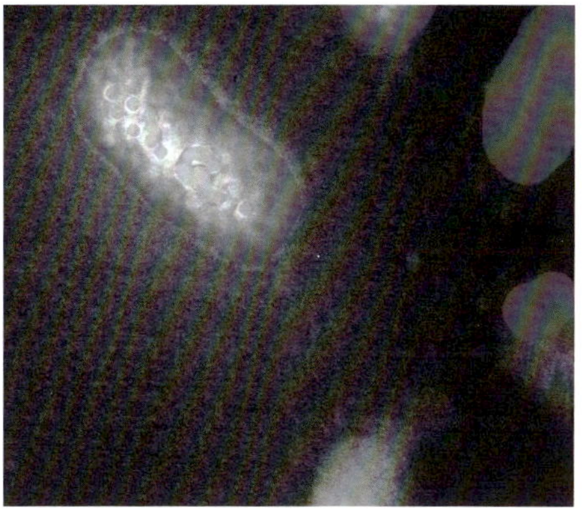

Elektronenmikroskopische Aufnahme von Grippeviren

gebettet sind. Beim Husten und Niesen werden solche virushaltigen Tröpfchen von Mensch zu Mensch ausgetauscht, weshalb man von einer «Tröpfcheninfektion» spricht. Bei Nebel kann sich die Infektionsfähigkeit dieser Tröpfchen besonders gut erhalten, was einer der Gründe für die Grippehäufung im Winter ist. Allerdings hat sich gezeigt, dass die Übertragung von einer Hand (in die ein Kranker gehustet hat) auf die andere (eines Gesunden, der sie – nun mit Viren kontaminiert – zur eigenen Nase oder zum Mund führt) wohl noch häufiger ist als die durch Einatmen infektiöser Tröpfchen. Wenn Viren in lebende Zellen eindringen, gestalten sie deren eigene Lebensprozesse so um, dass diese nun weitgehend nur noch dem Virus dienen. Insbesondere wird die Zelle auf Produktion von Viren umgestellt. Diese leihen sich also gewissermaßen Lebendigkeit und Fortpflanzungsmöglichkeit von den Zellen und letztlich den Organismen, die sie befallen. Die meisten Viren sind genetisch stabil, das heißt sie werden sehr genau von den befallenen Zellen kopiert und gleichen einander exakt.

Weshalb man mehrfach an Grippe erkranken kann

Wenn der Organismus sich einmal erfolgreich mit ihnen auseinandergesetzt hat, so ist er gegen eine erneute Infektion immun. Aus diesem Grund bekommt man in der Regel nur einmal im Leben Masern oder Röteln. Die Grippeviren verändern ihre Struktur durch genetische Mutationsvorgänge allerdings sehr stark, es entstehen dadurch immer wieder neue, etwas andersartig gebildete Grippeviren, die auch bei jemandem, der bereits einmal eine Grippe gehabt hat, erneut eine Grippe auslösen können. Deshalb entsteht keine dauerhafte Grippe-Immunität. Aufgrund genetischer Besonderheiten ist die Variabilität der Oberflächenstrukturen der Influenza-A-Viren besonders groß. Die mit dem Immunsystem interagierenden Virusstrukturen werden Antigene genannt (was nichts mit den die Vererbung regelnden Genen zu tun hat). Durch sogenannte «Antigenshift» können sich die Influenza-A-Viren schlagartig stark verändern und so für das Abwehrsystem vieler Menschen so neu sein, dass die Erkrankungswahrscheinlichkeit groß und die Ausbreitungsmöglichkeit der Viren hoch ist.

Keine dauerhafte Grippeimmunität

Ganz neuartige Viren wie das SARS-CoV-2-Virus treffen auf eine Bevölkerung, die noch keine Antikörper gegen sie gebildet hat – und dennoch erweisen sich einzelne Menschen als beträchtlich widerstandsfähiger als andere. So erkranken beispielsweise Nichtraucher weniger schwer als Raucher.

Die Bezeichnung der Grippeviren

Grippeviren werden mit einem Code aus Buchstaben und Zahlen gekennzeichnet, man liest diese z. B. auf Impfstoffen, bei denen angegeben wird, welche Virusstämme zur Gewinnung dienten und gegen welche dieser nun helfen soll. «H» steht in dem Code für das Hämagglutinin, ebenso ein Eiweißbestandteil des Virus wie die Neuraminidase «N». Die an den Buchstaben anschließende Zahl bezeichnet die jeweilige Variante des Eiweißkörpers. H- und N-Typ können unabhängig voneinander wechseln. Für die Grippesaison 2018/2019 spielten z. B. ein H3N2- und ein H1N1-Virus der Gruppe A sowie zwei der Gruppe B die wesentliche Rolle. Und so wurde beispielsweise der Erreger der asiatischen Vogelgrippe (die allenfalls ausnahmsweise von Mensch zu Mensch übertragen wurde) als H5N1 beschrieben, der Erreger der «Schweinegrippe» als A/H1N1 (da er zur Hauptgruppe A mit dem Hämagglutinintyp H1 und Neuraminidasetyp N1 gehört). Schließlich wird zur Kennzeichnung des Erregers immer noch der Ort genannt, in dem er erstmals isoliert wurde. Für die genannten aktuellen Viren sind das Brisbane, Kansas, Colorado und Phuket. Allerdings muss der Ort der Erstisolierung nicht unbedingt mit dem Entstehungsort der neuen Virusvariante identisch sein.

Die meisten Grippeviren stammen aus Asien

Es fällt auf, dass viele Virusstämme eine «asiatische» Ursprungsbezeichnung tragen. Mancher erinnert sich vermutlich auch noch an die «Hongkong-Grippe» von 1968 und die «russische Grippe» des Jahres 1977. Tatsächlich ließ sich belegen, dass die meisten Grippevirusstämme, die sich in den letzten Jahrzehnten weiter ausgebreitet haben, ihren Ursprung in China hatten.[10] Über die Ursache dieses eigenartigen Faktums lässt sich derzeit nur spekulieren. Unter Virologen hat sich folgende Annahme durchgesetzt:

Austausch von Grippeviren zwischen Mensch und Tier führt zu neuen Virustypen

Influenzaviren kommen nicht nur beim Menschen, sondern auch bei Schweinen, Haus- und Wasservögeln, seltener auch bei Pferden, Delfinen, Walen und Robben vor. Bei Letzteren ist ein Massensterben der letzten Jahre auf eine Grippeerkrankungswelle zurückgeführt worden. Eine nahezu panikartige Reaktion folgte 1997/98 dem Auftreten mehrerer Grippefälle mit zum Teil tödlichem Ausgang in Hongkong. Es ließ sich nachweisen, dass derselbe neue Virustyp bei Geflügel vorkam und nun auf den Menschen überwechselte. Ein solcher Artwechsel ist wahrscheinlich relativ häufig, so können sich umgekehrt auch Schweine an grippekranken Menschen anstecken. In Hongkong wurden alle Hühner und Enten getötet, und eine weitere Ausbreitung der Krankheit konnte dadurch tatsächlich verhindert werden.

Enges Zusammenleben mit Tieren

Da in Hongkong und Südchina Menschen, Geflügel und Schweine relativ nah zusammenleben, wird angenommen, dass es hier besonders leicht zum Austausch von Viren zwischen verschiedenen Arten kommen kann. Aber auch in den USA wurde ein solcher Wirtswechsel beobachtet. 1976 kam es in Fort Dix, New Jersey, zu einem Auftreten von Grippeviren beim Menschen, die zuvor nur bei Schweinen bekannt waren. Damals wurde eine weltweite Ausbreitung befürchtet und eine Impfaktion gestartet, die allerdings wegen gehäufter lebensbedrohlicher Nebenwirkungen in Form des Reye-Syndroms, einer Erkrankung, die Leber und Gehirn zerstören kann (siehe auch den Abschnitt über Acetylsalicylsäure, Seite 93 ff.), vor allem aber wegen mehrerer Hundert Fälle des zum Teil mit bleibenden Lähmungen einhergehenden Guillain-Barré-Syndroms wieder abgebrochen wurde. Dennoch blieben die Grippeerkrankungen auf Fort Dix beschränkt. Damals kam es zu nur einem Todesfall durch die Grippe, aber zu 25 Fällen durch einen nicht ausreichend geprüften Impfstoff.

Vermischung von genetischem Material führt zu neuen Erregern

Wahrscheinlich erfolgen vor allem dann ausgeprägte Virusveränderungen, die dann auch bedrohlichen Charakter haben können, wenn sich in einem Lebewesen genetisches Material zweier Virusarten miteinander vermischt (z. B. ein Menschen- und ein Schweine- oder Vogelgrippevirus), wodurch das entstandene neue Virus ganz neuartige Eigenschaften annehmen kann.

Unter den Coronaviren stammt SARS-CoV-1 wohl von Fledermäusen und wurde durch den Verzehr von Schleichkatzen auf den Menschen übertragen, bei SARS-CoV-2 könnte das Schuppentier eventuell diese Rolle gespielt haben. Hierauf wird im Kapitel über neue Erreger ausführlicher eingegangen (siehe Seite 45 ff.).

Das Verhältnis von Erreger und Mensch

Kontakt mit Erreger allein reicht nicht

Auch wenn man ganz offenkundig nicht bestreiten kann, dass ohne einen spezifischen Krankheitserreger die entsprechende Krankheit nicht auftreten kann, so reicht seine Anwesenheit allein aber nicht aus, das Auftreten in einem individuellen Fall zu erklären.

Selbst in Epidemiezeiten erkrankt nie die ganze Bevölkerung. Einzelne bleiben gesund, obwohl sie wie alle anderen Kontakt mit dem Erreger hatten. Besonders eindrucksvoll wurde dies von Max von Pettenkofer gezeigt, einem bedeutenden Forscher des 19. Jahrhunderts, der sich vor allem mit der Erklärung und Verhütung von Seuchen beschäftigte und erster Lehrstuhlinhaber für Hygiene war. Er stand in heftiger wissenschaftlicher Auseinandersetzung mit Louis Pasteur, der bereits viele Krankheitserreger entdeckt hatte und in ihnen die einzige Ursache der Seuchen sah. Auch das Cholerabakterium wurde von Pasteur entdeckt, das er als Ursache der oft tödlichen Durchfallerkrankung ansah. Pettenkofer aber betrachtete die Cholera als Folge ungesunden Wassers und Bodens und vertrat die Ansicht, dass gute Wohnverhältnisse in trockenen, lichten Häusern bei guter Ernährung Schutz bieten würden und die von Pasteur entdeckten Erreger allenfalls Symptom der Cholera, nicht aber ihre Ursache seien.

Selbst die Aufnahme großer Erregermengen muss nicht zur Krankheit führen – der Selbstversuch Pettenkofers

So ließ sich v. Pettenkofer schließlich von Pasteur eine Flasche mit (nach Ansicht Pasteurs) tödlicher Dosis Cholerabakterien schicken. Unerschrocken tranken Pettenkofer und sein Assistent öffentlich den Flascheninhalt, um zu beweisen, dass er nicht die Kraft habe, bei einem ansonsten gesund lebenden Menschen Cholera auszulösen. Tatsächlich blieb v. Pettenkofer vollkommen gesund. Für ihn war dies ein schlagender Beweis seiner «Terrain-Theorie», dass nämlich «der Boden» über das Krankwerden entscheide. Interessanterweise – und das wird meistens nicht berichtet – erkrankte Pettenkofers Assistent für einige Tage an leichtem Durchfall, erholte sich aber rasch.

Nun könnte man im Sinne Pettenkofers annehmen, dass der – im Verhältnis zum berühmten Professor sicher vergleichsweise schlecht bezahlte – Assistent nicht ganz so komfortabel gewohnt haben mag wie Pettenkofer. Man könnte aber auch vermuten, dass er sich seinem Chef zuliebe an dem Experiment beteiligte, aber von der Richtigkeit der Theorie doch nicht ganz so überzeugt war wie der Meister. Eine gewisse Besorgnis über den Ausgang wäre ihm in diesem Fall nicht zu verdenken. Dies könnte ebenfalls erklären, dass er leicht erkrankte. Tatsächlich findet man nämlich in einer Vielzahl von Berichten, dass Pfleger von Seuchenopfern außergewöhnlich widerstandsfähig gegen eine Ansteckung zu sein schienen, wenn sie furchtlos waren, dass die Ängstlichen aber meist rasch von der Krankheit niedergestreckt wurden. Sehr eindrucksvoll schildert dies z. B. Mahatma Gandhi[11] in seiner Autobiografie. Er hat zu einer Zeit Pestkranke gepflegt, als es noch keine Antibiotikatherapie gegen den schwarzen Tod gab. Er und seine furchtlosen Helfer wurden nicht angesteckt, obwohl sie die Kranken wuschen und betteten. Eine Krankenschwester dagegen, welche kaum Berührung mit den Patienten hatte und zur Vorbeugung Brandy trank (ein damals durchaus gebräuchliches Vorgehen), starb dagegen bald.

Furchtlosigkeit kann vor Ansteckung schützen

Unter den seelischen Regungen ist es besonders die *Angst*, die ansteckend wirkt, von einem Menschen auf den anderen überspringen kann (zwar gibt es auch ansteckende Freude, ansteckendes Lachen, diese tun sich aber offenkundig schwerer, andere zu «infizieren»). Ängste können sich durchaus epidemisch ausbreiten, und sie tun dies besonders auch, wenn eine Seuche herannaht. Literarisch wurde diese Thematik von Albert Camus in seinem berühmten Roman «Die Pest» aufgegriffen. Teilnehmer des Zweiten Weltkrieges berichten immer wieder, dass eine infektiöse Gelbsucht (Hepatitis A) sich schlagartig immer vor einem geplanten Angriff – der natürlich für die Frontsoldaten mit größter Todesgefahr einherging – ausbreitete. Gerade auch schwere Grippepandemien fielen oft in Zeiten großer Verunsicherung durch Kriegseinwirkungen, wirtschaftliche und soziale Probleme usw. Solche Umstände betreffen naturgemäß ganze Völker, ja zum Teil die gesamte Weltbevölkerung.

Angst wirkt ansteckend

Zeiten großer Verunsicherung

Ohne den Einfluss des Erregers leugnen zu wollen, können diese Faktoren dazu beitragen, dass nur zu bestimmten Zeiten aus der immensen Zahl der stets neu gebildeten Grippevirusstämme einzelne sich über die ganze Erde ausbreiten können.

Schließlich soll noch auf einen zunächst ganz abgelegen anmutenden Aspekt geblickt werden, der für die zeitliche Ordnung der Grippepandemien bedeutsam sein könnte. Es wurde bereits erwähnt, dass der wissenschaftliche Name «Influenza» auf die heute zunächst so unwissenschaftlich klingende Annahme zurückgeht, die Grippe sei Folge des Einflusses («influenza») der Sterne.

Bestimmen kosmische Faktoren die Rhythmik der Grippepandemien?

Warum kommen Grippepandemien in regelmäßigen Abständen?

Auch wenn viele der aufgezeigten Faktoren wie einseitige Kopftätigkeit, Überforderung oder Ängste Zeitprobleme sind, die große Teile der Bevölkerung betreffen, erklärt dies nicht die erstaunlich regelmäßige Wiederkehr von Grippepandemien, die sich über die ganze Erde ziehen. Im 20. Jahrhundert erschienen diese Seuchenzüge in ziemlich regelmäßigem 10- bis 11-Jahresabstand, wobei allerdings einige kleinere Verschiebungen vorkamen und die letzten nach diesem Rhythmus 1990 und 2001 zu erwartenden Pandemien ausgeblieben sind. Es sind zwar von virologischer Seite Hypothesen darüber gebildet worden, warum es gerade etwa 10 Jahre dauern soll, bis ein neuer Virustyp auftritt, der die Weltbevölkerung bedroht, sehr überzeugend sind die Argumente aber nicht. Es ist aus diesen Überlegungen heraus schwer einzusehen, warum nicht ein anderes zeitliches Intervall für die Entstehung eines neuen Virustyps möglich sein soll.

Grippepandemien fallen in Zeiten maximaler Sonnenfleckenaktivität

Wenn man den Blick weitet und vorurteilsfrei auf das Phänomen blickt, erscheint eine recht erstaunliche Korrelation. Es fielen nämlich alle Grippepandemien im 20. Jahrhundert mit Zeiten maximaler Sonnenfleckenaktivität zusammen. An der Oberfläche der Sonne lassen sich mit geeigneten optischen Instrumenten «Flecken» nachweisen, an denen die Sonne dunkler erscheint. An diesen Stellen treten an der Sonnenoberfläche starke magnetische Felder auf, durch welche die Strahlung der Sonne zurückgestaut wird. In diesen Regionen kommt es andererseits häufig auch zu gewaltigen Eruptionen, bei denen Sonnenmaterie ins Weltall geschleudert wird. Die Zahl und Ausdehnung dieser Flecken, die mit der magnetischen Aktivität der Sonne korrespondiert, unterliegt – aus noch nicht befriedigend geklärten Ursachen – einer regelmäßigen Rhythmik.

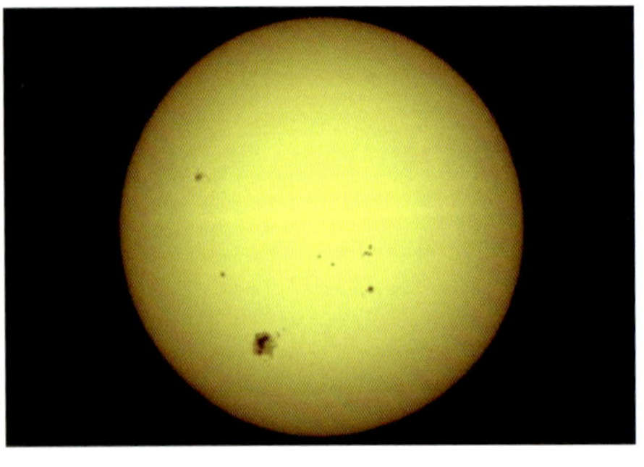

Sonnenflecken

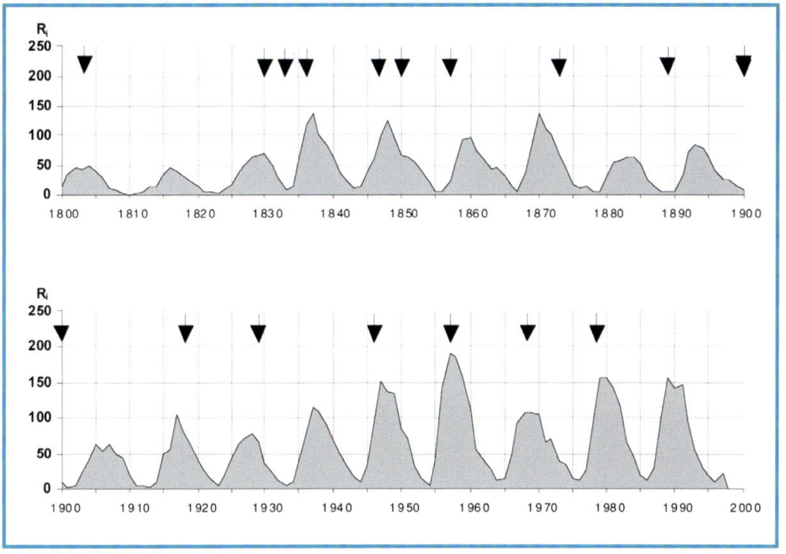

Der Zusammenhang von Grippepandemien und Sonnenflecken im 19. und im 20. Jahrhundert. Die Sonnenfleckenaktivität wird durch Jahresmittelwerte der internationalen Sonnenflecken-Relativzahl (R_i) beschrieben, ein 1852 von Rudolf Wolf entwickeltes Standardmaß zur visuellen Beurteilung der Sonnenaktivität, das bis heute in der internationalen Sonnenüberwachung gebräuchlich ist. Die schwarzen Pfeile ordnen die Grippepandemien den von Suitbert Ertel erhobenen Jahreszahlen zu.[12] (Die Graphik wurde freundlicherweise von Hartmut Ramm zur Verfügung gestellt.)

Rhythmus der Sonnenfleckenaktivität

Alle 11 Jahre erreichen sie ein Maximum an Ausdehnung und Intensität, das um mehr als das Zwanzigfache über dem Minimum liegen kann. Im Verlauf des 20. Jahrhunderts neigten die Sonnenfleckenzyklen zur Verkürzung, sodass sich zunächst nahezu alle 10 Jahre ein Maximum zeigte, auch hatte die Intensität der Maxima zugenommen. In den letzten Jahren wartete man dagegen vergeblich auf ein erneutes «Anspringen» der Sonnenfleckenaktivität. Ungewöhnlich lange wurden nahezu keine Flecken auf der Sonne entdeckt, ohne dass der Grund hierfür klar ist. Manche meinen, dass sich hier ein Zyklus besonders starker Sonnenfleckenaktivität vorbereiten könnte.

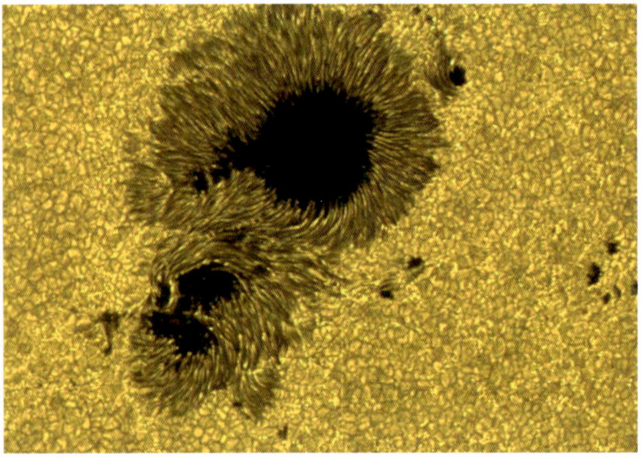

Durch ein Teleskop fotografierte Sonnenflecken

Einem heutigen Naturwissenschaftler scheint zunächst die Aussage, Sonnenfleckenaktivität und Grippepandemien seien ursächlich miteinander verbunden, von ähnlicher Qualität zu sein wie die Behauptung, der Klapperstorch bringe die Kinder. Tatsächlich ist die beschriebene Korrelation aber so regelmäßig, dass sie statistisch signifikant ist, das heißt, eine zufällige Übereinstimmung ist wenig wahrscheinlich. Diese Verhältnisse wurden in einer der renommiertesten Wissenschaftszeitschriften, der «Nature», ausführlich diskutiert,[13] wobei sich zeigte, dass die strenge Korrelation der sieben Pandemien im 20. Jahrhundert durch größere Unregelmäßigkeiten im 19. Jahrhundert erschüttert wurde. Eine sehr gründliche Analyse der Daten des 18., 19. und 20. Jahrhunderts bestätigte aber schließlich den statistisch eindeutigen Zusammenhang.[14] Sowohl diese Literaturhinweise wie auch den ersten Hinweis auf den beschriebenen Zusammenhang verdanke ich dem Artikel «Zur kosmologischen Symptomatologie der Grippe» von Hartmut Ramm.[15] Dieser Autor hat auch das wichtige Buch «Der Sonne dunkle Flecken» (Dornach 1998) geschrieben, in dem das Phänomen der Sonnenflecken umfassend dargestellt und in einen größeren Zusammenhang eingeordnet wird.

Viele Phänomene belegen den Einfluss kosmischer Wirkungen auf das Leben auf der Erde

Auch wenn man einen Zusammenhang zwischen Sonnenfleckenaktivität und Grippepandemien wohl anerkennen muss, bleibt doch sehr rätselhaft, wie er zustande kommt. Es ist offenkundig, wie sehr alles Leben auf der Erde von der Sonne abhängt. Sie spendet uns Licht und Wärme, die Substanzbildung der Pflanze, von der auch die Tiere und wir Menschen abhängig sind, ist ganz auf die Sonne angewiesen. Und auch Kohle, Öl und Erdgas sind aus Pflanzen entstanden, die vor Urzeiten Sonnenenergie in Substanz gebunden haben. Unsere Jahreszeiten sind durch den im Jahreslauf unterschiedlichen Winkel zwischen Erdoberfläche und Sonne bedingt – solche starken Einflüsse erkennt jeder an, aber dass die geringe Fläche der Flecken auf der Sonne ein Krankheitsgeschehen auf der Erde beeinflussen soll, erscheint den

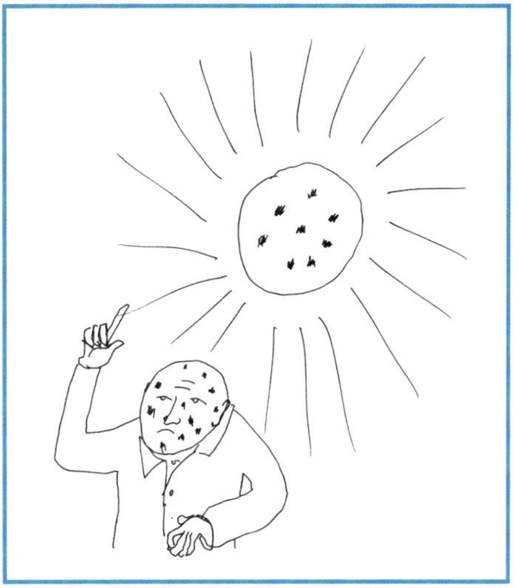

meisten Fachleuten als irrwitziger Mystizismus. Andererseits hat sich die Überzeugung der Wirkung scheinbar schwacher kosmischer Einflüsse inzwischen weit verbreitet. Es ist sogar schon ein dickes, streng wissenschaftliches Fachbuch erschienen, in dem eine Unzahl wissenschaftlich nachgewiesener Mondabhängigkeiten bei Lebewesen beschrieben ist. Das Buch trägt den provokativen Titel »Biologie des Mondes«.[16] Vor diesem Hintergrund kann man die Annahme von Mondwirkungen auf Lebensgeschehen auf der Erde heute nicht mehr als Spinnerei abtun, wie dies noch vor wenigen Jahren üblich war. Insofern sollte man sich vorurteilsfrei auch auf unerwartete Sonneneinflüsse einlassen, auch wenn dies zu einer Renaissance der mittelalterlichen Annahme einer tatsächlichen «influenza», eines Einflusses des Kosmos auf das Grippegeschehen führt.

Bestätigt sich Paracelsus' Aussage: «Wie oben so unten»? – Sonnenflecken haben Einfluss auf das Krankheitsgeschehen auf der Erde.

Wer das Glück hatte, die totale Sonnenfinsternis im Sommer 1999 bei unbedecktem Himmel zu erleben, dem wird wahrscheinlich ohnehin fühlbar sein, dass Sonne und Erde in einer sehr tiefen Weise verbunden sind. Schon die verblüffende Übereinstimmung der scheinbaren Flächen von Sonne und Mond, die nur vom Beobachtungsstandpunkt auf der Erde aus gilt und für die es keine einsehbare astronomische «Notwendigkeit» gibt, zeigt, wie genau der Kosmos «komponiert» ist.

Wirkungen von Sonnenflecken auf der Erde

Prinzipiell sind Wirkungen der Sonnenflecken im Bereich der Erde unbestritten. Man kann dies schon beim Radio- und Fernsehempfang oder beim Funkverkehr bemerken, die in Zeiten hoher Sonnenfleckenaktivität gestört sein können. Auch können empfindliche elektronische Geräte in Zusammenhang mit den «Magnetstürmen», die mit den Sonnenflecken verbunden sind, ausfallen, wie es sich im Sommer 2000 gelegentlich gezeigt hat. Noch viel eindrucksvoller ist das Erscheinen von Polarlichtern.[17] Diese kommen durch die Wechselwirkung von Kräften, die von der Sonne ausgehen, mit dem Erdmagnetfeld zustande. Im Jahr 2000 befanden wir uns wieder in einer Zeit höchster Sonnenfleckenaktivität, was dazu führte, dass Polarlichter, die sonst – ihrem Namen entsprechend – nur im hohen Norden oder tiefen Süden zu sehen sind, in diesem Jahr sogar in Süddeutschland beobachtet werden konnten. Auch Einflüsse der Sonnenflecken auf das Wetter, das Keimungsverhalten von Pflanzen, das Wachstum von Bäumen, das Fressverhalten von Termiten und die Flugaktivität von Insekten wurden wissenschaftlich belegt. In vielfacher Hinsicht kann man davon sprechen, dass im Sonnenfleckenmaximum eine vermehrte Unruhe auf verschiedenen Ebenen auf der Erde einsetzt.

Bereits Rudolf Steiner sah veränderte Sonnentätigkeit als Ursache gesteigerter Grippedisposition

Rudolf Steiner, der Natur- und Geisteswissenschaftler, der die Anthroposophie begründet hat, sah schon 1920 – also längst bevor der Zusammenhang statistisch offenbar wurde – eine veränderte «Sonnentätigkeit» als Ursache einer Disposition für die Grippe.[18] Hartmut Ramm weist darauf hin, dass in der Begrifflichkeit der damaligen Naturwissenschaft «Sonnentätigkeit» unserem heutigen Begriff der «Sonnenfleckenaktivität» entspricht. Konkret wird die Neigung, an einer Grippe zu erkranken, nach Rudolf Steiner durch eine Beeinflussung des funktionellen Verhältnisses von Kopf und Brust bewirkt. Am Rande sei bemerkt, dass sich schon mehrfach zunächst sehr befremdlich erscheinende Aussagen Steiners zur Entstehung von Krankheiten bestätigt haben, so z. B. seine Aussage, dass Fleischverfütterung an Rinder dazu führen müsse, dass diese Herde «verrückt» würde. Dies wurde später darauf bezogen, dass bekanntlich Fleischmehlverfütterung zur Entstehung des Rinderwahnsinns (BSE) geführt hat. Vielleicht sind auch die Aussagen Steiners über Grippe und Sonnenaktivität ein Beispiel dafür, dass zunächst unverständliche Aussagen nach Jahrzehnten bestätigt und verstehbar werden. Eine ganze Anzahl solcher Fälle hat Friedwart Husemann in seinem Buch «Rudolf Steiners Entwicklung»[19] dokumentiert.

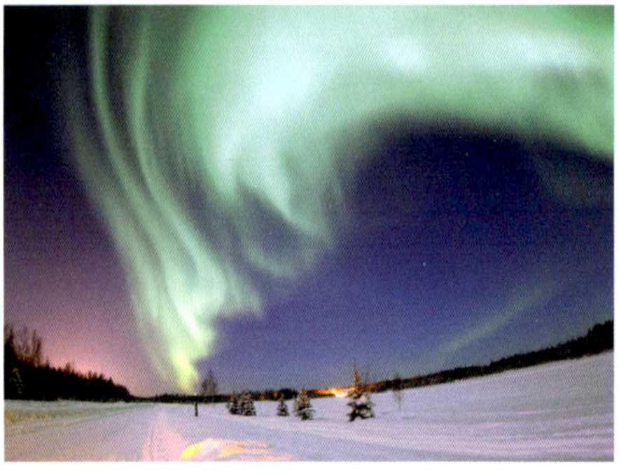

Polarlicht – ein weiteres, tief beeindruckendes Zeichen dafür, dass sich die Sonnenfleckenaktivität auf den Bereich der Erde auswirkt.

In der Anthroposophischen Medizin wurden vielfältige Bezüge zwischen Sonne und Herz erarbeitet, jenem Organ, das pro Volumeneinheit weit mehr Wärme freisetzt als alle anderen Organe. So wie die Sonne Wärmezentrum unseres Planetensystems ist, ist dies das Herz im menschlichen Organismus. Das Herz ist auch das Organ

Sonnenkräfte und Herzkräfte

des Mutes, nicht ohne Grund erhielt ein besonders Mutiger, «Beherzter» den Beinamen «Löwenherz». Es wurde schon angedeutet, dass einseitige intellektuelle Tätigkeit und Sinnesüberlastung bei Vernachlässigung der «Herzkräfte», des fühlenden Miterlebens der Welt beim Einzelnen zur Grippe disponieren kann. Andererseits wurde die Rolle von Ängsten bei Infektionsgeschehen geschildert und wie beherztes, mitleidvolles Handeln (z. B. Gandhis bei den Pestkranken, des heiligen Franziskus bei den Aussätzigen usw.) einen – zumindest partiellen – Schutz vor Ansteckung bewirken kann.

Verkürzend könnte man davon sprechen, dass gewissermaßen eine Rückstauung von Herzkräften durch Kopfkräfte anfällig für die Grippe macht. Wenn man dieses Bild einmal so stehen lassen möchte, so könnte man eine Entsprechung sehen zwischen den Kopfkräften des Menschen und den magnetischen Kraftwirkungen auf der Sonne, die das flutende Licht zurückstauen, in welchem man eine Entsprechung der erwärmenden und lichtvollen Herzkräfte erleben kann. Diese Kräfte sind es aber gerade, die für die Gesundheit im Bereich der Lunge und Atemwege wichtig sind, der für eine Auskühlung besonders empfindlich ist. Dieser Vergleich soll nicht zu der Annahme verleiten, die intellektuellen Kräfte und Sinneswirkungen seien gering zu schätzen, sie sind im Gegenteil für den Menschen sehr wesentlich, sie sollten im Gesunden lediglich in einem Gleichgewicht aufgehoben sein. Eine Überbelastung des Sinnesbereiches durch Fernsehen, Computerarbeit, Werbung in einer sich zunehmend «herzloser» zeigenden Welt droht die Gewichte einseitig zu verschieben.

Ein notwendiges Gleichgewicht muss gefunden werden

Diese Betrachtung mit ihrer Verschränkung des Blicks auf Kosmos und Mensch mag zunächst befremden, der Mensch ist aber aus der Entwicklung des Kosmos hervorgegangen. Während dies für die heutige naturwissenschaftliche Anschauung immerhin materiell gilt – alle Substanz entstammt kosmischen Sternenprozessen, die als «Kernfusionsvorgänge» begriffen werden –, so gilt dies für die anthroposophische Menschen- und Naturanschauung noch grundsätzlicher. Ihr zufolge hat der Mensch – der allerdings dabei nicht in seiner heutigen Gestalt gedacht werden darf, sondern als geistiges Wesen zu verstehen ist – in einer der heutigen Stofflichkeit vorausgehenden Weise von Anfang an die Entwicklung der Welt begleitet und sich selbst dabei entwickelt.[20] Etwas von dieser grundlegenden Verwandt-

Mensch und Kosmos sind aufeinander bezogen, sie entstammen einer gemeinsamen Entwicklung schaft klingt auch bei Pierre Teilhard de Chardin an, der die gesamte kosmische Entwicklung auf den Menschen hin und über ihn hinaus zu Christus streben sieht.[21] Die Anschauung, dass der Mensch mit jeder Erscheinung des Kosmos verwandt ist, ja sich selbst durch die Stufen der kosmischen Erscheinungen hindurch entwickelt, ist ein Gehalt der Tiefenschicht fast aller Religionen (Andeutungen finden sich z.B. auch im Buch Hiob).

Hinweise in fast allen Religionen

Besonders schön wird dies in einem Gedicht des islamischen Mystikers Maulana Dschelaleddin Rumi ausgesprochen, das im 13. Jahrhundert entstand und das neben der Verwandtschaft mit allen Wesen den Entwicklungsaspekt des Menschen durch Äonen wie auch das Geheimnis der Wiederverkörperung mitumfasst:

> Siehe, ich starb als Stein und ging als Pflanze auf,
> Starb als Pflanze und nahm drauf als Tier den Lauf.
> Starb als Tier und ward ein Mensch. Was fürcht' ich dann,
> Da durch Sterben ich nie minder werden kann!
> Wieder, wann ich werd' als Mensch gestorben sein,
> Wird ein Engelsfittich mir erworben sein,
> Und als Engel muss ich sein geopfert auch,
> Werden, was ich nicht begreif': ein Gotteshauch.[22]

Zwar ist hier die Beziehung zu den Planeten nicht unmittelbar ausgesprochen, doch liegt sie der Beziehung zu den verschiedenen Naturreichen implizit zugrunde, zumindest insoweit man sich die anthroposophische Auffassung zu eigen macht, dass die genannten Naturreiche in Zusammenhang mit differenzierten planetaren Entwicklungsstufen angelegt wurden.

«Pathologie der Sonne» beeinflusst Pathologie des Menschen

Wenn man den Menschen so als ein Wesen erlebt, das in Beziehung zu allem Geschehen im Kosmos steht, so kann man sich vorstellen, dass eine «Pathologie der Sonne» zumindest die Neigung zu ähnlichen Vorgängen im Menschen hervorruft. Es könnten dann durch kosmische Vorgänge wie die Sonnenflecken tatsächlich im Menschen vorhandene Einseitigkeiten so verstärkt werden, dass zumindest ein größeres Risiko für einen Krankheitsausbruch besteht. Ebenso wie der Kontakt mit Krankheitserregern aber nicht bei jedem zum Krankheitsausbruch führt, ist selbstverständlich auch bei einer entsprechenden kosmischen Konstellation ein Krankheitsausbruch nicht zwingend. Vielfältige individuelle Faktoren gehen sicher modifizierend ein. Auch Steiner betont bereits, dass nur diejenigen für eine weitere Störung ihres «Kopf-Brust-Rhythmus» durch die veränderte Sonnentätigkeit empfänglich seien, bei denen er bereits gestört ist.

Himmelserscheinungen und Krankheitsentwicklung sind nicht zwingend miteinander verknüpft

Es wäre also falsch, einen Automatismus zwischen Himmelserscheinung und irdischer Krankheitsentwicklung anzunehmen. Zu Fatalismus besteht keinerlei Anlass. Wohl aber mögen diese Ausführungen vielleicht zumindest ahnen lassen, wie die statistisch gesicherten Zusammenhänge ursächlich bedingt sein mögen und es zustande kommt, dass große Menschenmengen für eine epidemische Krankheit anfällig werden. Dabei soll auch nicht verschwiegen werden, dass die Annahme solcher Zusammenhänge auch unter anthroposophischen Ärzten kontrovers diskutiert wird und viele Forschungsfragen offen sind.

In der Vorauflage dieses Buchs wurde die Vermutung geäußert, dass die 2009 aufgetretene und zunächst als sehr gefährlich angesehene «Schweinegrippe» (H1N1) sich angesichts des Fehlens eines Sonnenfleckenmaximums vielleicht als harmloser erweisen würde. Tatsächlich forderte sie z. B. in Australien statt der sonst zu beklagenden 2.000 bis 3.000 Toten durch die übliche saisonale Grippe «nur» 190 Todesopfer, die Mortalitätsrate soll bei 0,001 % gelegen haben, während sie bei der Pandemie 1967/68 (während eines Sonnenfleckenmaximums) 0,2 % erreichte und 1 Million Todesopfer brachte.

Covid-19

Die 2020 grassierende Covid-19-Erkrankung (die auch keine Influenza-Erkrankung ist, sondern dieser nur in einigen Punkten ähnelt) ist allerdings ganz außerhalb eines Sonnenfleckenmaximums entstanden und weitete sich zu einem großen Gesundheitsproblem aus. Es gibt aber auch hier charakteristische kosmische Signaturen, die Rudolf Steiner 100 Jahre zuvor vorausgesagt hat.[23]

Neue Erreger und Epidemien

In den letzten Jahren hat es wiederholt Ausbrüche von Influenzaerkrankungen gegeben, bei denen man vermutete, dass sie das Potenzial zu gefährlichen Pandemien hätten. 100 Jahre nachdem die

«Spanische Grippe» pandemisch um die Welt gezogen war, trat dieser größte Seuchenzug der jüngeren Geschichte wieder vermehrt ins allgemeine Bewusstsein. Lange war dieses traumatische Ereignis, dem mindestens 25, vielleicht auch bis zu 50 Millionen Menschen gerade im jüngeren Erwachsenenalter zum Opfer gefallen sein sollen, verdrängt worden. Glücklicherweise ist, wie bereits erwähnt, der letzte Ausbruch einer – zunächst für sehr gefährlich gehaltenen und als Pandemie ausgerufenen – neuartigen weltweiten Grippewelle, die «Schweinegrippe» von 2009, recht harmlos verlaufen.

Ausmaß der «Spanischen Grippe»

Anfang 2020 brach dann eine neue, schwere und sich schließlich weltweit verbreitende Erkrankungswelle aus, die in ihrem Erscheinungsbild Verwandtschaft mit einer Influenza zeigt, aber von einem Vertreter einer anderen Virusgruppe, der Coronaviren, ausgelöst wird. Diese weisen auf elektronenmikroskopischen Bildern zahlreiche stachelartige «Auswüchse» auf, die mit etwas Fantasie an eine Krone (lateinisch «corona») erinnern können. Tatsächlich handelt es sich um Proteine, mit denen das Virus an Rezeptoren von Zellen der Atemwege andockt, um in diese einzudringen. In diesem Fall sind es ACE2-Rezeptoren, die sonst an der Kreislaufregulation beteiligt sind.

Neues Coronavirus

Seit jeher konnten bei etwa einem Zehntel gewöhnlicher Wintererkältungen Coronaviren im Rachenabstrich als Verursacher festgestellt werden, jetzt aber trat ein neues Virus dieser Gruppe auf, das im Gegensatz zu den früheren Coronaviruserkrankungen nicht (nur) den Nasen-Rachen-Raum befällt, sondern häufig und mitunter schwerwiegend die Lunge einbezieht. Schon in der zweiten Auflage dieses Buches wurde auf die Möglichkeit des Auftretens mutierter Coronaviren hingewiesen und auf die Tatsache, dass «der echten Grippe ähnliche Krankheitsbilder durch andere Erreger ausgelöst werden können». Diese Tatsache hat uns nun massiv getroffen. Das neu aufgetretene Virus heißt SARS-CoV-2, die von ihm verursachte Erkrankung Covid-19. Umgangssprachlich werden das Virus wie auch die von ihm verursachte Krankheit jedoch oft kurz «Corona» genannt.

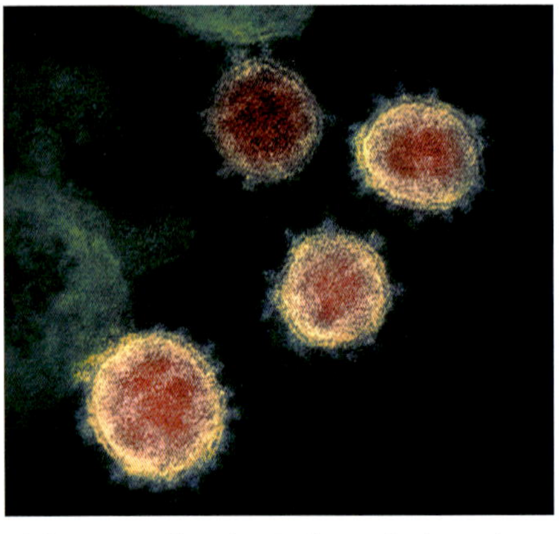

Elektronenmikroskopische Aufnahme des Coronavirus SARS-CoV-2

Die üblichen Coronaviruserkrankungen verlaufen in aller Regel wie eine «gewöhnliche» Wintererkältung. Typische Vertreter dieser Erkältungen auslösenden Coronaviren sind z. B. HCoV-OC43 oder HCoV-229E aus der Untergattung der Embecoviridae. Nun waren aber in den letzten Jahren mehrfach neue Viren aus einer anderen Unterfamilie der Betacoronaviren, der Sarbecoviridae, isoliert worden, die einen anderen Verlauf als die lange bekannten Coronaviruserkrankungen nahmen. Das erste dieser Viren war das 2002 erstmals in der chinesischen Provinz Guangdong entdeckte SARS-Virus, welches das «severe acute respiratory syndrome» (schweres akutes Atemwegssyndrom) auslöste, das durch eine Lungenentzündung gekennzeichnet ist. Das Virus breitete sich in Asien aus und führte zu etwa 1.000 Todesfällen. Ausgangspunkt dieses Virus waren vermutlich Fledermäuse. Bei diesen finden sich häufig Corona- (und auch andere) Viren. Mehr als andere Tiere scheinen Fledermäuse ein Reservoir gefährlicher Viren zu sein, die von ihnen auf den Mensch übergehen können. So können Fledermäuse (sehr selten!) Tollwut übertragen; das Ebola- und das Marburgvirus (die beide Krankheiten mit hoher Todesrate beim Menschen auslösen) sollen ihren Ursprung in Fledermäusen haben, und selbst Mumps- und Masernviren sollen Vorläufer in Viren von Fledermäusen aufweisen bzw. sogar in ihrer für den Menschen gefährlichen Form bei ihnen vorkommen.[24] Solche Virusreservoire bei Tieren sind von großer Bedeutung, weil sie eine Virusausrottung (wie sie bei den Pocken gelungen ist und bei der Polio bevorsteht) durch Impfungen von Menschen verhindern.

SARS-Virus

Fledermäuse als Reservoir für Viren

Derzeit ist in den meisten Fällen nicht klar, ob diese Viren bei den Fledermäusen Krankheiten auslösen oder ob sie bei diesen ähnlich vorkommen wie bei uns viele ständig präsente Viren im Darm, die Teil unseres Mikrobioms sind, uns nicht schaden oder zum Teil dort sogar nützliche Funktionen haben. Ob in erster Linie Mutationen solcher Viren oder auch Veränderungen der Umweltbedingungen (beispielsweise die zunehmende Vernichtung der natürlichen Lebensräume der Fledermäuse, weshalb sie näher an vom Menschen besiedelte Gebiete heranrücken) dazu beitragen, dass die Viren nun auch Menschen befallen, ist ebenfalls noch nicht abschließend geklärt. Zu vermuten ist aber, dass die Zerstörung der Lebensräume von Wildtieren zunehmend dazu führt, dass zuvor menschenfern lebende Tiere von

Zerstörung der Lebensräume von Wildtieren

Menschen besiedelten Gebieten immer näher kommen und dadurch das Auftreten neuer humanpathogener Viren wahrscheinlicher wird. Haltung oder Schlachtung solcher Tiere stellen weitere Gefahren dar. Jedenfalls scheinen Schleichkatzen, die selbst wiederum von den Fledermaus-Coronaviren befallen waren, die ersten Überträger des SARS-Virus von Fledermäusen auf den Menschen gewesen zu sein.

«Tier-Mensch-Übergang»

Bei diesem sogenannten «Tier-Mensch-Übergang» der Viren können Letztere ggf. neue und unter Umständen gefährliche Eigenschaften annehmen.

Anders als in vielen anderen Gesellschaften – am bekanntesten und vielleicht auch am weitgehendsten ist dies bei Juden der Fall – gibt es für Chinesen keine Speiseverbote. Da viele (auch seltene) Tiere in China zu Nahrungszwecken gehandelt, geschlachtet und verspeist (manchmal auch zu Arzneimitteln verarbeitet) werden und schließlich auch Schleichkatzen auf dem Teller landen, kam es vermutlich auf diesem Weg zu ersten Infektionen beim Menschen. Die meisten neuartigen Viruserkrankungen sind Zoonosen, also Krankheiten, die

Frage nach einem verantwortungsvollen Umgang mit der Natur

im Tierreich zu Hause sind, dann aber auf den Menschen übergehen, und so stellen solche neuen Erkrankungen immer wieder neu auch die Frage nach einem verantwortungsvollen Umgang mit der Natur und mit den Tieren.

Seit 2004 sind keine Erkrankungen durch dieses erste neue und schwere Krankheiten verursachende Coronavirus mehr bekannt geworden, das inzwischen den Namen SARS-CoV-1 erhielt. Acht Jahre später wurde allerdings das MERS-Virus entdeckt, das ebenfalls zur Gruppe der Coronaviren gehört. Die Abkürzung «MERS» steht für

MERS

«Middle Eastern Respiratory Syndrome», also etwa «Atemwegssyndrom des Mittleren Ostens». Dieses Virus befällt insbesondere auch Dromedare als Zwischenwirt und führte in fast einem Drittel der Erkrankungen beim Menschen durch Auslösung schwerer Lungenentzündungen zum Tode. So schwerwiegend die Erkrankung an diesem Virus war, so relativ wenig ansteckend war sie, weshalb die Ausbreitung schnell zum Erliegen kam, weitgehend auf die arabische Halbinsel beschränkt blieb und sich nicht zu einem weltweiten Problem entwickelte.

Anders ist dies bei dem Ende 2019 zunächst in China neu entdeckten Virus SARS-CoV-2, wobei das Akronym «CoV» schlicht für Coronavirus steht. Dieses Virus breitete sich in den ersten Wochen

Ausbreitung von SARS-CoV-2

zunächst vor allem in der chinesischen Region Wuhan, dann in ganz China und vielen Staaten Süd-Ost-Asiens, schließlich aber über die ganze Welt aus, wobei es weitgehend den internationalen Flug- und Handelsrouten folgte und dabei deutlich machte, wie verbunden, wie globalisiert die heutige Welt ist und wie es uns nicht nur aus ethischen Gründen, sondern auch im unmittelbaren Eigeninteresse nicht mehr gleichgültig sein kann, wie es Menschen in anderen Regionen geht. Glücklicherweise ist dieses neue Coronavirus offenbar erheblich harmloser als seine Vorgänger SARS-CoV-1 und MERS-CoV, dafür ist es aber auch wesentlich ansteckender, was ihm die rasche Ausbreitung ermöglicht hat. Während übliche Influenzaviren in der Regel dazu führen, dass ein Betroffener weniger als zwei Menschen ansteckt, scheint dies bei diesem neuen Virus erheblich häufiger vorzukommen. In Einzelfällen soll ein Infizierter mehrere Hundert Gesunde angesteckt haben. Dies hängt auch damit zusammen, dass offenkundig auch Menschen, die noch nicht erkennbar krank sind, andere anstecken können. Während man sonst im Erkrankungsfall zum Schutz anderer meist freiwillig engere Sozialkontakte einschränkt, kann sich dieses Virus im asymptomatischen Stadium rasch ausbreiten. Was auch dieses SARS-Coronavirus von vielen anderen Erregern grippeartiger Krankheitsbilder unterscheidet, ist seine Beziehung zu den unteren Atemwegen. So kann es sich selbst im Lungengewebe vermehren und scheint dies auch schon in einem frühen Krankheitsstadium zu tun.

Ansteckungsrate

Beziehung zu den unteren Atemwegen

Auch bei diesem Erreger gibt es eine Beziehung zu Fledermäusen. 89 % seines Genoms stimmen mit einem Coronavirus überein, das man in der Chinesischen Hufeisennase (Rhinolophus sinicus), einer Fledermaus, gefunden hat (wenn man bedenkt, dass Schimpansen und Menschen eine genetische Übereinstimmung von 98,7 % aufweisen, ist das allerdings gar kein so hoher Prozentsatz). Zu einem Virusisolat aus einer anderen Fledermaus, der Java-Hufeisennase (Rhinolophus affinis), soll die genetische Übereinstimmung sogar 96 % erreichen.[25] Und wieder besteht der Verdacht, dass es eine von Menschen verspeiste seltene Tierart

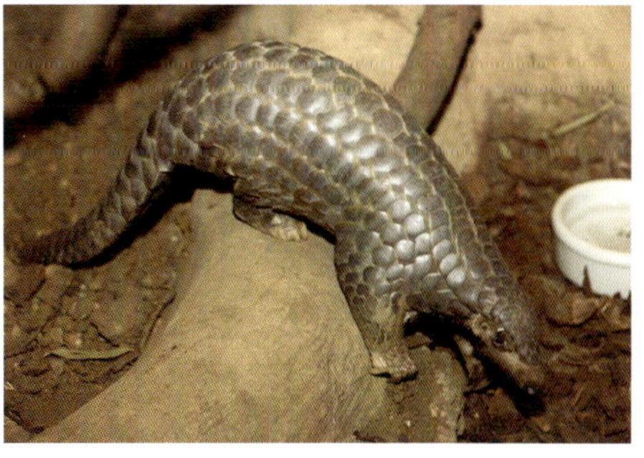

Chinesisches Ohrenschuppentier

Schuppentiere als mögliche Überträger

ist, die das Virus schließlich zum Menschen gebracht hat. In Schuppentieren, sehr eigenartigen, mit den Raubtieren verwandten, von Hunderten von Schuppen bedeckten Säugetieren, die früher als nahe Verwandte der Ameisenigel galten, hat man ein dem SARS-CoV-2 sehr ähnliches Virus gefunden. Wahrscheinlich hat das Virus über einen Tiermarkt in der ostchinesischen, am Zusammenfluss des Jangtsekiang und des Han-Flusses gelegenen Stadt Wuhan, auf dem unter anderem Schuppentiere gehandelt wurden, schließlich den Menschen erreicht. Nicht zuletzt weil sich in der Nähe dieses Marktes ein Forschungsinstitut befindet, in dem mit Coronaviren gearbeitet wird, die von Fledermäusen experimentell auf Schweine übertragen wurden, wird vereinzelt auch vermutet, dass hier die Quelle des neuen Virus liegen könnte. Es gibt einige gute Argumente gegen diesen Verdacht, der aber derzeit nicht endgültig ausgeräumt ist. Auch in diesem Fall wäre ein fragwürdiger Umgang mit Tieren die Ursache der Pandemie.

Fragwürdiger Umgang mit Tieren

Wie bei einer Influenzaerkrankung kommt es bei der durch SARS-CoV-2 verursachten Covid-19-Krankheit zunächst vorwiegend in den oberen Atemwegen zu einer Virusvermehrung, nachdem vor allem durch Tröpfcheninfektion aus der Luft Viren den Nasen-Rachen-Raum erreicht haben. Im Mittel nach etwa 5 Tagen treten erste Krankheitssymptome auf, die Inkubationszeit kann aber auch bis zu 14 Tage (ausnahmsweise darüber) betragen. Wie bei einer «gewöhnlichen» Erkältung können mäßige Halsschmerzen und Schnupfensymptome auftreten, aber auch wie bei einer Influenza Fieber unterschiedlicher Höhe, Muskelschmerzen und Husten. Besonders charakteristisch ist ein Geruchs- und Geschmacksverlust, der bei vielen Patienten in den ersten Erkrankungstagen auftritt und häufig innerhalb weniger Tage wieder verschwindet, manchmal aber auch über Wochen anhält. Bei einem Teil der betroffenen Patienten kann das Virus in die unteren Atemwege absteigen und zu einer viralen Lungenentzündung voranschreiten. Kritisch ist vor allem die Zeit zwischen dem 7. und 11. Krankheitstag. Anders als bei klassischen bakteriellen Lungenentzündungen fehlen oft hohes Fieber, Schmerzen beim Atmen und eitriger Auswurf. Oft besteht lediglich ein trockener Husten und Atemnot bei Anstrengung; es gibt aber auch Patienten, die über längere Zeit unter hohem Fieber leiden. Am besten lässt sich eine Krankheitsentwicklung zur Lungenentzündung

Inkubationszeit und Symptome

Kritischer Zeitraum

durch Pulsoximetrie, durch ein Messen der Sauerstoffversorgung im Blut, und eine Beobachtung der Atemfrequenz, die bei Lungenentzündung ansteigt, erkennen. Einen endgültigen Beleg für eine Covid-19-Pneumonie können Röntgen- oder (besser) CT-Aufnahmen der Lunge geben. Als besonders charakteristisch gelten Verdichtungen der Struktur in der Lungenperipherie. Vor allem bei hochbetagten und in ihrer Abwehr durch Vorerkrankungen geschwächten Patienten kann die Krankheit zu einem zunehmenden Lungenversagen führen, was Beatmung, ja sogar Lungenersatztherapie (ECMO = extrakorporale Membranoxygenierung) erforderlich machen kann. Es gibt Hinweise darauf, dass auch schon vor Ausbruch der ersten Krankheitssymptome mikroskopisch nachweisbare Veränderungen auch des Lungengewebes auftreten können.

Entwicklung zur Lungenentzündung

Auch wenn ein besonderer Lungenbezug charakteristisch ist, so ist doch die Verwandtschaft der meisten Krankheitsverläufe zum Bild der «Grippe» bemerkenswert. In gewisser Weise scheint auch diese Erkrankung eine Art Metamorphose der allgemeinen Krankheitsgruppe der Grippekrankheiten darzustellen.

Metamorphose einer Grippe

Keineswegs aber darf man sich Covid-19 als eine ausschließlich die Atemwege befallende Erkrankung vorstellen. Es konnten SARS-CoV-2-Viren auch in der Gehirn- und Rückenmarksflüssigkeit nachgewiesen werden, und der Geruchsverlust, häufige Kopfschmerzen und gelegentliche Ausfallerscheinungen von Nerven mit Empfindungsstörungen weisen beispielsweise darauf hin, dass auch eine Beteiligung des Nervensystems möglich ist.[26] Angesichts der oft im Vordergrund stehenden Erscheinungen im Bereich der Atmungsorgane sollte man nicht übersehen, dass die Patienten – vielleicht auch erst nach Abklingen der Akutsymptome – sorgfältig auf Krankheitserscheinungen auch in anderen Bereichen untersucht werden sollten. Auffällig ist, dass auch nach Abklingen der Akutsymptome lange eine Erschöpfung und verringertes Konzentrationsvermögen bestehen können.

Mögliche Beteiligung des Nervensystems

Jede Pandemie grippeartiger Erkrankungen zeigt aber auch individuelle Charakteristika. Eines davon ist die Gruppe derjenigen, die besonders schwer betroffen werden. So forderte die «Spanische Grippe» 1918/19 besonders viele Opfer unter den 20- bis 40-Jährigen, viele Influenzawellen sollen für Kleinkinder und Schwangere besonders gefährlich gewesen sein, über die «Schweinegrippe» konnte 2009 gesagt werden, dass sie «jenseits des 58. Lebensjahres meist mild» verlaufe, Covid-19 dagegen verursacht durchschnittlich im höheren Lebensalter erheblich schwerere Verläufe als in jüngeren Jahren, obwohl es auch bei betagten Patienten viele gibt, die sich gut von der Krankheit erholen, und auch jüngere Menschen schwer erkranken können.

Schwerere Verläufe im höheren Alter

Zum Zeitpunkt der Niederschrift dieses Textes geht man davon aus, dass etwa 80 % der an Covid-19 leidenden Patienten einen leichten Krankheitsverlauf aufweisen, während bei ca. 20 % eine stationäre Aufnahme erforderlich wird. Jeder 20. Erkrankte muss auf einer Intensivstation behandelt oder gar beatmet werden, vermutlich sterben bis zu 1 % der Erkrankten trotz einer solchen Behandlung. Das ist ein deutlich höherer Prozentsatz als bei üblichen Influenzaerkrankungen, denen das Krankheitsbild von Covid-19 ähnelt.

Entdeckung von Covid-19

Dass überhaupt die neue Erkrankung Covid-19 erkannt wurde, lag daran, dass dem Augenarzt Li Wenliang in der Stadt Wuhan eine Serie schwerer akuter Lungenerkrankungen aufgefallen war, die nicht auf bekannte Erreger zurückgeführt werden konnten. Wie oft bei neuen und noch häufiger bei unangenehmen Erkenntnissen waren diese unerwünscht, weil sie die Routine störten und beunruhigend wirkten, und so wurden von den Behörden statt effektiver Maßnahmen gegen die Krankheit Repressionen gegen den Überbringer dieser Botschaft in Gang gesetzt. Fatalerweise starb der Entdecker der neuen Krankheit im Alter von 33 Jahren schließlich selbst an ihr, und man kann annehmen, dass daran nicht zuletzt eine Schwächung durch die seelischen Belastungen, denen er ausgesetzt war, mitschuldig sein könnte. Denn eigentlich gehörte der junge Mann zu einer Altersklasse, die wenig gefährdet gegenüber so schweren Verläufen zu sein scheint. Schnell zeigte sich nämlich, dass schwere Krankheitsverläufe überwiegend Patienten mit schweren Vorerkrankungen der Lunge, der Nieren oder des Immunsystems sowie alte und hochbetagte Menschen betreffen – besonders gefährdet sind mutmaßlich auch Patienten, die eine Neigung zu Thrombosen aufweisen, da Blutgerinnsel eine wesentliche Ursache des Lungenversagens bei schweren Verläufen darstellen. Unabhängig davon werden Raucher und allgemein Männer sowie Träger der Blutgruppe A besonders schwer betroffen. Auch wenn tödliche Verläufe bei jungen Menschen selten sind, können aber auch sie schwer erkranken, und es ist noch nicht sicher, ob nicht auch

Neigung zu Thrombosen

bleibende oder zumindest lang anhaltende Lungenschäden die Folge sein können.

Maßnahmen zur Eindämmung der Verbreitung

Wegen der raschen globalen Ausbreitung von SARS-CoV-2 und nachfolgend zunächst vielen Schwerkranken, Beatmungsbedürftigen und zuletzt auch erschreckend vielen an der Krankheit Verstorbenen wurden schließlich so weitgehende Maßnahmen zur Eindämmung der Ausbreitungsgeschwindigkeit getroffen wie nie zuvor. Es wurden nicht nur Patienten mit nachgewiesener Covid-19-Erkrankung und ihre Kontaktpersonen unter Quarantäne gestellt, sondern der Schulbesuch untersagt, Grenzen geschlossen, kulturelle und religiöse Versammlungen verboten und das Wirtschaftsleben weitgehend heruntergefahren, um möglichst wenige Begegnungsmöglichkeiten unter Menschen zu schaffen, bei denen es zu einer Virusübertragung durch feine, beim Sprechen und Atmen gebildete, Viren enthaltende Tröpfchen kommen könnte. Aus diesem Grund sollte auch bei erlaubten Aufenthalten außer Hauses (beispielsweise beim Einkaufen) ein Mindestabstand von 1,5 Metern gehalten und eine Mund-Nasen-Schutzmaske getragen werden.

Ansteckbarkeit der gesamten Bevölkerung

Tatsächlich kam es zu einer deutlichen Abschwächung der Krankheitsausbreitung. Da es sich um ein neues Virus handelt, muss – anders als bei Influenzaerkrankungen, bei denen eine Restimmunität durch frühere Grippeerkrankungen schützend wirken kann – mit einer Ansteckbarkeit der gesamten Bevölkerung durch SARS-CoV-2 gerechnet werden. Sofern keine wirksamen Arzneimittel oder Impfstoffe gefunden werden, geht man davon aus, dass die Pandemie erst erlöschen wird, wenn etwa 70 % der Menschen die Erkrankung durchgemacht und überwunden haben. Ab diesem Wert wird es so unwahrscheinlich, dass das Virus einen noch empfänglichen Menschen erreicht, dass seine Reproduktionsrate, d. h. die Rate von einem Kranken angesteckter Personen, unter 1 sinkt. Dies setzt allerdings voraus, dass Patienten, welche die Krankheit überwunden haben, längerfristig nicht mehr erkranken können, was zurzeit noch nicht abschließend gesichert ist.

Epidemie wurde schon 2012 vorausgesagt

Bemerkenswerterweise erschien schon 2012 eine Bundestagsdrucksache (17/12051) mit einem Bericht zum Risikoschutz der Bevölkerung, in der eine Modellrechnung für den Fall des Auftretens einer (willkürlich angenommenen) «Pandemie durch Virus Modi-SARS»

Augenscheinliche «Prophetie»

vorgelegt wurde. Wenn man heute diese Bundestagsdrucksache liest, dann schaudert es einen angesichts der augenscheinlichen Prophetie, die dort zum Ausdruck gekommen ist. Man rechnete damals mit einem in Asien erstmals auftretenden, durch Tröpfchen übertragenen Virus mit dem Potenzial, schwere Lungenerkrankungen auszulösen. Es wurde angenommen, dass die Zeit von der Infektion bis zu ersten Krankheitssymptomen im Mittel 3 bis 5 Tage dauern, aber auch bis 14 Tage reichen könne. In der Modellrechnung wurde angenommen, dass die Krankheit für Kinder eher harmlos sein, bei alten Menschen aber eine hohe Sterblichkeit auftreten würde. Es verblüfft, wie nah das damalige Modell der acht Jahre später wirklich eingetretenen Situation kam. Tatsächlich heißt es in der Bundestagsdrucksache auch noch: «Der Erreger stammt aus Südostasien, wo der bei Wildtieren vorkommende Erreger über Märkte auf den Menschen übertragen wurde.» (!)[27]

Zutreffende Vorhersagen

Durchaus zutreffend wird vorhergesagt, dass es bald zu einer Knappheit an Desinfektionsmitteln und Schutzausrüstungen kommen werde, die Flugindustrie zum Erliegen komme, Bahnfahrten reduziert würden, der Schiffsverkehr aber aufrechterhalten bliebe. Durch energische Isolierungsmaßnahmen werde es gelingen, die Ausbreitung zu begrenzen. Obwohl man diese über ein Jahr aufrechterhalte, werde die Erkrankung aber weiter über Jahre in abnehmenden Wellen weiterexistieren. Damals wurde eine Überforderung des Gesundheitssystems vorausgesagt, und mutmaßlich ist es diese alte und verblüffend realistische Modellanalyse, derentwegen frühzeitig in Deutschland wirksame Maßnahmen ergriffen wurden.

Vogelgrippe von 2005

Aber auch Influenzaviren erschreckten Ärzte und Weltöffentlichkeit immer wieder. Große Beunruhigung rief die um das Jahr 2005 ausgebrochene Vogelgrippe (der Virustypbezeichnung H5N1) aus. Wie der Name es ausdrückt, verbreitete sich das Virus vor allem unter Wild- und Nutzvögeln. Nur selten ging es auf den Menschen über – insbesondere bei Menschen mit engem Kontakt zu Vögeln beispielsweise im Rahmen der Schlachtung (wie sehr gerade hier ein Risiko besteht, zeigten die «hot spots» der Virusverbreitung auch in deutschen Schlachthöfen!). Wenn dies aber der Fall war, so endete das häufig (in bis zu 50 % der Fälle) tödlich. Eine bei Neuausbrüchen viraler Atemwegserkrankungen mitgeteilte hohe Sterblichkeit muss allerdings immer mit Zurückhaltung interpretiert werden, weil vermutlich viele leichte Verläufe nicht erkannt werden und daraus eine Fehlinterpretation der Sterblichkeit resultiert. Als dann unter Vögeln auch noch ein ganz neuer Influenzavirustyp (H5N3) auftrat, bei dem angenommen werden musste, dass auch Menschen, die früher schon Grippeerkrankungen überwunden hatten, nicht wenigstens eine Teilimmunität aufweisen, gab dies zusätzlich Anlass zu Befürchtungen. Als in einem Zoo in Niedersachsen bei einer verendeten Gans dieser Virustyp gefunden wurde, hatte dies die vorsorgliche Tötung von über 500.000 Nutztieren zur Folge. 2013 wurde dann in China sowohl bei Geflügel wie auch bei Menschen, die mit diesem engen Kontakt hatten, Viren eines neuen Typs H7N9 identifiziert. Auch hier wurde im Fall einer Erkrankung von Menschen über einen häufigen Übergang in eine Lungenentzündung, die Entwicklung eines Lungenversagens und eine hohe Sterblichkeit berichtet. Wiederum bestand die Antwort in einer Schlachtung zahlloser Tiere. Insgesamt wurden nach dem Auftreten verschiedener Typen von «Vogelgrippe» weltweit Millionen von Vögeln getötet. Im Sommer 2020 ereignete sich Ähnliches, als in niederländischen und dänischen Nerzfarmen, in denen es zu Ausbrüchen mit Covid-19 kam, Hunderttausende Tiere mit Kohlenmonoxid erstickt wurden.

Vorsorgliche Tötung von Tieren

Im Laufe der Zeit fand man auch einige Gründe heraus, die zu der oft hohen Sterblichkeit führten, wenn die genannten Viren – oder jetzt auch das SARS-CoV-2-Virus – Menschen erkranken ließen. Einerseits kann eine Schwächung des Immunsystems eine Rolle spielen, aber gerade auch das Gegenteil, eine überschießende Entfesselung von Entzündungsmechanismen mit unkontrollierter Freisetzung von Entzündungsmediatoren in Form eines sogenannten «Zytokinsturms», kann die Gegenregulationsmechanismen des Organismus überfordern und zu einem Organversagen führen. Es gibt gute Gründe anzunehmen, dass dies auch bei der schweren Grippepandemie 1918 der Fall war.

Gründe für die oft hohe Sterblichkeit

Die in den letzten Jahren in Asien beobachteten neuen Grippevarianten traten häufig nur jeweils innerhalb der Familie auf und auch nur bei Familien, die Vögel (meist Hühner, Enten oder Gänse) hielten und eng mit ihnen zusammenlebten (auf diese Ursache des Auftretens neuer Grippeviren wurde schon im Kapitel über das Grippevirus auf Seite 32 ff. eingegangen). Schließlich wurde erkannt, dass das Virus in den Vögeln entstanden war (möglicherweise durch Austausch

Enges Zusammenleben mit Vögeln

von genetischem Material zwischen Vogel- und Menschenviren) und wirksam bzw. in großem Maßstab nur zwischen Vögeln weitergegeben wurde. Manchmal wurde es auch durch angesteckte wilde Zugvögel über weite Strecken transportiert. Ansteckungen von Menschen erfolgten dagegen, wie erwähnt, nur bei sehr engem Kontakt. Die Weiterverbreitung von Mensch zu Mensch ist eine Voraussetzung für einen schweren Ausbruch mit dem Potenzial zur weltweiten pandemischen Verbreitung.

Schweinegrippe von 2009

Nur noch eine Randnotiz verdient die «Schweinegrippe» (H1N1), die 2009 vorübergehend viel Aufregung verursacht hat. Die Bezeichnung ist etwas unglücklich, da man denken könnte, dass an ihrer Verbreitung Schweine ähnlich beteiligt wären wie Vögel bei der «Vogelgrippe». Das ist aber nicht der Fall. Man konnte zwar Anteile eines bei Schweinen verbreiteten Grippevirus in diesem sich bei Menschen ausbreitenden neuen Grippevirus finden, das ist aber nicht ungewöhnlich, denn häufig spielt ein genetischer Austausch gerade auch mit Grippeviren, die bei Schweinen zirkulieren, eine Rolle. Das Schwein steht biologisch dem Menschen relativ nahe und ein Austausch von Viren zwischen Mensch und Schwein kommt vergleichsweise häufig vor. So gelten Schweine bei der Entstehung neuer Grippeviren als «mixing vessel», von denen eine größere Gefahr ausgeht als von vielen anderen Tieren. Die Ablehnung des Schweinefleischkonsums bei Juden und Muslimen mag durch diese Tatsache eine neue Beleuchtung erfahren. Zwar ist der Genuss von gut gegartem Schweine- (wie auch Vogel-)fleisch virologisch unbedenklich, wo aber keine Schweine gegessen werden, werden sie auch nicht in großer Zahl gehalten, und so können sie auch weniger zur Ausbreitung neuer Krankheiten beitragen.

Schweine als «mixing vessel»

Trotz zunächst anderer Annahmen erwies sich die «Schweinegrippe» als wenig gefährlich, und so soll es statistisch bei ihr nur in einem von 10.000 Erkrankungsfällen einen tödlichen Verlauf gegeben haben. Nicht zuletzt ein Übertragungsfehler einer Kommastelle hatte zunächst ein anderes Bild vermittelt. So wurden auf Regierungsinitiative hin 2009 unter hohem Aufwand große Bestände des Wirkstoffes Oseltamivir (Handelsname Tamiflu®) angelegt, der jedoch wenig wirksam war. So verkürzt seine Anwendung die Dauer einer Grippeerkrankung statistisch um weniger als einen Tag, zudem traten rasch

Große Bestände an Oseltamivir

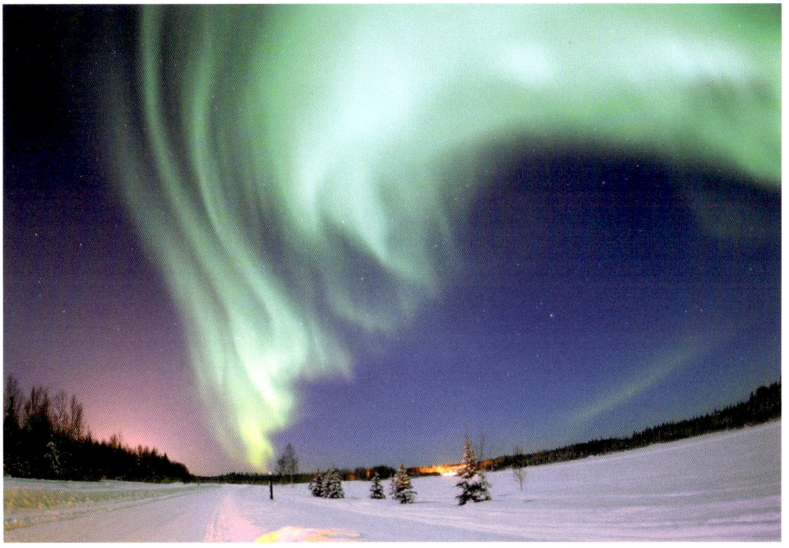

Resistenzen auf, die das Mittel unwirksam machten. Schließlich wurde ein Großteil der für Millionenbeträge angeschafften Vorräte entsorgt, ohne eingesetzt worden zu sein. Vielleicht war dies auch besser, weil auch Meldungen über eine erhöhte Zahl neuropsychiatrischer Nebenwirkungen und eine erhöhte Suizidrate japanischer Jugendlicher nach Anwendung von Oseltamivir bekannt wurden.

Schnell entwickelter Impfstoff

Eine damals sehr schnell in den Handel gebrachte Impfstoffvariante gegen die «Schweinegrippe» mit einem neuen Wirkungsverstärker (AS03) und zudem einem Quecksilber enthaltenden Konservierungsstoff (Thiomersal) erwies sich ebenfalls als problematisch. Lokale Nebenwirkungen traten wesentlich häufiger auf, und es besteht eine Assoziation dieses Impfstoffes mit der neurologischen Erkrankung der Narkolepsie, die unter anderem durch Einschlafattacken gekennzeichnet ist. Allein in Schweden wurden mehrere Hundert Fälle dieser Erkrankung als Impfnebenwirkung anerkannt. Letztlich ist daraus zu lernen, dass neue Virusvarianten dazu verleiten können, zu schnell Arzneimittel in großem Umfang einzusetzen, von denen selbst Gefahren ausgehen können. Die Abwägung der Risiken, die von den Viren selbst wie auch von Arzneimitteln ausgehen, die zu deren Eindämmung angewendet werden, bleibt ein Dilemma.

Abwägung der Risiken problematisch

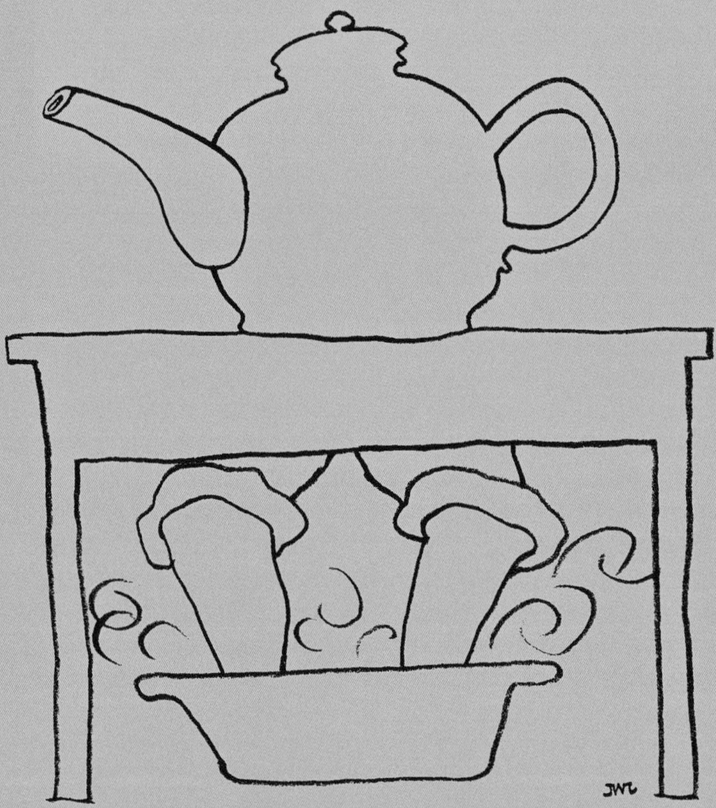

Die Behandlung von Grippe und Erkältungskrankheiten

Was kann man nun tun, wenn man das Heraufziehen einer Erkältung oder einer Grippe bemerkt?

Von Medikamenten zur Erkältungsbehandlung ist im nächsten Kapitel die Rede. Sehr wesentlich sind aber auch nicht medikamentöse Anwendungen.

Stabilisieren der Wärme. Bettruhe

Erste Krankheitszeichen

Von zentraler Bedeutung ist ein richtiger Umgang mit der Wärme. Häufig ist ein Gefühl des Fröstelns erstes Krankheitszeichen. Dem sollte man nachgeben und sich warm halten. Zumindest wenn wirklich Fieber oder stärkeres Krankheitsgefühl auftritt, sollte man sich ins Bett legen. Sehr angenehm kann es sein, wenn dieses mit zwei Wärmflaschen vorgewärmt wurde.

Bei Fieber ist Bettruhe hilfreich

Wenn eine Ursache der Grippe in einer überfordernden Einseitigkeit des Lebens besteht, so ist die Bettruhe, das radikale Heraustreten aus dem Alltag und seinen Verpflichtungen, eine sachgemäße Reaktion, um wieder zu sich zu kommen. Wenn es einem wieder besser geht, kann die Bettruhe die lang ersehnte Möglichkeit bieten, wieder einmal ein Buch zu lesen, nachzudenken, welche neuen Schritte man im Leben tun möchte usw. Wer als Kind erlebt hat, dass sich die Mutter ans Bett des kranken Kindes setzt, ihm eine Geschichte erzählt oder einfach nur ruhig da ist, der verbindet gute Erinnerungen mit der Bettruhe. An diesem Beispiel wird aber schon deutlich, dass der Sinn der Bettruhe nur erfüllt werden kann, wenn es jemanden gibt, der den Kranken pflegt. Muss er selbst aufstehen, das Essen zubereiten, die Decke ausschütteln, so ist die Gefahr, sich zusätzlich zu «erkälten», groß und kann keine wirkliche Ruhe entstehen. Es ist für

Pflege ist wünschenswert

den Kranken ungemein wohltuend, wenn er diese Aufgaben abgenommen bekommt. Man wird auch staunen, welchen Einfluss es auf das Befinden hat, wenn ein schöner Blumenstrauß oder ein Bild so aufgestellt wird, dass der Kranke diese vom Bett aus sehen kann. Man kann erleben, dass von einer einfachen Wahrnehmung des Schönen Heilungskräfte ausgehen. Man kann aber auch empfinden, dass die Vielfalt der Eindrücke beispielsweise beim Fernsehen gerade nicht guttut, Kopfschmerzen auslösen kann, entkräftet.

Gefahren durch ständiges Liegen

So wichtig Bettruhe ist, so kann sie aber auch Gefährdungen mit sich bringen. In der Ruhe werden die Beinvenen geringer vom Blut durchströmt, was ungünstigenfalls zu Thrombosen führen kann, die mit der Gefahr einer Verschleppung von Gerinnseln verbunden sein können, was zur gefährlichen Lungenembolie führt. Bei besonderer Gefährdung wie vorausgegangenen Thrombosen, Thromboseneigung in der Familie, «Krampfadern» oder einer längeren Liegedauer müssen unter Umständen blutgerinnungshemmende Maßnahmen (z.B. Heparin-Spritzen) getroffen werden. Auch wenn die Thrombosegefahr mit steigendem Lebensalter zunimmt, können prinzipiell auch junge Menschen betroffen sein. Bei Kindern stellen sie dagegen ausgesprochene Raritäten dar.

Zwischendurch kurz aufstehen

Wenn die genannten Risikofaktoren nicht bestehen, genügt es bei kürzerer Bettruhe meistens, wenn man regelmäßig alle zwei Stunden (z.B. für den Gang zur Toilette, sonst auch ohne äußeren Anlass) aufsteht (selbstverständlich muss man sich – z.B. durch einen Bademantel – vor Auskühlung schützen), um etwas zu gehen, im Bett gelegentlich mit erhobenen Beinen «Rad fährt» oder die Muskeln von Wade und Oberschenkel immer wieder rhythmisch anspannt und auf Pflege der Beine achtet. Ich empfehle bei längerer Bettruhe dem Waschwasser *Aesculus/Prunus-comp.-Essenz* zuzusetzen und z.B. *Venadoron*® im Bereich der Waden und Oberschenkel einzureiben. Im Zweifel sollte man aber mit seinem Hausarzt sprechen, um die Frage weitergehender Maßnahmen zu klären.

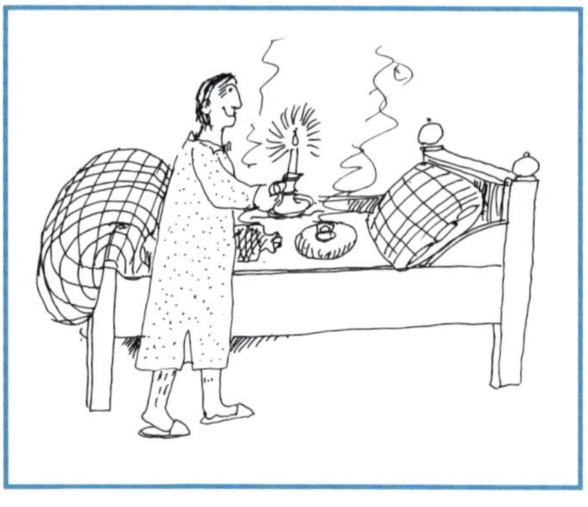

Zentrale Maßnahme zur Stabilisierung der Wärme ist Bettruhe.

Die Möglichkeit schwerer Grippekomplikationen am Herzen wurde bereits erwähnt (siehe Seite 27). Sollte es zu verstärkter Abgeschlagenheit oder gar Atemnot kommen, nachdem die ursprünglichen Krankheitserscheinungen schon gebessert waren, so ist immer auch an diese Möglichkeit zu denken.

Weitere Komplikationen

Bäder

Ein «ansteigendes» Bad

Verbreitet ist es auch, ein «Erkältungsbad» zu nehmen. Vor allem wenn man es selbst nicht schafft, Fieber zu entwickeln, kann ein sogenanntes «ansteigendes» Bad angenehm sein. Es wird dazu die Badewanne zunächst etwa halb mit körperwarmem Wasser gefüllt. Nach dem Hineinsteigen lässt man langsam warmes Wasser nachlaufen, bis eine Temperatur von etwa 39 °C erreicht ist. Das Bad sollte nicht zu lange ausgedehnt werden, nach spätestens 20 Minuten sollte man ins vorgewärmte Bett gehen. Es ist aber zu beachten, dass Vollbäder den Kreislauf belasten, weshalb man bei auch nur geringen Zeichen der Kreislaufschwäche (z.B. Schwarzwerden vor Augen beim Aufstehen, Schwindel oder gar Atemnot) nicht baden darf. In jedem Fall sollte eine zweite Person anwesend sein, die gegebenenfalls helfen kann und einem auch die «Aufräumungsarbeiten» abnimmt, damit man nach dem Bad nicht auskühlt. Dem Badewasser kann ein Erkältungsbadezusatz z.B. mit Thymian-, Eukalyptus- oder Fichtennadelöl zugesetzt werden.

«Öldispersionsbad»

Eine besonders wirksame Badeform stellt das sogenannte «Öldispersionsbad» oder – nach dem Namen des Erfinders – «Jungebad»[28] dar. Hierfür wird eine besondere Apparatur aus Glas benötigt, die leider nicht billig ist. Der Preis liegt mit nahezu 250 Euro für die Grundausstattung ziemlich hoch, wenn auch die Folgekosten gering sind. In einer Art Turbine aus Glas strömt das Badewasser in das Gerät ein und erzeugt einen Wirbel, in dessen Zentrum eine Düse mündet, durch die das Badeöl einfließt. Dieses besteht meist aus Olivenöl, in dem ätherische Öle gelöst sind, in einigen Fällen dient auch Erdnussöl als Grundlage oder wird Leinöl verwendet. Da im Wirbelinneren hohe Flussgeschwindigkeiten herrschen, werden die Öltröpfchen fein verteilt (ähnlich dem Fett in der Milch), zum Teil breitet sich das Öl aber auch an der Wasseroberfläche aus und umhüllt den Körper des

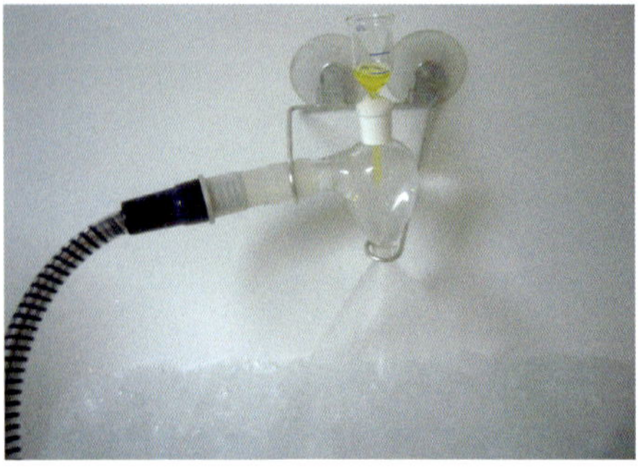

Eine besonders wirksame Badeform – das Öldispersionsbad.

Badenden beim Hineinsteigen in die Wanne. Es wurde nachgewiesen, dass auf diese Weise besonders große Anteile des ätherischen Öls durch die Haut hindurch in das Blut des Badenden aufgenommen werden. Auch wenn die Wassertemperatur unter der Körpertemperatur liegt, ruft das Öldispersionsbad eine Temperaturerhöhung hervor, welche die Überwindung der Erkältung unterstützt. Es scheint, als würde die durch das Öldispersionsbad lediglich *angeregte* Entwicklung von Eigenwärme besser helfen als die Wärmezufuhr von außen im gewöhnlichen ansteigenden Bad. Auch ist beim Öldispersionsbad die Kreislaufbelastung geringer, dennoch sollten aber die genannten Vorsichtsmaßnahmen beachtet werden. Als Badeöle eignen sich bei katarrhalischen Erscheinungen vor allem Thymian (Thymus, Ol. aeth. 5 %) oder Fichtennadelöl (Pinus pumilio, Ol. aeth. 10 %). Stehen Muskelschmerzen im Vordergrund, kann Birken-Rheumaöl mit Arnica sehr empfohlen werden. Voraussetzung ist allerdings, dass keine Überempfindlichkeit der Haut gegen Arnica vorliegt. Wenn man keine Öldispersionsapparatur besitzt, kann man sich notfalls auch behelfen, indem eine Saft- oder Mineralwasserflasche halb mit warmem Wasser gefüllt wird, in die man 1 bis 2 Teelöffel des Öls eingießt, einige Minuten kräftig schüttelt und schließlich die milchige Flüssigkeit in das warme Badewasser gibt. Einige Tropfen Soja-Sahne oder ein Eigelb können wegen des enthaltenen Lecithins als Emulgator wirken und dadurch die Verbindung von Öl und Wasser erleichtern.

Badeöle

Senffußbad

Wärme wird am richtigen Ort verankert

Wenn wir gesund sind, haben wir einen klaren, kühlen Kopf. Bei der Grippe drängt Blut in ihn hinein, oft ist er rot, es pocht in ihm, die Schleimhäute schwellen und sondern vermehrt Flüssigkeit ab. Solche starken Flüssigkeitsabsonderungen sind in gesunden Tagen nur unterhalb des Zwerchfells zu Hause, wo für gewöhnlich kein Bewusstsein herrscht. Der Darm produziert große Mengen Verdauungssäfte und ist in steter Bewegung. In der Grippe schlagen Prozesse aus dem unteren Menschen in den oberen hoch. Ein Senfmehlfußbad kann dazu beitragen, dass die Wärme, die sich am falschen Ort austobt, wieder im unteren Menschen verankert wird. Deshalb führt diese Anwendung rasch zur Befreiung des Kopfes, drückende Schmerzen lassen nach und man beginnt sich wohler zu fühlen.

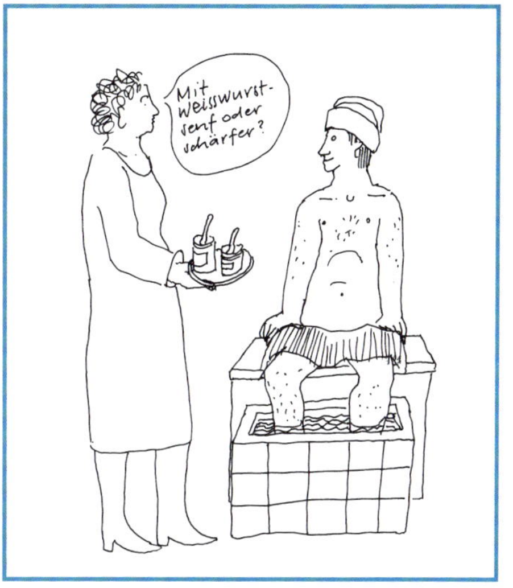

Ein Senffußbad kann auch in Fällen angewendet werden, in denen kein Vollbad genommen werden kann. Lediglich bei offenen Hautwunden im Fuß- und Unterschenkelbereich oder bei entzündlichen Hauterkrankungen sollte man es nicht anwenden. Man gibt in eine Fußbadewanne oder einen Eimer etwa 4 gehäufte Esslöffel voll Senfmehl, das nicht zu lange (möglichst nicht länger als sechs Monate nach dem Mahlen) gelagert sein sollte. Gutes Senfmehl erhält man in der Regel in der Apotheke. Die Dosierung ist dann richtig, wenn das Wasser deutlich nach Senf riecht. Das Wasser soll beim Hinzugeben des Senfmehls nicht zu heiß sein, da die wirksamen Senföle durch ein Enzym (Myrosinase) freigesetzt werden, das durch Temperaturen über 60 °C inaktiviert wird. Da der Senf hautreizend wirkt, soll das Fußbadwasser höchstens knapp über körperwarm sein, um Verbrennungen zu vermeiden. In dieses Senfwasser streckt man die Füße bis zur Mitte der Unterschenkel so lange, bis eine Hautrötung eintritt. Wenn man die aufsteigenden Senfdämpfe einatmet, wird eine verstopfte Nase häufig rasch frei. In der Regel ist eine ausreichende Hautreaktion nach zehn Minuten erreicht, bei empfindlicher Haut kann dies schon nach fünf Minuten der Fall sein. Lässt man die Füße zu lange im Wasser, so kann es zu Verbrennungen kommen, die man vermeiden muss. Die Füße werden abgespült, damit keine Senfanhaftungen zurückbleiben, man kann sie dann noch mit einem Öl einreiben. Anschließend sollte man sich mindestens eine halbe Stunde hinlegen, wenn es nicht ohnehin angezeigt ist, Bettruhe einzuhalten.

Verbrennungen vermeiden

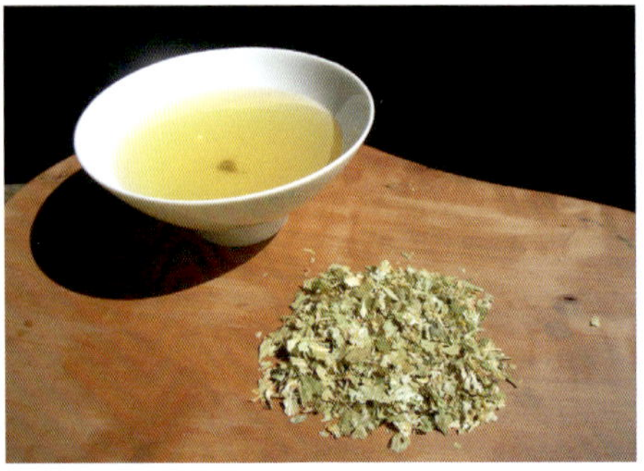

Lindenblütentee kann helfen, den Leib zu erwärmen.

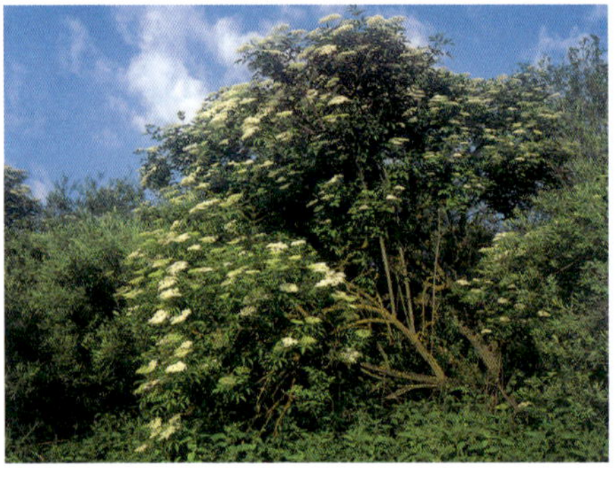

Blühender Holunder

Tee

Auch von innen sollte man wärmen, indem man heißen Tee trinkt. Gleichzeitig wird hierdurch Flüssigkeit zugeführt, die man braucht, um den zähen Schleim zu verflüssigen, den die Schleimhäute absondern. Beim Fieber geht sehr viel Flüssigkeit durch unbemerkte Verdunstung und Schweiß verloren. Der Flüssigkeitsbedarf ist individuell je nach Alter, Körpergröße, Temperatur usw. unterschiedlich. Sinnvoller als eine bestimmte Mindesttrinkmenge anzugeben ist daher die Beachtung der Urinfarbe. Trinkt man zu wenig, so wird der Urin dunkelfarbig, da er sehr konzentriert ist. Lässt man ihn stehen, so bilden sich am Boden häufig sogar ziegelmehlfarbige Massen, unter anderem aus Mineralien und Harnsäure, die sich abscheiden. Dies ist ein Hinweis darauf, dass viel zu wenig getrunken wurde. Im Extremfall kann es sogar innerhalb der Niere zur Kristallbildung kommen, was Grundlage der Nierensteinkrankheit ist. Man sollte darauf achten, dass der Urin nie dunkler als allenfalls gelborange, besser hellgelb ist, dann wurde genug getrunken. Nur Patienten mit ausgeprägter Herzschwäche müssen die Trinkmenge stärker beschränken, damit es nicht zu Flüssigkeitseinlagerungen vor allem in der Lunge kommt. Sie sollten die Trinkmenge, die Sie täglich zu sich nehmen dürfen, individuell mit Ihrem Arzt besprechen.

Sehr geeignet bei Grippe sind Linden- und Holunderblütentee oder ein Gemisch aus beiden. Diese Pflanzen blühen im Frühsommer und verströmen starken Duft. Sie tragen sehr zur Regulierung des Wärmehaushaltes bei. Wenn man mag, kann man diesem Tee etwas Zitrone und Honig zufügen. Möchte man die Nierenfunktion anregen, kann man auch 2 Teelöffel Birken-Elixier zugeben.

Husten und verstopfte Nase

Wenn Husten vorhanden ist oder der Schleim in der Nase stockt, gebe ich dem Tee immer noch Malvenblüten und Eibischwurzeln zu.

Durch die Malvenblüten wird der Geschmack etwas säuerlich und der Tee bekommt eine blaue bis blaugrüne Farbe, setzt man etwas Zitrone zu, färbt sich der Tee durch eine pH-Wert-abhängige Reaktion schön rot. Diese Verwandlung macht vor allem den Kindern Eindruck und erhöht die Akzeptanz des Tees auch bei den Kindern, die sonst eher zu Cola oder Limo greifen. Ein Zitronenzusatz zum Tee wird meist auch als erfrischend erlebt, günstig ist sicher auch der Vitamin-C-Gehalt. Bei sehr hartnäckigem Schleim kann man noch Königskerzenblüten zugeben. Dann muss man den Tee, den man – wie auch in den anderen Fällen – mit kochendem Wasser übergießt und vor dem Trinken fünf bis zehn Minuten ziehen lässt, vor dem Genuss noch durch eine Kaffeefiltertüte laufen lassen. Die Königskerzenblüten haben feine Härchen, die sonst im Rachen reizen könnten. Statt der Königsker-

Hartnäckiger Schleim

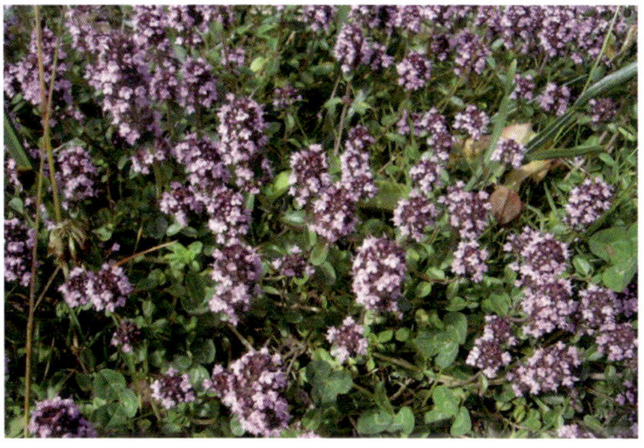

Thymian

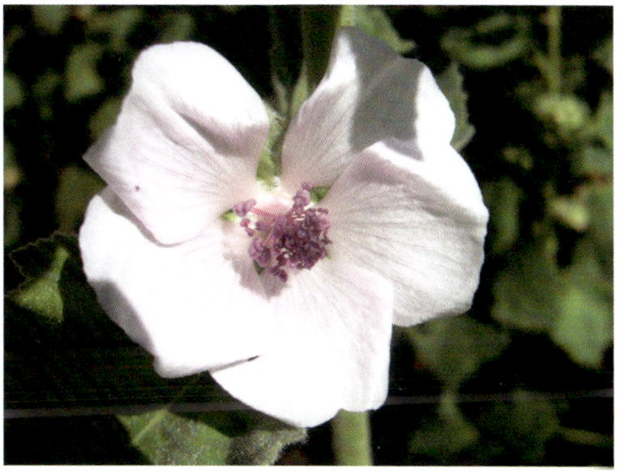

Eibisch

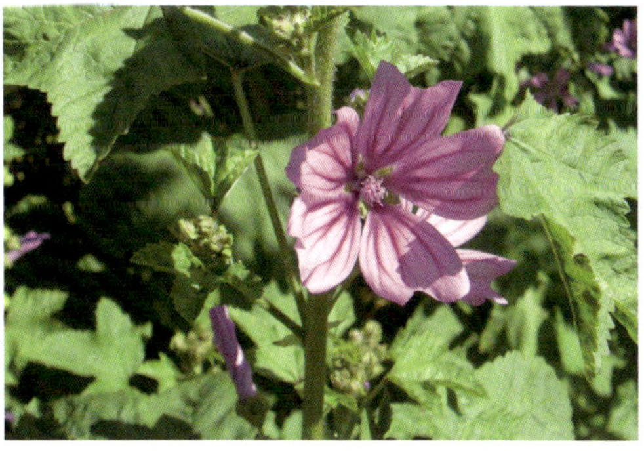

Malve

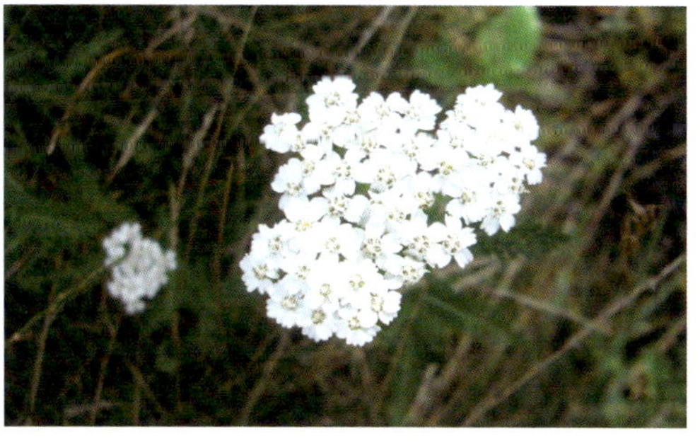

Schafgarbe

zenblüten kann man auch Isländisch Moos, Spitzwegerich- oder Thymiankraut zusetzen, die etwas herb schmecken. Während man den Tee ziehen lässt, sollte man die Tasse bedecken, da sonst nicht nur die Wärme, sondern auch viele Aromastoffe verloren gehen.

Sollte Übelkeit im Vordergrund stehen, so kann man vorübergehend Kamillen- oder Fencheltee (die Fenchelfrüchte sollten zerstoßen sein) oder ein Gemisch aus beidem geben. Bei krampfartigen Bauchbeschwerden hilft ein Zusatz von Schafgarben- oder Gänsefingerkraut.

Im Sommer Kräuter sammeln

Wenn man sich etwas auskennt und einen größeren staubfreien Trocknungsplatz zur Verfügung hat, kann man schon im Sommer die Kräuter sammeln und trocknen, die man im Winter in Erkältungszeiten braucht. Andernfalls sollte auch jede Apotheke diese gängigen Kräuter vorrätig haben.

Eine gute Grundrezeptur für einen «Erkältungstee», die man dem Apotheker so weitergeben kann, lautet:

Flores Sambuci	(Holunderblüten)	15 g
Flores Tiliae	(Lindenblüten)	15 g
Flores Malvae	(Malvenblüten)	15 g
Radix Altheae	(Eibischwurzeln)	15 g

Es wird zwar immer wieder die Auffassung vertreten, dass man die Eibischwurzeln besser separat über zwölf Stunden in kaltem Wasser ansetzt, damit die Schleimstoffe besser gelöst werden. Dieses Verfahren ist aber umständlich und erfahrungsgemäß auch nicht nötig.

Der Ingwer-Zitronen-Trank mit Honig

Schließlich soll noch ein Rezept für ein besonders genussreiches Erkältungsgetränk verraten werden: für den Ingwer-Zitronen-Trank mit Honig. Der aus dem tropischen Südostasien stammende Ingwer verlegt die ätherischen Öle, die wir sonst in der Blütenregion finden, in seinen unterirdischen Wurzelstock, sein Rhizom. Sein brennend-scharf schmeckendes ätherisches Öl bringt Wärmekraft in eine Region, die sonst kühl ist. Im Sinne der anthroposophischen Betrachtung hat die Wurzelregion eine Beziehung zu unserem Kopf, der ja ebenfalls kühler und geordneter ist als unsere Stoffwechselregion im Bauch. Wenn hier die Auskühlung aber so überhand nimmt, dass eine Erkältung entsteht, kann der Ingwer sehr heilsam sein. Wissenschaftlich ist unter anderem eine bakterientötende Wirkung dokumentiert, er wirkt durchwärmend, aber entzündungswidrig, er soll Krebs vorbeugen und er lindert Übelkeit, vor allem schmeckt er aber köstlich (was allerdings eher Erwachsene als Kinder so empfinden). Der Ingwer vermittelt starke Ordnungskräfte, was man schon seinem rhythmisch geordneten Spross ansehen kann. Dass er Wärmekräfte in die Wurzelregion verlegt, kann man übrigens nicht nur daran erkennen, dass hier würzige Öle auftreten, sondern auch an seiner Blüte, die er knapp über dem Boden treibt (siehe die Abbildung auf Seite 17). Zur Zubereitung des Getränks schneidet man etwa fünf feine Scheiben von einer frischen Ingwerknolle, gibt ein oder zwei Scheiben unbehandelter Bio-Zitrone dazu und übergießt das Ganze mit einer Tasse kochendem Wasser. Nachdem alles mindestens fünf Minuten gezogen hat, fügt man einen Teelöffel Honig hinzu. Dieses Getränk ist am Anfang einer Erkältung und immer dann, wenn man das Gefühl hat, richtig ausgekühlt zu sein, hilfreich und durchwärmend, es kräftigt den Kranken aber auch während seiner Erkältung, wenn er es immer wieder einmal zwischendurch trinkt.

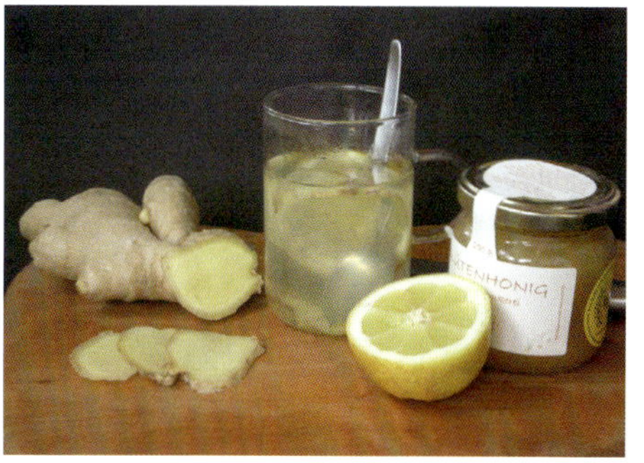

Ein besonders genussreiches Erkältungsgetränk: der Ingwer-Zitronen-Trank mit Honig

Durchwärmung und Kräftigung

Ernährung bei Erkältungskrankheiten

Grundsätzlich sollte man Milch, Kakao und Ähnliches weglassen, da Milch die Schleimbildung in Hals, Nasennebenhöhlen und Bronchien anregt. Auch auf Kaffee und schwarzen Tee, welche Nervensystem und Kreislauf reizen, sollte man verzichten. Außerdem sollte die Ernährung leicht sein; Obst, gedünstetes Gemüse und Joghurt werden meist als angenehm empfunden. Bei Halsschmerzen reizen saure Obstsorten wie z. B. Orangen und verstärken den Schmerz, weshalb man sie in diesem Fall besser weglässt. Zumindest einmal am Tag sollte möglichst eine leicht salzige warme Mahlzeit genos-

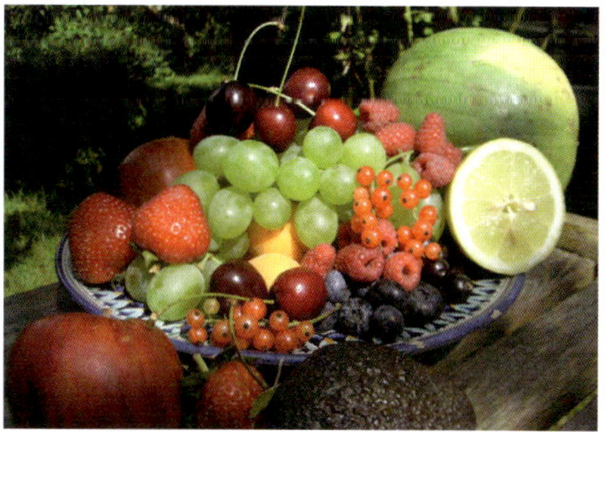

sen werden. Ideal ist z. B. eine Gemüsebrühe, die Mineralien zuführt, die durch den Fieberschweiß verloren gehen. Oft fühlt man sich nach dem Genuss einer solchen Brühe wieder kräftiger. Wenn man der Suppe Gerstengraupen zugibt, wirkt sie noch kräftigender, dies ist vor allem bei einer Beteiligung der Lunge wichtig.

Einlauf und Klistier

Flüssigkeitszufuhr und Verbesserung des Allgemeinbefindens

Eine wesentliche Erleichterung kann ein Einlauf oder Klistier bringen. Bei sehr hohem Fieber kann man dadurch eine milde Temperatursenkung erreichen, und man reinigt den Darm, was zu einer Besserung des Allgemeinbefindens führt. Gerade bei kleinen Kindern, die manchmal im Rahmen der Erkältung nicht trinken mögen und von Austrocknung bedroht sind, kann über die Schleimhaut des Enddarmes, die ja zur Wasserresorption bestimmt ist, eine ausreichende Flüssigkeitsversorgung gewährleistet werden. Einen Klistierballon bekommt man in jeder Apotheke. Man füllt ihn mit leicht gesalzenem, abgekühltem Kamillentee und appliziert bei kleinen Kindern ein bis zwei Ballonfüllungen in den After, nachdem man den «Schnabel» des Ballons mit einer Creme eingerieben hat, um Schleimhautverletzungen zu vermeiden. Bei Erwachsenen ist ein Einlauf mithilfe eines Irrigators wirksamer, wobei man jedoch einen Einlauf nur bei stabilen Kreislaufverhältnissen machen und auch nicht mehr als ¼ bis ½ Liter Flüssigkeit geben sollte. Häufig erlebt man, dass ein Einlauf zu sofortiger Besserung des Allgemeinzustandes führt, die Atmung anregt, das Abhusten erleichtert und die Präsenz des Kranken fördert.

Häufig sofortige Besserung

Wadenwickel

Eigentlich gibt es keine Höhe des Fiebers, die als solche gefährlich ist. Fieber wird vom Organismus aktiv zur Überwindung einer Krankheit erzeugt (siehe auch www.warmuptofever.org). Dennoch gibt es manchmal Situationen, in denen Fieber zu anstrengend wird und mild gesenkt werden kann. Medikamentöse Maßnahmen zur Beeinflussung von Fieber werden später genannt. Der fast immer empfeh-

Wenn Fieber zu anstrengend wird

lenswerte Einlauf mit lauwarmem Wasser wurde schon geschildert. Hilfreich können aber auch Wadenwickel sein. Hierzu legt man ein weiches Tuch (z.B. Windel, Molton-, aber auch Handtuch), das in der Größe der Wade des Kranken entspricht, in leicht angewärmtes Wasser, dem man zur Erfrischung etwas Zitronensaft zugeben kann, wringt es leicht aus und legt es – noch ziemlich feucht – um die Waden des Kranken. Das Tuch soll der Haut eng anliegen, da es sonst als unangenehm empfunden wird und auch nicht wirksam ist. Selbstverständlich muss man eine feuchtigkeitsdichte Unterlage (z.B. aufgeschnittene Plastiktüte mit daraufliegendem Handtuch) unterlegen. Es hat keinen Sinn, zu kühles Wasser für den Wickel zu verwenden. Sinnvoll sind etwa 10° bis allenfalls 15 °C unter der Körpertemperatur. Bei zu starkem Kältereiz würden sich die Blutgefäße zusammenziehen, um die – eigentlich ja angestrebte – Temperaturerhöhung aufrechtzuerhalten. Es käme dann kein nennenswerter Wärmeaustausch mehr zustande. Aus diesem Grund haben Wadenwickel auch nur Sinn, wenn die Waden sich warm anfühlen. In der ersten Fieberphase, in der alle Wärme im Leibesinneren konzentriert wird, die Extremitäten kalt sind und womöglich Schüttelfrost besteht, wäre ein Wadenwickel nur unangenehm, würde aber nichts nützen, es ist in dieser Krankheitsphase im Gegensatz zum kühlenden Wadenwickel angenehm, wenn die Wärmebildung durch eine Wärmflasche im Bereich der Füße unterstützt wird.

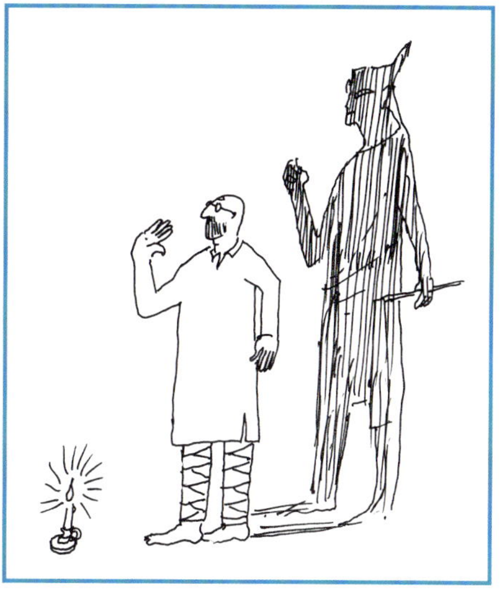

Fieberphantasien werden durch einen Wadenwickel meist zum Verschwinden gebracht.

Das Wasser sollte nicht zu kühl sein

Wenn man einen Wadenwickel angelegt hat, bedeckt man ihn mit Wolltüchern oder deckt mit einer Wolldecke zu, da sie ein Verdunsten ermöglichen, ohne dass der Kranke zu frieren beginnt. Nach dem Anlegen des Wickels lässt man ihn so lange liegen, wie er als angenehm empfunden wird bzw. bis er warm geworden ist. In der Regel muss man ihn in etwa viertelstündlichem Abstand wechseln.

Wann muss ein Arzt hinzugezogen werden?

In sehr vielen Fällen kann eine Erkältung oder Grippe gut selbst behandelt werden, wozu in diesem Buch Hilfestellung gegeben wird. Dennoch darf ein notwendiges Hinzuziehen des Arztes nicht versäumt werden. Folgende Gesichtspunkte können eine Hilfe für die Entscheidung sein, wann ein Arzt geholt werden muss.

Die Einschätzung, ob jemand schwer krank ist, gründet sich auf eine Bilanz vieler Einzelaspekte. Mehr als eine systematische rationale Bewertung zählt dabei das Gefühl, das sich einstellt. Immer wenn das Gefühl aufkommt, man müsse sich um sich selbst oder einen Kranken, den man pflegt, Sorgen machen, ist es geboten, rasch fachkundigen Rat einzuholen. Besonders wichtig ist ärztlicher Rat und gegebenenfalls eine gründliche Untersuchung bei Kindern unter einem Jahr, bei betagten Patienten und bei Patienten mit schweren Vorerkrankungen. Das gilt umso mehr, als sich bei diesen gefährliche Komplikationen unter Umständen nur durch eine uncharakteristische Verschlechterung des Allgemeinbefindens andeuten. Besonders ist zu achten auf:

- Trinkschwäche und Zeichen von Flüssigkeitsmangel (trockene Schleimhäute, z.B. der Zunge, mangelnde Tränensekretion, Verlust von Spannkraft der Haut)
- grau-bläuliche Verfärbung der Haut, die ein Zeichen von Sauerstoffmangel oder Kreislaufschwäche sein kann. Bei Säuglingen kann das Auftreten von Druckstellen an der Haut (z.B. durch Falten des Betttuches, der Kleidung) ein alarmierendes Zeichen sein.
- Störungen des Bewusstseins, die sich durch mangelnde Wachheit und Orientierung (z.B. hinsichtlich des Ortes, an dem sich der Kranke befindet, des Wochentags etc.) zu erkennen geben. Auftreten von Verwirrtheit und Halluzinationen. Eine Ausnahme stellen Fieberphantasien bei Kindern dar, die vor allem zu Fieberbeginn nicht ungewöhnlich, aber unbedenklich sind, wenn sie nicht zu lange andauern.

- Gefühl von Atemnot, Schmerzen beim Atmen, erhebliche Beschleunigung der Atemfrequenz
- jede Form und Dauer von Schwäche, die einem ungewöhnlich erscheint
- alle Krankheitszeichen (z. B. Schmerzen), die rasch zunehmen oder ohne Besserungstendenz mehr als drei Tage anhalten
- Der Verdacht auf eine Superinfektion der vorgeschädigten Schleimhäute und damit die Möglichkeit der Entwicklung z. B. einer eitrigen Bronchitis oder einer Lungenentzündung besteht, wenn nach anfänglichem Fieberabfall ein erneuter Fieberanstieg (zweiter Fiebergipfel) erfolgt.

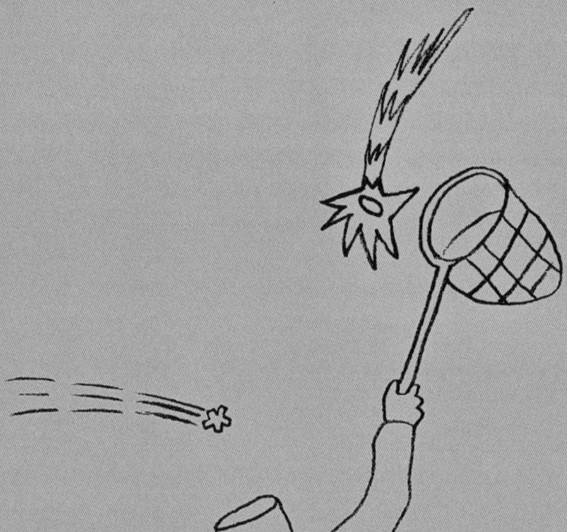

Medikamente bei Gripppe und Erkältungen

Was sind und wollen Schulmedizin, Homöopathie und Anthroposophische Medizin?

Oft ist Verzicht auf schulmedizinische Mittel möglich

In den meisten Fällen von Erkältung und Grippe kann man auf «schulmedizinische» Medikamente verzichten und eine wesentliche Erleichterung der Krankheitserscheinungen durch homöopathische, anthroposophische und pflanzliche Heilmittel erzielen. Kurz sollen einige Charakteristika von Schulmedizin, Homöopathie und Anthroposophischer Medizin beschrieben werden. Wer sich nur einen Überblick über die Behandlungsmöglichkeiten verschaffen möchte, kann diesen Abschnitt rasch überschlagen.

Die «Schulmedizin» erfasst den physischen Aspekt der Krankheit

Die sogenannte *Schulmedizin*, wie sie an den Universitäten gelehrt wird, versteht sich ganz überwiegend als streng naturwissenschaftlich orientierte Medizin. Ihr Ideal ist es, Krankheitserscheinungen, aber auch Medikamentenwirkungen in ihren «Mechanismen» zu durchschauen, wie eine physikalische oder chemische Reaktion. Individuelle Aspekte müssen dabei weitgehend unberücksichtigt bleiben, sie sollen sogar durch spezielle Techniken bei der Erkenntnisgewinnung ausgeschaltet werden, indem z. B. in sogenannten klinischen Studien große Kollektive, die nach Zufallskriterien zusammengestellt sind, untersucht werden. Dabei sollen sich individuelle Besonderheiten herausmitteln. Einzelne Aspekte des Menschen können ganz sachgemäß mit Verfahren untersucht werden, die am unlebendigen naturwissenschaftlichen Objekt entwickelt wurden. Dies gilt z. B. für einen Knochenbruch weitgehend. Kennt man die Geometrie eines Knochens und seine Substanzeigenschaften sowie die auf ihn wirkenden Kräfte, so kann die Form eines Bruches vorausgesagt werden. Auch die Versorgung des Bruches mit Schrauben, Platten, Gipsverband etc. kann weitgehend nach mechanischen Erwägungen erfolgen. Aber schon für die Knochenbruchheilung, die Bildung neuer Substanz, welche die Bruchlücke überbrückt, gelten andere Gesetze: die des Lebendigen, die weit komplexer sind.

Zwingende Eigentätigkeit der Medikamente

Wo in der «Schulmedizin» Medikamente eingesetzt werden, sollen diese eine einheitliche Reaktion hervorrufen, die eine geringe individuelle Variabilität aufweist. Diese Medikamente machen etwas mit dem Leib des Kranken, sie bewirken selbst etwas in ihm. So neutralisiert beispielsweise ein sogenanntes «Antazidum» aus Aluminiumhydroxid, einer basischen Substanz, Magensalzsäure, die eine Magenschleimhautentzündung unterhält. Ein anderes Beispiel sind Antibiotika. Diese sollen im Menschen genauso wie im Reagenzglas Bakterien abtöten. Paracetamol (z. B. *ben-u-ron®*) oder Acetylsalicylsäure (z. B. *Aspirin®*) senken «zwingend» Fieber usw. Eine «Mittätigkeit» des Menschen und seiner inneren Kräfte ist nicht beabsichtigt oder gar gefährlich, wenn sie z. B. in Form einer Allergie gegen ein Antibiotikum auftritt. Ein anderes Problem ist, dass der Ersatz einer eigenen Kraft, z. B. wenn man ein Antibiotikum gibt, wo die Keime auch aus eigener Kraft überwunden werden könnten, immer zu einer Schwächung führt. So erlebt man immer wieder Kinder, die bis zu achtmal jährlich ein Antibiotikum bei Mittelohrentzündungen bekommen haben, bis sie dann einmal eine Erkrankung aus eigener Kraft und mithilfe von Heilmitteln, die diese Kraft unterstützen, überwunden haben. Etwas selbst zu tun stärkt einen, soweit es die eigenen Kräfte nicht überfordert. Bekommt man eine Tätigkeit – hier die Krankheitsüberwindung – immer abgenommen, so wird man sie nie selbstständig lernen können. Selbstverständlich können schulmedizinische Präparate bei entsprechender Notwendigkeit aber auch sehr segensreich sein.

Homöopathie und Anthroposophische Medizin wollen eigene Fähigkeiten der Kranken anregen

Sowohl die *Homöopathie* als auch die *Anthroposophische Medizin* rechnen demgegenüber mit einem Wechselverhältnis von Medikament und Mensch. Sie möchten dessen eigene Kraft anregen und, wo es nötig ist, lenken. Der Ursprung der Mittel kann in der Natur liegen oder in einer synthetisierten Substanz bestehen. Es werden Pflanzen, Tiere oder Gifte von ihnen, Mineralien, aber auch Salze oder Metalle verwendet. Beide medizinischen Richtungen nutzen ein besonderes Zubereitungsverfahren, die Potenzierung, die vor ca. 200 Jahren ent-

Potenzierung als pharmazeutisches Prinzip

wickelt wurde (und vielleicht Vorläufer in noch älteren Zeiten hatte). Die Ausgangssubstanzen werden hierbei mit einem Medium (meist ist es Milchzucker, Wasser oder Alkohol) verdünnt. Im Allgemeinen geschieht dieses Verdünnen im Verhältnis 1:10, einem Dezimalverhältnis, woher die Bezeichnung «D-Potenz» rührt. Bei einer D1 ist 1 g der Ausgangssubstanz mit neun Teilen Medium verdünnt worden. Dieser Vorgang wird so lange wiederholt, bis die gewünschte Potenz entsteht. Es wird also ein Teil der D1 mit neun Teilen Medium zu einer D2, das entspricht gegenüber der Ausgangssubstanz nun einem Verdünnungsverhältnis von 1:100, die D3 enthält dann 1/1000 der Ausgangssubstanz usw. Nun wäre zu erwarten, dass die Wirkung sich von Potenzstufe zu Potenzstufe abschwächt, da die Konzentration der Substanz immer mehr abnimmt. Dies ist aber gerade nicht der Fall. Potenzieren ist nämlich nicht lediglich Verdünnen. Auf jeder Potenzierungsstufe erfolgt ein besonderer Krafteinsatz zur Zerkleinerung und Verteilung der Substanz sowie zur Erzielung eines intensiven Kontakts von Ausgangssubstanz oder Vor-Potenz und neuem Medium. Für feste Ausgangssubstanzen geschieht dies durch einstündiges Reiben im Mörser. Die Substanz wird dadurch feiner, ihre Gesamtoberfläche steigt stark an und sie wird viel reaktiver. Manche Substanzen, die in roher Form gar keine Wirkung auf den Menschen haben würden – dies gilt z. B. für manche Metalle –, werden hierdurch erst in die Lage versetzt, in den Organismus aufgenommen zu werden und in ihm zu wirken. Flüssige Arzneimittel werden durch spezielle Schütteltechniken potenziert.

Krafteinsatz bei der Heilmittelherstellung

Ein häufiger Einwand gegen potenzierte Arzneimittel ist der geringe Gehalt an Ausgangssubstanz. Bei hohen Potenzen (z. B. einer D30) ist tatsächlich rechnerisch kein Molekül der Ausgangssubstanz mehr in einem Arzneiglas enthalten. Dennoch erlebt man zweifelsfrei starke Wirkungen solcher hohen Potenzen. Auch im Alltag gibt es viele starke Wirkungen, die nicht durch Substanzübertragungen ausgelöst werden. Wenn wir uns mit einem Gegenüber unterhalten oder gar mit ihm telefonieren, müssen keine wägbaren Substanzmengen zwischen

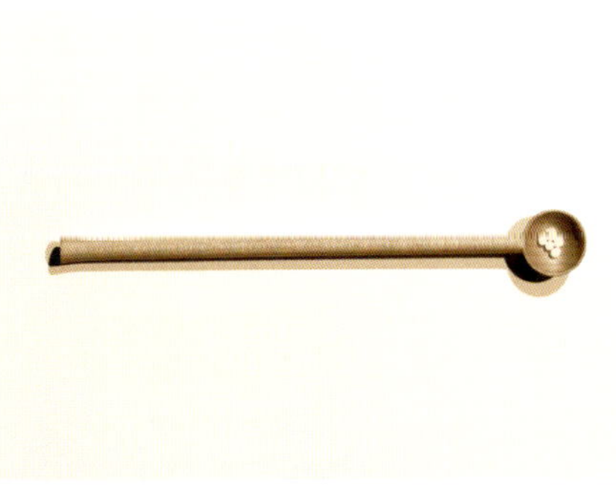

Wenige Globuli können ausreichen, um eine Krankheitswende zu erzielen.

Wirkungen jenseits wägbarer Substanzübertragungen sind allgegenwärtig

uns ausgetauscht werden, damit es zu entsprechenden Reaktionen kommt. Auch ein USB-Stick ist, bevor und nachdem er bespielt wurde, genau gleich schwer, kein einziges Molekül kommt hinzu, und doch bedeutet er jetzt etwas ganz anderes als zuvor. So stellt man sich auch die Veränderung des Mediums beim Potenzierungsvorgang als eine Prägung durch die Ausgangssubstanz vor, deren Wesen zur Entfaltung kommt, obwohl es nicht mehr an die ursprüngliche Substanz gebunden ist. Genauso kann meine Intention zur Wirkung kommen, wenn ein Brief von mir gelesen oder eine Tonaufnahme, die ich gemacht habe, gehört wird. Die Wirkungen, die dabei erreicht werden, sind umso stärker, je näher das Wort, das von mir ausging, «den Nerv» des Empfängers trifft. Eine Liebeserklärung wird für einen ebenfalls liebenden Empfänger von größerer Bedeutung sein als für einen gleichgültigen. Eine Beziehung und Entsprechung zwischen dem Absender und dem Empfänger ist nötig, um starke Wirkungen zu erzielen, diese sind entscheidender als die Quantität der Botschaft. Um bei dem Beispiel zu bleiben: Es ist mehr oder weniger gleichgültig, wie groß die Buchstaben geschrieben sind und auch wie laut das Aufnahmegerät eingestellt ist. Eine zu laute Botschaft kann eventuell sogar in ihrem Sinn gar nicht mehr erfasst werden oder erzielt eine gegenteilige Wirkung. Ganz ähnliche Verhältnisse gelten auch für die Arzneigabe. Eine solche Arznei wirkt eigentlich nicht selbst, sondern in erster Linie ist es die Reaktion, die Antwort des Kranken, dem sie gegeben wird, auf die es ankommt. Die eigenen Kräfte werden hier nur hervorgerufen, unterstützt, nicht aber ersetzt. Aus den Beispielen wird auch deutlich, dass die Wahl des Arzneimittels sehr genau auf die Situation des Kranken abgestimmt sein muss und dass dasselbe Arzneimittel für den Kranken, für den es nicht «passt», ganz unwirksam bleiben kann, während es im «passenden» Fall eine Wende vollziehen hilft.

Substanzprozesse sind für Anthroposophische Medizin bedeutsam

Homöopathie und Anthroposophische Medizin nutzen prinzipiell gleichartige Medikamente, bei beiden spielt die Potenzierung eine Rolle. Innerhalb der anthroposophischen Arzneimittelherstellung kommen noch einige Techniken hinzu, so werden beispielsweise die Prozesse, die zur Gewinnung der Ausgangssubstanz führen, stärker einbezogen, als dies in der Homöopathie der Fall ist. Beide medizinischen Richtungen verwenden aber ähnliche Darreichungsformen: Tropfen,

Globuli (dies sind kleine Zuckerkügelchen – ähnlich den «Liebesperlen» der Kinderzeit –), auf die flüssige Arzneiformen aufgebracht und angetrocknet wurden, Pulver und Ampullen, manchmal auch Zäpfchen und Salben. Grundsätzliche Unterschiede bestehen aber darin, wie herausgefunden wird, mit welchem Arzneimittel ein Kranker korrespondiert, welches Mittel er benötigt.

Arzneimittelprüfungen sind Grundlage der Homöopathie

In der Homöopathie werden «Arzneimittelprüfungen» durchgeführt. Hierzu nehmen Gesunde die Arznei so lange ein, bis sie Krankheitssymptome entwickeln, diese werden genau aufgezeichnet und bilden die Grundlage des «Arzneimittelbildes». Dabei geht man davon aus, dass eine Arznei bei den Erscheinungen eines Kranken hilft, die jenen ähnlich sind, welche beim Gesunden hervorgerufen werden. Dies klingt zunächst paradox, ist es aber nicht. Gerade dann, wenn die eigenen Kräfte herausgefordert werden sollen, gelingt dies am besten durch «Provokation». Diesem Umstand ist es auch zu verdanken, dass eine Kaltwasseranwendung im Sinne Pfarrer Kneipps dazu führt, dass die vorher kalten Glieder im Anschluss aus eigener Kraft erwärmt werden. Aber auch hier kommt es auf die Dosierung an: Nur ein kurzer kalter Guss hilft, stellt man die Füße dagegen eine halbe Stunde ins kalte Wasser, so werden sie nur kälter als zuvor.

Ähnliches wird durch Ähnliches geheilt

Substanzerkenntnis bestimmt anthroposophische Arzneimittelanwendung

Die Anthroposophische Medizin macht keine solchen Arzneimittelprüfungen. Vielmehr beschäftigt sich ein anthroposophischer Arzt, der sich durch innere Schulung darauf vorbereitet und seine Wahrnehmungsfähigkeit geschult hat, intensiv mit der Substanz, um ihre Heilwirkungen kennenzulernen, ebenso intensiv werden die Verschiebungen im Gleichgewicht des Kranken studiert, um festzustellen, welches Heilmittel ihm helfen wird. Die Anthroposophische Medizin geht davon aus, dass der Mensch sich gemeinsam mit der Welt entwickelt hat, aus der auch die Arzneisubstanzen genommen werden. Der Mensch lebt nicht zufällig in der Welt, sondern steht gleichsam in «verwandtschaftlicher» Beziehung zu ihr. Diese Verwandtschaftsbeziehung gilt es zu entschlüsseln. Während es der Homöopathie vor allem um eine Beeinflussung der «Lebenskraft» geht, bezieht die Anthroposophische Medizin darüber hinaus das Seelische, vor allem aber auch die Ebene des ganz Individuellen ein. Dabei wird versucht, auch zu verstehen, warum der Mensch gerade in seiner jetzigen Situation erkrankt, wie sich die Krankheit in seine Biografie einfügt,

Einbeziehung des Seelischen und der Biografie

welche Hemmnisse durch sie entstehen, aber auch welche Hemmnisse gerade durch die Krankheit und ihre Überwindung aus dem Weg geräumt werden können. Alle Aspekte, die im Kapitel über die Krankheitsursachen genannt wurden, sind in diesem Zusammenhang von Bedeutung. Während die Homöopathie eigentlich nur arzneilich behandelt, ist dies für die Anthroposophische Medizin nur eine Ebene. Äußere Anwendungen (von denen Bäder und Wickel hier genannt wurden), künstlerische Therapie, das Gespräch und manches andere tritt hinzu. Es wird deutlich, dass für ein Erfassen der Gesamtsituation und einen fruchtbaren Umgang mit ihr der Austausch zwischen dem Kranken und seinem Arzt nötig ist. Gleichwohl ist in übersichtlichen Lagen auch Selbstbehandlung möglich. Anthroposophische Medikamente enthalten – im Gegensatz zu solchen der «klassischen» Homöopathie – oft mehrere Ausgangssubstanzen, die auf verschiedene Ebenen im Menschen zielen und sich in einer Komposition ergänzen. Während die Homöopathie ihre Mittel vorwiegend bei ganz bestimmten Symptomkonstellationen einsetzt, versucht die Anthroposophische Medizin das hinter diesen Einzelsymptomen liegende Krankheitswesen ins Auge zu fassen. Dadurch entstehen Heilmittel für typische Krankheitssituationen, was im Folgenden deutlicher wird.

Heilmittelkompositionen

Medikamentöse Behandlung

Schulmedizinische Behandlung der Influenza

Sowohl die echte Grippe (Influenza) als auch grippeähnliche Erkältungskrankheiten, aber selbstverständlich auch Coronavirusinfektionen, werden durch Viren hervorgerufen. Gegen Bakterien – die manchmal an später hinzutretenden Komplikationen von Viruskrankheiten beteiligt sind – gibt es schon lange wirksame Antibiotika, von denen später die Rede sein wird. Die Bekämpfung von Viren ist schwieriger, weil sie ihr Erbgut in die Zellen des Erkrankten integrieren und dessen eigene Zellvorgänge in den Dienst ihrer Vermehrung nehmen. Im Vergleich zu Bakterien, die einen eigenen Stoffwechsel haben, ist es daher bei den Viren schwieriger, die Vermehrung zu unterdrücken, ohne den Erkrankten nachhaltig zu schädigen. Dennoch sind

Antibiotika helfen nicht gegen Viren

in den letzten Jahren Fortschritte auf diesem Gebiet erzielt worden. Viele zwischenzeitlich entwickelte virushemmende Mittel (Virustatika) beeinflussen virusspezifische Enzyme. Im Fall der Grippeviren ist dies die – schon auf Seite 34 erwähnte – Neuraminidase, die dem Virus dabei hilft, in bisher nicht infizierte Zellen einzudringen. Ein Neuraminidasehemmer kann daher im Optimalfall die Ausbreitung des Virus im Körper unterbinden. Da die Neuraminidase sowohl bei Influenzaviren der Gruppe A als auch bei Gruppe B vorhanden ist, können Neuraminidasehemmer bei beiden Virustypen wirksam sein. In den letzten Jahren wurden zwei solche Neuraminidasehemmer für die Anwendung am Menschen zugelassen: zunächst Zanamivir *(Relenza®)*, das inhaliert werden muss, und bald darauf die Weiterentwicklung Oseltamivir (*Tamiflu®*), das als Tabletten eingenommen werden kann. Letzteres spielt aktuell die größere Rolle, da die orale Einnahme praktikabler ist und gerade bei manchen Patienten mit vorgeschädigter Lunge, die einen besonderen Nutzen von einem gegen Grippeviren gerichteten Virustatikum haben könnten, bei der Anwendung des inhalierten Zanamivir schwere, zum Teil lebensbedrohliche Asthma-artige Verkrampfungen der Bronchialmuskulatur auftraten (sehr selten kam es zu solchen Reaktionen auch ohne Vorbestehen einer chronischen Atemwegserkrankung). Dies hat dazu geführt, die Anwendung gerade bei solchen Patienten einzuschränken, und der für die Zulassung von Arzneimitteln für die Erstattung durch gesetzliche Krankenkassen zuständige «gemeinsame Bundesausschuss» hat, als er sich vor wenigen Jahren damit beschäftigte, keine Notwendigkeit für dieses Mittel gesehen.

Neuraminidasehemmer

Virustatika können Nebenwirkungen haben und Resistenzen erzeugen

Um besser einschätzen zu können, was man von den genannten Mitteln erwarten kann, zitiere ich nachfolgend einige Studienergebnisse. Die meisten dieser Studien waren sogenannte randomisierte Doppelblindstudien. Bei diesen wissen weder die Patienten noch die primär beurteilenden Ärzte zunächst, welche Patienten ein wirkungsloses Scheinmedikament, ein sogenanntes «Placebo» erhalten haben und welche die wirksame Substanz. Man geht davon aus, dass eine echte Arzneiwirkung nur dann vorliegt, wenn die Behandlungsergebnisse bei Anwendung des echten Medikamentes so deutlich besser als bei Gabe des Placebos sind, dass der Unterschied sich nicht durch Zufallseinflüsse erklären lässt. Zur Beurteilung des Zufallseinflusses

Studienergebnisse

gibt es spezielle Rechenverfahren. Wenn der Unterschied zwischen den Behandlungsgruppen mit weniger als 5 %iger Wahrscheinlichkeit zufällig entstanden sein kann, gilt er als «signifikant» und man geht von einer echten Wirksamkeit des Mittels aus. Leider zeigte sich bei diesen Studien, dass gerade die Patientengruppen, die bei einer Influenza-Infektion als besonders gefährdet gelten, anscheinend besonders wenig Nutzen von der Behandlung mit einem der zugelassenen Virustatika haben.

Ermittlung der echten Wirksamkeit

Für Oseltamivir ist ebenso wie bei Zanamivir durch Studien belegt, dass sonst gesunde Patienten mit echter Influenza im Durchschnitt etwa einen Tag (vielleicht auch eineinhalb Tage) weniger lang krank sind, wenn sie diese Mittel verwenden. Allerdings müssen diese Präparate so früh wie möglich (spätestens 48 Stunden nach Krankheitsausbruch) angewendet werden. Das ist verständlich, da ja die Ausbreitung des Virus im Körper unterdrückt werden soll, was natürlich nur sinnvoll ist, solange noch keine zu starke Verbreitung stattgefunden hat. Leider ist die Wirksamkeit gerade bei den Gruppen der besonders Gefährdeten unbefriedigend: Für Zanamivir konnte keine Verkürzung der Krankheitszeit bei über 65-Jährigen und bei Kindern im Alter von 5 bis 6 Jahren gezeigt werden; die Lungenfunktionswerte von grippekranken Asthmapatienten unterschieden sich, wenn sie Zanamivir erhielten, nicht von denen der Patienten, die ein arzneiloses Placebo bekamen. Allerdings war die Komplikationsrate grippekranker Asthmapatienten bei Zanamivir-Gabe etwas niedriger (37 % bei einem Placebo und 33 % bei Zanamivir), und ähnlich war es bei über 65-jährigen Patienten (40 % bzw. 33 %), was aber statistisch nicht sicher von Zufallsergebnissen abzugrenzen war.

Kein Wirkungsnachweis bei vielen Risikogruppen

Etwas günstiger sind hier die Studienergebnisse von Oseltamivir, für das sich in einer Studie zeigen ließ, dass die Häufigkeit des Einsatzes eines Antibiotikums zur Behandlung einer Bronchitis im Krankheitsverlauf bei über 65-jährigen Patienten durch das Mittel von 19 % auf 12 % gesenkt werden konnte (was statistisch signifikant war, aber doch nur bedeutet, dass man 14 Patienten dieser Altersgruppe mit Oseltamivir behandeln muss, um eine einzige Erkrankung zu verhindern, die üblicherweise mit einem Antibiotikum behandelt wird). Der Einsatz von Antibiotika während einer Grippeerkrankung sank bei chronisch Herz- und Lungenkranken bei Gabe von Oseltamivir

Häufigkeit des Einsatzes von Antibiotika

von 17 % unter Placebo auf 14 % (statistisch nicht signifikant). Diese Zahlen lassen erkennen, dass es sich nicht gerade um Wundermittel handelt. Auf Veranlassung des für die Zulassung von Medikamenten zuständigen Bundesamts für Arzneimittel und Medizinprodukte wurden die Studienergebnisse an Risikogruppen in der Fachinformation so zusammengefasst, dass im Fall von «Patienten mit schwerem Asthma bronchiale oder mit anderen schweren chronischen Atemwegserkrankungen, von Patienten mit instabilen chronischen Erkrankungen oder von immunsupprimierten Patienten […] die Wirksamkeit und Sicherheit von *Relenza*® […] bisher nicht nachgewiesen werden» konnte. Ähnlich lautete der amtliche Vermerk für *Tamiflu*®*:* «Die Unbedenklichkeit und Wirksamkeit von Oseltamivir zur Therapie und Prophylaxe bei Kindern unter einem Jahr sind nicht gesichert. Es liegen keine Daten hinsichtlich Unbedenklichkeit und Wirksamkeit von Oseltamivir bei Patienten vor, deren schlechter oder instabiler Gesundheitszustand eine Krankenhauseinweisung erforderlich machen könnte. […] Die Wirksamkeit von Oseltamivir zur Therapie bei Patienten mit chronischen und/oder respiratorischen [also Herz- und/ oder Lungen-]Erkrankungen ist nicht gesichert. Es wurde kein Unterschied in der Inzidenz von Komplikationen zwischen Behandlungs- und Placebo-Gruppen in dieser Population gefunden.»

Fachinformationen des Bundesamtes für Arzneimittel und Medizinprodukte

Vorbeugende Wirkung der Virustatika

Zanamivir und Oseltamivir haben eine vorbeugende Wirkung, wenn sie von Menschen verwendet werden, die mit Grippekranken Kontakt hatten. Deshalb bestanden Hoffnungen, dass dieses Mittel auch beim Auftreten einer schweren Grippeepidemie durch einen neuen Virustyp nützlich sein könnte, solange noch kein Impfstoff gegen diese neue Variante zur Verfügung steht. Das ist auch einer der Gründe, weshalb in manchen deutschen Bundesländern für einen großen Bevölkerungsteil diese Arzneimittel bevorratet wurden (in Bayern z. B. wurden für 21,5 Millionen Euro Bestände an *Tamiflu*® angelegt, die für ein Drittel der Bevölkerung ausreichen sollen). Leider haben die Hoffnungen auf eine entscheidende Wirksamkeit durch weitere Untersuchungen ganz erhebliche Einschränkungen erfahren. Im März 2009 veröffentlichte eine Autorengruppe, die aus den hochrangigsten US-amerikanischen Forschungsinstitutionen und Behörden für Gesundheitsvorsorge (unter anderem aus den Centers for Disease Control (CDC) in Atlanta)

Schnelle Ausbreitung von Resistenzen

stammte, im «Journal of the American Medical Association» Daten, denen zufolge in den USA in der Grippesaison 2007/2008 19 % der isolierten Grippeviren gegen Oseltamivir resistent waren. Von den Virus-Isolaten der Saison 2008/2009 waren dagegen schon 98,5 % gegen den Wirkstoff unempfindlich![29]

Ein neu auftretendes Virus, das ja von einem früheren abstammt, könnte die Eigenschaft der Resistenz von seinem Vorläufer «geerbt» haben und von Anfang an resistent sein, es ist aber auch denkbar, dass es zunächst empfindlich sein könnte. Dies war bei dem im Frühjahr 2009 in Mexiko aufgetretenen «Schweinegrippevirus» zunächst der Fall (während die gefährliche asiatische «Vogelgrippe» anscheinend von Anfang an nicht wesentlich auf das Medikament ansprach). Es ist aber zu befürchten, dass die explosionsartige Ausbreitung der Resistenzen auch solche neuen Viren rasch unempfindlich machen kann. Dies wird umso schneller eintreten, je häufiger das Mittel (unnötig) eingesetzt wird. Unter anderem wird spekuliert, dass durch die immense Abwasserbelastung durch das Mittel, die aufgrund der Massenanwendung erfolgt, Resistenzen schneller auftreten könnten.

Probleme der Massenanwendung

Vor der Ausbreitung resistenter Viren war es bei der vorbeugenden Anwendung von Oseltamivir nötig, nach einer möglichen Ansteckung 16 Personen sieben Tage lang vorbeugend zu behandeln, um einen Grippefall zu verhindern.

Nebenwirkungen

Neben Unverträglichkeiten vonseiten des Magen-Darm-Traktes (vor allem Übelkeit und Erbrechen in den ersten Behandlungstagen) ist in der Fachinformation von der (seltenen!) Möglichkeit des Auftretens epileptischer Krampfanfälle die Rede. In Japan wurden bei Jugendlichen Depressionen und Verhaltensauffälligkeiten (zum Teil mit Todesfolge) mit der Anwendung von Oseltamivir in Zusammenhang gebracht. In anderen Ländern soll ein solcher Zusammenhang nicht beobachtet worden sein, weshalb er umstritten ist, zumal ähnliche Erscheinungen auch einmal in Zusammenhang mit einer Influenza selbst auftreten können. Gleicherweise schwer beurteilbar sind die bisher gemeldeten Fälle von tödlichem Leberversagen, über die es in der Fachinformation heißt, sie würden «selten» auftreten, und Meldungen über (sicher sehr seltene, aber potenziell lebensbedrohliche) schwerwiegende Hautreaktionen, über die ebenfalls Berichte

Oseltamivir

Das bei Influenza wirksame Virustatikum Oseltamivir wird aus Shikimisäure gewonnen, die in vielen Pflanzen enthalten ist. Eine besonders große Menge dieser Substanz (ca. 30 %!) ist im ätherischen Öl von Sternanis enthalten, einem Gewürz, das unter anderem in der Weihnachtsbäckerei verwendet und wegen seiner Schönheit häufig zum Basteln eingesetzt wird. In den ersten Jahren wurde Oseltamivir tatsächlich auf dieser Grundlage synthetisiert. Angesichts der begrenzten Verfügbarkeit von Sternanis dienen inzwischen genetisch veränderte Bakterien der Gewinnung von Shikimisäure. Die anschließenden Syntheseschritte liefern zum Teil explosive Zwischenprodukte. Unter anderem deshalb gilt die Herstellung von Oseltamivir bis heute als schwierig.

Bei sonst gesunden Erwachsenen verkürzte Oseltamivir in den für die Zulassung relevanten Studien die Krankheitsdauer bei Influenza statistisch um einen Tag. Bei alten und chronisch kranken Patienten wurde nur eine geringe Wirksamkeit belegt. Eine Vorbeugung nach Exposition gegenüber Grippeviren ist durch Oseltamivir möglich. Es muss aber eine verhältnismäßig große Zahl von Menschen behandelt werden, um einen Grippefall zu vermeiden.

Die Wirksamkeit wird durch die massive Ausbreitung von Resistenzen stark eingeschränkt. In der Grippesaison 2008/2009 waren in den USA nahezu alle Virus-Isolate gegen das Mittel unempfindlich.

Eine Anwendung ist nur unter ärztlicher Kontrolle und bei eindeutiger Indikation sinnvoll.

Einsatz nur unter ärztlicher Kontrolle

eingegangen sind, deren Häufigkeit aber bisher auch nicht hoch ist. Grundsätzlich sollte Oseltamivir (und ebenso Zanamivir) unter ärztlicher Kontrolle und nur in Fällen eingesetzt werden, bei denen eine klare Indikation dafür besteht. Würden Virustatika ohne einen gesicherten Influenzakontakt unkritisch von vielen Menschen genommen, dann würden sich die Resistenzen sicher noch rascher ausbreiten und damit eine wirksame Behandlung mit diesen Mitteln für

Menschen, die sie tatsächlich brauchen könnten, womöglich verhindert. Immerhin konnte ich in der Anfangszeit nach der Zulassung von Oseltamivir einen Patienten beobachten, der bei einer Grippe eine Herzbeteiligung mit Rhythmusstörungen zeigte, die sich nach Gabe von Oseltamivir durch einen Kollegen rasch besserten. So etwas ist aber nur so lange möglich, wie die Viren noch empfindlich auf die Substanz reagieren. Eine rasche (und kardiologisch zu bestätigende) Ausheilung einer Herzbeteiligung nach Grippe konnte ich – bei anderen Patienten – auch unter einer anthroposophischen Behandlung sehen. Angesichts der Unsicherheiten hinsichtlich der Wirksamkeit von Virustatika ist es gewiss sinnvoll, über unterschiedliche Behandlungsoptionen zu verfügen.

Ausheilung einer Herzbeteiligung

Schon viel länger als Zanamivir und Oseltamivir ist Amantadin (oder 1-Adamantanamin, wie es chemisch korrekter heißen müsste) zur Vorbeugung und Behandlung der Influenza im Einsatz. In Deutschland sind relativ viele Grippemittel, die Amantadin enthalten, unter verschiedenen Handelsnamen verbreitet. Wie die zuvor beschriebenen Neuraminidasehemmer wirkt es nicht gegen die «gewöhnlichen» grippeähnlichen Erkältungskrankheiten. Laborversuche haben gezeigt, dass Amantadin die Freisetzung von Grippeviren aus infizierten Zellen hemmt (also umgekehrt wie bei den Neuraminidasehemmern, welche in erster Linie das Eindringen in die Zelle verhindern sollen). Letztlich wird ebenso wie bei den oben beschriebenen Mitteln die Weiterverbreitung der Viren im Organismus verhindert. Aus diesem Grund ist wiederum die Wirksamkeit an einen frühzeitigen Einsatz gebunden. Ein Einnahmebeginn innerhalb von 48 Stunden nach dem Auftreten erster Symptome gilt als erforderlich, die WHO hält dagegen Amantadin – und das verwandte Rimantadin – nur für sinnvoll, wenn es am ersten Krankheitstag gegeben wird. Anders als Neuraminidasehemmer wirken Amantadin und Rimantadin nur gegen Influenzaviren der Gruppe A. Im Optimalfall muss daher beim Auftreten grippeartiger Erscheinungen vom Arzt ein Rachen- oder Nasenabstrich durchgeführt werden, aus dem dann durch einen Schnelltest untersucht wird, ob tatsächlich Influenza- (und nicht andere Erkältungs-)viren vorliegen. Zudem ist eine Differenzierung zwischen Influenza-A- und -B-Viren erforderlich. In Pandemiezeiten mit Massenerkrankungen an

Amantadin beeinflusst Virusausbreitung

Influenza A könnte allerdings auf eine Bestimmung in jedem Krankheitsfall verzichtet werden.

Amantadin – kein Wundermittel

Ein Wundermittel ist Amantadin auch bei korrektem Einsatz nicht. Eine Studie ergab, dass bei rechtzeitiger Anwendung Fieber und Allgemeinsymptome (z.B. Gliederschmerzen, nicht jedoch Husten und Schnupfen) um ein bis zwei Tage verkürzt werden.

Nebenwirkungen

Ein weiteres Problem beim Einsatz von Amantadin stellen seine Nebenwirkungen dar. Wie im Kasten (siehe folgende Seite) erwähnt, wird es bei der Parkinson-Krankheit eingesetzt. Die bei dieser Erkrankung auftretende Bewegungsarmut und Erstarrung wird häufig durch Amantadin positiv beeinflusst, da durch die Substanz bestimmte Hirnareale aktiviert werden. Dies ist auch der Grund für die günstigen Wirkungen bei manchen verlangsamten Patienten nach Hirnverletzungen. Bei all diesen Patienten ist Amantadin relativ nebenwirkungsarm. Wenn man es aber in der Grippebehandlung bei Patienten mit normaler Hirnfunktion einsetzt, so fühlen sich diese häufig «überdreht», nervös und reizbar. Schlafstörungen sind verhältnismäßig häufig, ebenso Benommenheit und Schwindel. Gelegentlich können Bewegungsstörungen und Depressionen auftreten. Mundtrockenheit und Magen-Darm-Beschwerden kommen vor. Eine Ärztin, die ich einmal wegen einer Viruserkrankung mit Amantadin behandelt habe, sagte später, sie sei in dieser Zeit überhaupt nicht bei sich und nahezu «übergeschnappt» gewesen. Selbstverständlich gibt es aber auch Patienten, die eine solche Behandlung ohne wesentliche unerwünschte Wirkungen vertragen.

Rasche Resistenzentwicklung

Auch bei Amantadin und Rimantadin besteht das Problem relativ rascher Resistenzentwicklung. Wiederum ist es aber möglich, dass diese Mittel beim Auftreten eines neuen Virustyps mit der Tendenz zur pandemischen Ausbreitung zumindest für besonders gefährdet scheinende Patienten eine gewisse Rolle spielen könnten. Wegen des höheren Nebenwirkungspotenzials wahrscheinlich aber nur dann, wenn die Neuraminidasehemmer nicht (mehr) wirksam, nicht ausreichend verfügbar oder (für viele ärmere Länder) zu teuer sind. Das Virus der mexikanischen «Schweinegrippe» war beispielsweise von Anfang an nicht gegen Amantadin empfindlich.

Amantadin

Die Substanz leitet sich vom Adamantan ab, einer eigenartigen chemischen Verbindung, die früher «Diamantan» genannt wurde, da sie in ihrer Raumstruktur dem Diamant entspricht. Amantadin wurde wegen seiner Wirkung auf das Gehirn jahrzehntelang vor allem bei der Parkinson-Krankheit eingesetzt, seltener auch zur Antriebssteigerung bei Patienten, die bestimmte Schädel-Hirn-Verletzungen erlitten hatten. Bei diesen Anwendungsgebieten war eine oft recht befriedigende Wirkung zu beobachten. Mit dieser Wirkungsrichtung hängen aber auch mögliche unerwünschte Nebenwirkungen wie Schlafstörungen, Nervosität und andere psychiatrische Nebenwirkungen zusammen. Ganz ursprünglich wurde Amantadin aber als Mittel zur Behandlung der Grippe eingesetzt, und die Verwendungsmöglichkeit bei Hirnerkrankungen stellte sich erst infolge seiner Nebenwirkungen heraus. In der Geschichte der Medizin kam es häufiger vor, dass das ursprüngliche Einsatzgebiet eines Medikaments verlassen wurde, die anfängliche Nebenwirkung schließlich zur Hauptwirkungsrichtung wurde. Tatsächlich wurde Amantadin lange Zeit kaum zur Grippebehandlung eingesetzt, da es hier wenig wirksam und zu nebenwirkungsträchtig erschien. Vor allem vor der Zulassung der Neuraminidasehemmer erfuhr dieses Einsatzgebiet eine Renaissance. Wegen deren insgesamt selteneren Nebenwirkungen haben sie Amantadin inzwischen stark verdrängt. Aufgrund der massiven Zunahme von Resistenzen könnte sich das wieder ändern, wobei allerdings die wandlungsfähigen Grippeviren auch gegen Amantadin und Rimantadin rasch unempfindlich werden können.

Antivirale Therapie bei Covid-19

Keine gesicherte medikamentöse Therapie

Zum Zeitpunkt der Manuskripterstellung für diesen Abschnitt existierte noch keine gesicherte medikamentöse Therapie zur Eindämmung der Virusvermehrung. Zwar gab es in den Ländern mit den höchsten Erkrankungsraten (vor allem China und Italien) positive Erfahrungen mit dem Einsatz einiger Präparate, die eigentlich zur Behandlung anderer Krankheiten entwickelt wurden, die Erfahrungen waren aber widersprüchlich und es lag (noch) kein gesichertes Wissen über eine wirksame Therapie vor. Im Gespräch waren insbesondere Medikamente, die zur Behandlung von HIV-Infektionen und der Malaria etabliert sind, sowie ein Mittel, das vereinzelt bei Ebola-Erkrankungen mit Erfolg angewendet wurde.

Kombination von Lopinavir und Ritonavir

Die Kombination von Lopinavir und Ritonavir wird seit 2001 gegen HIV-Infektionen eingesetzt und hemmt ein Enzym, das das HIV-Virus nutzt, um Vorläufer von Virusproteinen so zu bearbeiten, dass diese für den Aufbau eines infektionsfähigen Virus zur Verfügung stehen. Lopinavir kann wirksam die Vermehrung von HIV-Viren hemmen. Ritonavir hemmt zwar selbst ebenfalls die Produktion von HI-Viren, in dieser Kombination dient es aber nur dazu, die Aktivität eines Leberenzyms des Patienten zu verringern, um einen zu schnellen Abbau des eigentlich wirksamen Lopinavirs zu verhindern. Das Kombinationspräparat Lopinavir/Ritonavir wird relativ gut vertragen und ruft vor allem gut tolerable Nebenwirkungen wie Durchfall oder Übelkeit hervor. Eher selten kommt es zu schwerwiegenden Nebenwirkungen wie Entzündungen der Bauchspeicheldrüse (Pankreatitis) oder Muskelschäden (Rhabdomyolyse), häufiger sind dagegen Kopfschmerzen. Veränderungen des Fettstoffwechsels können bei der Langzeitanwendung, die bei HIV-Patienten nötig ist, eine Rolle spielen, für den Einsatz bei Covid-19 sind sie nicht von entscheidender Bedeutung. Zwar gibt es Berichte von einem erfolgreichen Einsatz bei Covid-19 und das Mittel wird auch in einer chinesischen Leitlinie empfohlen,[30] eine randomisierte Studie an knapp 200 Patienten, die am 18. 3. 2020 im «New England Journal of Medicine» veröffentlicht wurde, zeigte aber keinen Vorteil gegenüber einem Scheinmedikament, wenn Lopinavir/Ritonavir gegeben wurde.[31]

Chloroquin

Ein weiteres, schon lange anderweitig eingesetztes Arzneimittel, das bei Covid-19 hilfreich sein könnte, ist Chloroquin bzw. sein Verwandter Hydroxychloroquin. Seit vielen Jahrzehnten werden diese Substanzen zur Behandlung der Malaria sowie – seltener – von Autoimmunerkrankungen eingesetzt. Die charakteristische Grundstruktur dieser Verbindungen, das aus zwei sechszähligen, «aromatischen» (benzolähnlichen) Ringen gebildete Chinolin, das in einem seiner beiden Sechsringe anstelle eines Kohlenstoff- ein Stickstoffatom enthält (weshalb man es als Heteroaromat klassifiziert), findet sich auch in der Natursubstanz des Chinins. Chinin ist das älteste und besonders wirksame, aus der Chinarinde gewinnbare Arzneimittel zur Behandlung von Malaria. Chinolin wurde schon im 19. Jahrhundert aus Steinkohleteer isoliert und bildet die Grundstruktur in vielen Farbstoffen und Arzneimitteln bis hin zum Breitbandantibiotikum Ciprofloxacin, das wegen seines Nebenwirkungsreichtums (unter anderem am Bindegewebe, was zum Risiko von Sehnenschäden und Aussackungen (Aneurysmen) arterieller Gefäße führen kann) in den letzten Jahren zunehmend seltener eingesetzt wird. Chloroquin bzw. Hydroxychloroquin scheint in Zellkulturen einen hemmenden Effekt auf die Aufnahme des Virus in Zellen sowie die Freisetzung neu gebildeter SARS-CoV-2-Viren auszuüben. Grund dafür ist (unter anderem?) vermutlich die Tatsache, dass Viren in sogenannten «Endosomen» in die Zelle eingeschleust werden. (Hydroxy-)Chloroquin erhöht in diesen Zellorganellen den pH-Wert so, dass die Viren nicht funktionell wirksam werden können. Es gibt aktuell (im März 2020) einige positive Berichte über die Anwendung am Menschen, aber auch eine kleine Studie, die keine positive Wirkung belegen konnte. Systematische Studien dazu sind in Vorbereitung. Bei der bisher üblichen Anwendung bei Malaria und rheumatischen Erkrankungen kommt es gelegentlich zu schwerwiegenden Nebenwirkungen an den Augen und der Leber, weshalb hier regelmäßige Laborkontrollen und augenärztliche Untersuchungen vorgeschrieben sind. Ein besonderes Problem stellen auch gefährliche Herzrhythmusstörungen bei Anwendung dieses Mittels dar. Bei Einnahme überhöhter Dosen sind Todesfälle vorgekommen.

Hemmung von Aufnahme und Freisetzung der Viren

Als besonders vielversprechend gilt aktuell die Substanz Remdesivir, die gegen zahlreiche durch RNA-Viren ausgelöste Erkrankungen wirksam ist und am 1. Mai 2020 in den USA für den Notfallgebrauch und am 3. 7. 2020 in der EU bedingt für Covid-Patienten, die Sauerstoff benötigen, zugelassen wurde. Remdesivir wurde zur Behandlung der Ebola-Erkrankung entwickelt und ist sowohl an experimentell infizierten Affen wie bei der Behandlung einzelner Menschen erfolgreich eingesetzt worden. Remdesivir gehört zu den Nukleosidanaloga, Molekülen, die den Grundbausteinen der Erbsubstanz RNA, den Nukleosiden, ähneln und die seit langer Zeit erfolgreich bei HIV-Infektionen

Remdesivir

eingesetzt werden, wo sie Enzyme hemmen, die an der RNA-Bildung beteiligt sind. Speziell stellt Remdesivir ein Analogon der Aminosäure Alanin dar. Auch Remdesivir ist chemisch ein Heteroaromat, wobei hier die Grundstruktur ein Fünfring ist, in dem ein Kohlenstoff- durch ein Stickstoffatom ersetzt ist. Wie andere Nukleosidanaloga enthält Remdesivir eine Phosphorylgruppe, wie sie auch in unserer Erbsubstanz vorkommt. Bei der Aktivierung des Moleküls im Organismus zur eigentlich wirksamen Substanz werden hier zwei weitere Phosphorylgruppen angehängt. Auffällig an Remdesivir ist eine Cyanogruppe, also eine Molekülstruktur, bei der eine Dreifachbindung zwischen einem Stickstoff- und einem Kohlenstoffatom vorkommt und die die hochgiftige Blausäure (bzw. den Cyanwasserstoff) kennzeichnet. In Zellkulturversuchen ist Remdesivir gegen eine Reihe hochpathogener Viren (neben Ebola- z. B. auch gegen Lassaviren) wirksam gewesen, aber auch die Vermehrung von Masern- und Mumpsviren wurde gehemmt. Die Vermehrung eines großen Teils der RNA-Viren scheint durch vergleichsweise geringe Mengen an Remdesivir verhindert zu werden. Ende April 2020 veröffentlichte Daten zeigten eine Verkürzung der durchschnittlichen Krankheitsdauer von 15 auf 11 Tage, jedoch keine signifikante Abnahme der Sterblichkeit.

Hemmung der Virusvermehrung

Mit einiger Wahrscheinlichkeit werden Immunglobuline aus dem Serum von Menschen, die Covid-19 überstanden und Antikörper gegen das Virus gebildet haben, zu den ersten breiter eingesetzten Mitteln gehören. In der ersten Hälfte des 20. Jahrhunderts haben solche Antiseren bei vielen schweren Krankheiten wirksame Hilfe bringen können. Allerdings handelte es sich dabei oft auch um Antikörper gegen Gifte, die von bakteriellen Erregern gebildet wurden und die eigentlichen, schwerwiegenden Symptome auslösen. Beispielsweise ist das bei Diphtherie oder Tetanus der Fall. Aber auch zur frühzeitigen Therapie bei durch Viren bedingten Erkrankungen – z. B. im Fall eines Windpockenkontaktes einer Schwangeren ohne eigenen Windpockenschutz – können solche aus Blutspenden isolierten Antikörper eingesetzt werden. Allerdings stehen solche Antikörper immer nur in begrenzten Mengen zur Verfügung, und sie gehen auch selbst mit einem (möglichst gut kontrollierten, aber nie auszuschließenden) Infektionsrisiko einher, weil Maßnahmen, die sicher alle Viren inaktivieren, dies ebenso mit den Immunglobulinen täten. Schließlich gibt

Gabe von Immunglobulinen

es auch manche Viruserkrankungen (erstmals beobachtete man das beim tropischen Dengue-Fieber), bei denen erst durch eine Reaktion von Viren mit schon aus einer früheren Erkrankung vorhandenen (oder medikamentös verabreichten) Antikörpern eine bedrohliche Krankheitssituation entsteht. Eine absolut sichere Maßnahme sind daher auch Antikörpergaben nicht, und auch sie bedürfen vor einer breiten Anwendung vorheriger seriöser Studien.

Antibiotika

Antibiotika helfen nicht gegen Viren

Antibiotika hemmen die Entwicklung von Bakterien oder töten sie gar ab. Viren werden von ihnen nicht beeinflusst, deshalb sind Antibiotika zur Behandlung von Grippe und Erkältungskrankheiten, die ja von Viren ausgelöst werden, welche keinen eigenen Stoffwechsel haben, nicht geeignet.

Sekundäre bakterielle Infektionen

Allerdings machen virale Atemwegserkrankungen anfällig für nachfolgende bakterielle Erkrankungen. So können z. B. die Schleimhäute der Bronchien durch eine Grippeerkrankung so geschädigt werden, dass die Flimmerfunktion, die dem Abtransport von abgestorbenen Zellen, Schleim und Krankheitserregern dient, und weitere Abwehrmechanismen gestört sind. Dann kann sich z. B. eine bakterielle Bronchitis entwickeln, bei welcher der Einsatz von Antibiotika dann nötig sein kann, wenn der Patient besonders geschwächt ist. Verdächtig auf eine sekundäre bakterielle Infektion ist es immer, wenn nach Abklingen des Fiebers ein erneuter Fieberanstieg auftritt, sich das bereits gebesserte Befinden akut verschlechtert oder neue Krankheitserscheinungen auftreten. Dann sollte immer ein Arzt hinzugezogen werden, mit dem zusammen auch der Einsatz eines Antibiotikums erwogen werden muss. Da Antibiotika auch die nützliche Bakterienbesiedlung unseres Darmes und der Schleimhäute im Mund- und Rachenraum beeinträchtigen, was die Anfälligkeit erhöhen kann, sollte man eine antibiotische Behandlung begleiten. Hilfreich ist es vor allem, täglich etwas unerhitzten Joghurt oder rohes Sauerkraut zu essen, da in ihnen viele nützliche Milchsäurebakterien vorkommen, die natürlicherweise die Schleimhäute besiedeln. Alternativ können Nahrungsergänzungsmittel, die Laktobazillen und Bifidobakterien enthalten,

Beeinträchtigung der natürlichen Bakterienflora

eingesetzt werden. Treten Verdauungsstörungen auf, so kann eine Behandlung mit *Aquilinum comp.*, das die Dünndarmfunktion stärkt, und mit *Gentiana Magenglobuli* günstig sein. Letzteres enthält bitter schmeckende Enzian- und Wermutextrakte, welche die Verdauungsdrüsen aktivieren, auch sind entgiftend wirkende Potenzen von Löwenzahn (Taraxacum) und Nux vomica enthalten. Von beiden Mitteln verordne ich 3-mal täglich 5 bis 10 Globuli. Durchfall während einer antibiotischen Behandlung ist oft durch eine tiefe Störung des mikrobiellen Gleichgewichts bedingt. Eine Behandlung mit bestimmten Hefen (Saccharomyces boulardii, z. B. in *Perenterol®)* hilft hier oft rasch.

Starke Bauchschmerzen und Durchfall nach Antibiotika?

Sollte es während oder in den Wochen nach einer antibiotischen Behandlung zu starken Bauchschmerzen und Durchfall kommen, der auch blutig sein kann, so muss umgehend ein Arzt hinzugezogen werden. Ursache kann eine sogenannte pseudomembranöse Colitis, eine Darmentzündung durch das Bakterium Clostridium difficile sein. Dieses Bakterium ist gegen die meisten Antibiotika unempfindlich. Wenn andere Darmkeime durch Antibiotika eliminiert werden, kann sich dieser Erreger ungehemmt vermehren und die lebensbedrohliche Krankheit auslösen. Glücklicherweise helfen fast immer die Antibiotika Metronidazol oder Vancomycin, wobei aber rechtzeitige Diagnose und Behandlung wichtig ist. In weniger schwerwiegenden Erkrankungsfällen kann unter engmaschiger ärztlicher Kontrolle das schädliche Bakterium durch reichlichen Genuss von Joghurt und Sauerkraut, die nützliche Milchsäurebakterien enthalten, und durch Zufuhr von Bakterienpräparaten (wie z. B. *Mutaflor®, Symbioflor®, BactoFlor®* etc.) verdrängt werden.

«Vorbeugender» Einsatz nicht sinnvoll

Ein «vorbeugender» Einsatz von Antibiotika bei der Grippe ist nicht sinnvoll und wegen möglicher schwerer Nebenwirkungen abzulehnen. Bei sekundären bakteriellen Erkrankungen ist er selbstverständlich zu erwägen. Ausnahmen sind allerdings unter Umständen bei Patienten mit bestimmten Herzerkrankungen und künstlichen Herzklappen zu machen. Bei ihnen kann das Risiko bakterieller Absiedlungen an den Herzklappen so groß sein, dass ein vorbeugender Einsatz von Antibiotika gerechtfertigt sein kann. Auch bei bestimmten Formen von Immunschwäche (z. B. nach Chemotherapie) ist die Indikation für den Einsatz von Antibiotika großzügiger zu stellen. Dies kann nur im individuellen Gespräch mit dem Arzt geklärt werden.

Die «üblichen» Antibiotika werden fast alle aus Ausscheidungsprodukten von Schimmelpilzen und anderen Mikroorganismen gewonnen. Das erste Antibiotikum wurde aus dem Schimmelpilz Penicillium notatum gewonnen und erhielt daher den Namen «Penicillin». Aber auch höhere, am Licht gedeihende Pflanzen bilden bakterienhemmende Substanzen mit antibiotischer Wirkung. Zum Beispiel gilt dies für die scharf schmeckenden Inhaltsstoffe von Kapuzinerkresse und Meerrettich. Bei leichten bakteriellen Infektionen des Rachens oder der Blase kann eine Behandlung mit aus diesen Pflanzen gewonnenen Präparaten (z. B. *Angocin® Anti-Infekt N)* in Betracht kommen, da manche nachteiligen Wirkungen eigentlicher Antibiotika dabei nicht bestehen. Allerdings sind diese Präparate auch nicht so wirksam, und so muss eine solche Behandlung sorgsam kontrolliert werden. Auf jeden Fall aber kann es bei Halsbeschwerden nützlich sein, Kapuzinerkressenblätter zu kauen oder vermehrt Meerrettich zu essen.

Eventuelle Alternativen

Fiebersenkende und schmerzstillende Mittel

Dies sind die häufigsten schulmedizinischen Mittel, die bei Grippe und Erkältungskrankheiten eingesetzt werden. Für viele Menschen gilt Fieber noch immer als Krankheit. Entsprechend überzeugt sind sie von der Notwendigkeit, es zu senken oder möglichst vollständig zu unterdrücken. Berücksichtigt man aber, was bereits über das Fieber ausgeführt wurde, dann sieht man in ihm keinen Krankheitsausdruck, sondern den Versuch des Kranken, seine Krankheit zu überwinden. Tatsächlich können sich die meisten Krankheitserreger bei höheren Temperaturen nicht mehr vermehren. Fieber ist Ausdruck einer Aktivität des Menschen, es zu unterdrücken stellt zunächst einmal eine Behinderung dieser Aktivität dar. Für einzelne Krankheiten wurde gezeigt, dass fiebersenkende Maßnahmen zu einer Verschlechterung des Krankheitsverlaufs führen können. So verfünffachte sich die Masernsterblichkeit in einem afrikanischen Land bei routinemäßigem Einsatz von fiebersenkenden Maßnahmen und Beruhigungsmitteln (welche

Fieber ist keine Krankheit

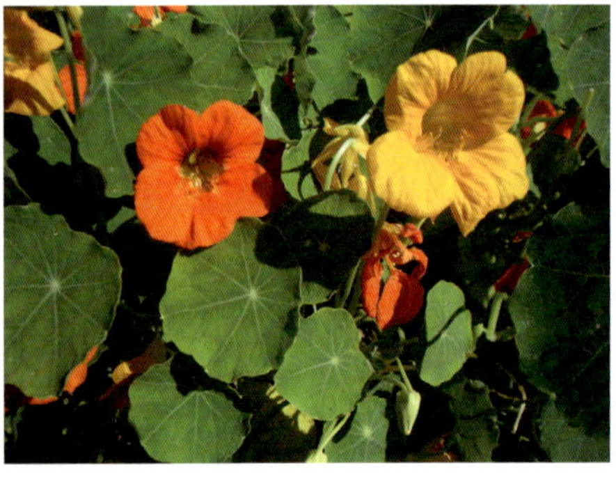

Kapuzinerkresse

Fieberkrämpfe verhindern sollten). Die beste Prognose hatten Kinder mit Fieber zwischen 40 und 41 °C, das nicht medikamentös gesenkt wurde.[32]

Wann muss das Fieber gesenkt werden?

Früher meinte man, dass eine Fiebersenkung bei manchen Kindern, die zu Fieberkrämpfen neigen, sinnvoll sein könne. Heute ist belegt, dass diese Krämpfe sowohl ungefährlich sind als auch durch fiebersenkende Mittel nicht verhindert werden können. Es gibt aber Sondersituationen, in denen eine Fiebersenkung sinnvoll ist. Diese kommen jedoch zu Hause nahezu nicht vor. So kann es z. B. bei einem akuten Schlaganfall angebracht sein, Fieber zu verhindern. Selten kann es bei großem Unwohlsein bei Fieber einen Grund geben, dieses zu senken, aber dann sind fast immer homöopathische Mittel, Klistier oder Wadenwickel wirksam. Der Vollständigkeit wegen sei hier aber auch von schulmedizinischen Möglichkeiten berichtet.

Üblicherweise eingesetzte Substanzen

Alle üblicherweise eingesetzten Substanzen haben sowohl fiebersenkende als auch schmerzstillende Eigenschaften. Dies hängt mit ihren biochemischen Wirkungen auf sogenannte Entzündungsmediatoren und Zytokine zusammen, die im Rahmen von Entzündungen sowohl die Körpertemperatur steigen lassen als auch an der Entstehung von Schmerzempfindung beteiligt sind.

Eingesetzt werden *Acetylsalicylsäure* (kurz ASS, bekanntestes Mittel ist *Aspirin®*), *Ibuprofen* und *Paracetamol*. Gelegentlich wird auch *Metamizol* (z. B. *Novalgin®*) gegeben, es kann aber – allerdings sehr selten – tödliche Komplikationen durch Störung der weißen Blutkörperchen (sogenannte Agranulozytose) auslösen.

ASS senkt nicht nur Fieber, es behindert auch die Blutgerinnung

ASS wirkt stark fiebersenkend, schweißtreibend und mittelstark entzündungshemmend. In den letzten Jahren wird es sehr viel zur Vorbeugung von Herzinfarkten und Schlaganfällen eingesetzt, da es die Gerinnbarkeit des Blutes herabsetzt und daher in gewissem Ausmaß einer Gerinnselbildung entgegenwirken kann. Auch hier hat man es mit einem Fall zu tun, wo eine frühere unerwünschte Nebenwirkung zur erwünschten Hauptwirkung wurde. Die Herabsetzung der Blutgerinnung kann aber auch heute noch Schwierigkeiten machen.

Erhöhtes Blutungsrisiko

Schon nach einmaliger Einnahme ist für 10 Tage das Blutungsrisiko erhöht, weshalb in dieser Zeit z. B. keine Operationen durchgeführt werden sollten. Da ASS die Magenschleimhaut angreift (allerdings nicht mehr so stark wie die reine Salicylsäure), kann sie zu schweren

Acetylsalicylsäure

Schon seit Jahrhunderten war bekannt, dass die Weidenrinde schmerzstillend und entzündungshemmend wirken kann. Als schließlich aus der Weidenrinde eine weiße Substanz gewonnen wurde, welche diese Eigenschaften ebenfalls in hohem Grade hatte, erhielt sie nach der Weide (lat. Salix) den Namen Salicylsäure. Diese ist aber schlecht löslich und reizt vor allem die Schleimhäute des Magens bei Einnahme. Nachdem es 1853 dem Chemiker Gerhardt gelang, die Salicylsäure mit Essigsäure (Acidum aceticum) zur Acetylsalicylsäure (kurz ASS) zu verbinden, stand ein verträglicheres Mittel zur Verfügung, das später von den Bayer-Werken unter dem Namen *Aspirin®* weltweit vermarktet wurde. Heute hat die Herstellung der Acetylsalicylsäure allerdings nichts mehr mit Pflanzen zu tun, sondern sie erfolgt vollständig aus Erdölderivaten.

Magenblutungen führen. Bei dem ausgedehnten – und durchaus sinnvollen – Einsatz der Substanz gehen jährlich weltweit wohl Tausende von Blutungsereignissen – auch solche mit Todesfolge – auf die Substanz zurück. Zwar ist die Einnahme bei einer fieberhaften Infektionskrankheit in den allermeisten Fällen nicht mit Komplikationen verbunden, man muss sich aber bewusst sein, dass man es mit einem hochwirksamen und potenziell nebenwirkungsreichen Medikament zu tun hat. Besonders zurückhaltend sollten Patienten sein, die unter Ohrgeräuschen (Tinnitus) leiden, da es bei Anwendung von ASS – zumindest in höheren Dosen – zu Verschlechterungen kommen kann. Daueranwendung kann darüber hinaus die Niere schädigen.

Kinder sollten in der Regel kein ASS bekommen

Bei Kindern mit Virusinfekten soll man ASS grundsätzlich vermeiden, wenn es der Arzt nicht ausdrücklich anders verordnet. Vor allem nach Anwendung von ASS bei Windpocken und Grippe kann bei Kindern und Jugendlichen das – insgesamt seltene – Reye-Syndrom auftreten. Bei dieser Krankheit kommt es zu schweren Störungen des Gehirns und der Leber mit leider in mehr als einem Drittel der Fälle tödlichem Ausgang. 1980 wurden in den USA noch 555 Fälle von Reye-Syndrom bekannt, durch Elterninitiative (!) wurde der Zusammenhang mit ASS erkannt. Nachdem erste Warnungen ausgesprochen wurden, ASS bei Viruskrankheiten von Kindern zu vermeiden, ging die Häufigkeit kontinuierlich zurück; eine weitere starke Häufigkeitsabnahme wurde beobachtet, nachdem gegen den Widerstand der Hersteller alle Präparate, die ASS enthalten, mit einem entsprechenden Warnhinweis versehen wurden. In den letzten Jahren wurden nur noch zwei Reye-Fälle pro Jahr gemeldet.[33] Der Fall ist umso bemerkenswerter, als ASS als eines der sichersten Medikamente bei Kindern galt und lange Zeit niemand den Verdacht wahrhaben wollte.

Ibuprofen

Ibuprofen wurde zur Behandlung rheumatischer Krankheiten entwickelt, es erwies sich aber auch als schmerzstillend und fiebersenkend. Wenn man es aus diesem Grund benutzt, so sollte man eine möglichst niedrige Dosierung wählen (in der Regel 200 mg), weil es die Bildung schützenden Schleimes im Magen beeinträchtigt und daher zu Schäden der Magenschleimhaut bis hin zu blutenden Geschwüren führen kann. Patienten mit vorgeschädigter Niere sollen Ibuprofen meiden, da es die Nierenfunktion beeinträchtigen kann. Bei ansonsten gesunden Patienten und niedriger Dosierung ist es vergleichsweise nebenwirkungsarm und beeinträchtigt die Blutgerinnung auch weniger, als ASS dies tut.

Paracetamol

In den 70er-Jahren war *Paracetamol* in England das meistverwendete Selbstmord- und ein häufiges Mordgift. Dies ist umso erstaunlicher, als der Tod an Leberversagen, der bei Überdosierung von Paracetamol eintreten kann, alles andere als sanft ist. Vermutlich war die leichte Verfügbarkeit der Substanz Ursache des Missbrauchs. Von dem bis 2009 ohne Rezept erhältlichen Mittel genügte schon der Inhalt der kleinsten gebräuchlichen Packung, um eine tödliche Dosis zu besitzen. Ganz selten kann auch eine übliche Dosis tödliche Folgen haben. Ein Freund von mir musste dies bitter erfahren. Er war als Arzt auf einer Intensivstation tätig, wo er die Schmerzen eines Patienten nach einer schweren Herzoperation mit einer (!) Gabe des sonst so harmlosen Mittels behandelte. Der Patient entwickelte ein Leberversagen, aus dem er auch durch eine Lebertransplantation nicht zu retten war. Eine sorgfältige Analyse ergab, dass wohl tatsächlich die Gabe der einen Dosis verantwortlich war, nachdem die Leber

Paracetamol

Paracetamol ist bei richtiger Dosierung vergleichsweise harmlos. Auch dieses Mittel senkt Fieber zuverlässig und wirkt relativ gut gegen Schmerzen. Nebenwirkungen sind bei Einsatz dieser Substanz ziemlich selten. Man muss sich allerdings streng an die Dosierungsrichtlinien halten. So gut verträglich Paracetamol bei sachgemäßer Dosierung ist, so schlimm können die Folgen einer Überdosierung sein. Schon das Dreifache der üblichen Tagesdosis kann ein tödliches Leberversagen zur Folge haben.

durch die vorausgegangene lange Narkose die körpereigene Substanz Glutathion, die zur Entgiftung von Paracetamol benötigt wird, bereits verbraucht hatte. Auch bei Patienten mit Leberschädigung aus anderer Ursache (z. B. aufgrund Alkoholmissbrauchs) kann die Glutathionreserve eingeschränkt und die Empfindlichkeit gegenüber Paracetamol erhöht sein.

Strenge Beachtung des Beipackzettels ist für sichere Anwendung unabdingbar

Ich schreibe dies nicht, um Ängste zu schüren. Trotz allem ist Paracetamol meist sehr verträglich. Man muss aber wie gesagt die Dosierung streng einhalten und darf die Gaben nicht in zu kurzen Abständen wiederholen. Die Angaben des Beipackzettels sind sorgfältig zu beachten, und für Säuglinge und Kleinkinder sind nur die für sie vorgesehenen Präparate einzusetzen, keinesfalls aber solche, die für Erwachsene bestimmt sind. Insgesamt gibt es gute Gründe, wo es geht – und dies ist meistens der Fall – andere «natürliche» Medikamente einzusetzen, die nachfolgend beschrieben werden.

Potenzierte Heilmittel bei Grippe und Erkältungskrankheiten

Grundsätzlich wichtige Arzneien

Zunächst werden Behandlungsmöglichkeiten hinsichtlich der Gesamtheit der Erkrankung geschildert, dann wird auf besondere Situationen wie Halsschmerzen, Ohrenweh usw. eingegangen.

Wenn eine Grippe oder hochfieberhafte Erkältungskrankheit plötzlich mit Schüttelfrost und hohem Fieber beginnt, so ist zunächst meistens Aconitum, manchmal auch Belladonna angezeigt.

Aconitum hilft oft zu Krankheitsbeginn

Aconitum ist der Eisen- oder Sturmhut, ein blau-violett blühendes, sehr giftiges Hahnenfußgewächs, dessen Blüte an Helm und Visier eines Ritters erinnert. Während die Verwandten des Eisenhuts aus der Familie der Hahnenfußgewächse ihre meist gelben Blüten zum Himmel und zur Sonne öffnen, ist bei ihm die Achse seiner dunklen Blüte in die Horizontale verschoben. Solche Abweichungen findet man oft bei Giftpflanzen. Zwar sind fast alle Arten der Hahnenfußfamilie mehr oder minder giftig, Aconitum ragt aber als giftigste Pflanze Europas diesbezüglich weit heraus. In der Natur wächst Aconitum an windexponierten Stellen in den Bergen, und kalter Wind ist häufig auch Auslöser von Krankheiten, die dieses Arzneimittel in potenzierter (und damit ungiftiger) Form erfordern. Blässe und inneres Kältegefühl, häufig auch Schüttelfrost, bei starkem Fieber und trockener Haut ist sehr charakteristisch für einen Aconitum-Zustand. Oft bestehen auch Ängstlichkeit und Unruhe. Am besten ist es, Aconitum D6 zu nehmen, wobei man 30 Globuli oder Tropfen in einem halben Glas Wasser auflöst und davon halbstündlich einen Teelöffel voll nimmt. Bei Kindern sollte man immer Globuli bevorzugen, um den Alkohol der Tropfen zu vermeiden. Bei Kindern kann man die Dosis auf die Hälfte, bei Säuglingen auf ein Drittel reduzieren. Selbstverständlich müssen auch Alkoholiker grundsätzlich alkoholfreie Zubereitungen bekommen.

Bei Kindern Globuli bevorzugen

Nachdem Aconitum geholfen hat, bricht oft Schweiß aus, die vorher kalten Glieder sind jetzt warm, das Gesicht gerötet. Nicht selten führt der Blutandrang zum Kopf zu klopfenden Schmerzen. Jetzt ist *Belladonna*, die Tollkirsche angezeigt. Es kann aber auch schon von Anfang an ein Belladonna-Zustand bestehen. Die allermeisten Entzündungen kann man zu Beginn mit Belladonna behandeln. Dies gilt vor allem, wenn klopfende Schmerzen durch den Blutandrang vorhanden sind, sei es im Hals bei einer Mandelentzündung, sei es in einem verletzten Finger. Sobald jedoch Eiterungen zu sehen sind, sind andere Mittel eher indiziert als Belladonna.

Belladonna

Höhere Potenzen als die D6 helfen bei beiden Arzneimitteln schneller, bei der Gabe einer D30 wird das Fieber oft vollständig verschwinden. Wenn man sich aber an die positiven Effekte des Fiebers erinnert, erscheint es meist richtig, eine milde, aber zuverlässige Wirkung zu erzielen. Belladonna hilft auch dann, wenn es im Zuge des Fiebers zum

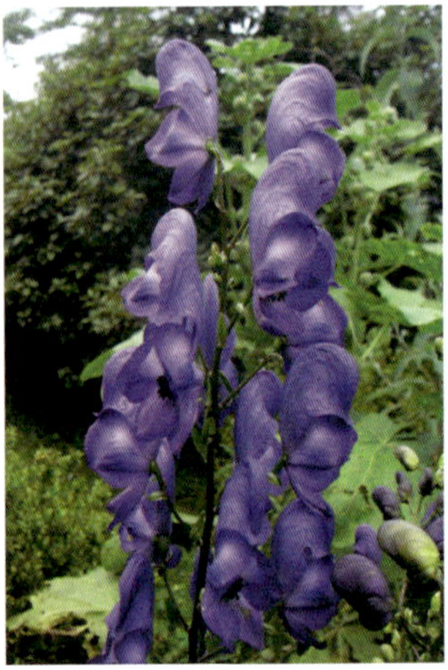

Aconitum – tief eingekerbte Blätter und eine sonnenabgewandte, visierartig verschlossene dunkle Blüte kennzeichnen diese Pflanze.

«Phantasieren» kommt, was vor allem bei Kindern häufig ist. Die Kinder sehen dann Gestalten oder erzählen allerhand wirre Geschichten. Dies beunruhigt die Eltern verständlicherweise, ist aber nicht gefährlich. In diesen Fällen kann eine höhere Potenz, z.B. eine D30 oder D12, besser sein. Man gibt diese dann nur zwei- oder dreimal im Abstand einer halben Stunde. Die genannte Gabe der Tiefpotenz dient mehr der richtigen Verteilung der Wärme als einem Vorgehen gegen das Fieber selbst, das ja der Überwindung der Krankheit dient.

Weniger dramatisch sind die Fiebersymptome bei *Ferrum phosphoricum*; ähnlich wie Aconitum und Belladonna wird es oft zu Beginn der Erkrankung gebraucht. Am besten scheint mir bei diesem Mittel die D12 zu sein. Meist lasse ich anfangs alle halbe Stunden 5 Globuli einnehmen, bei ganz kleinen Kindern genügen 3 Globuli. Ferrum phosphoricum kann auch dann helfen, wenn Ohrenschmerzen oder Durchfall das Fieber begleiten, es stabilisiert auch den Kreislauf.

Ist neben Aconitum-Symptomen eine ausgeprägtere Schwäche vorhanden, z.B. durch Durchfall, so ist oft *Aconitum/China comp.* ein ausgezeichnetes Mittel. Meist lasse ich davon 4-mal täglich 5 Globuli nehmen. Sehr gut wirken hier oft auch Zäpfchen (Suppositorien) dieses Mittels.

Von besonderer Bedeutung beim Beginn eines grippalen Infektes scheint mir *Meteoreisen* zu sein (das es in Kombination

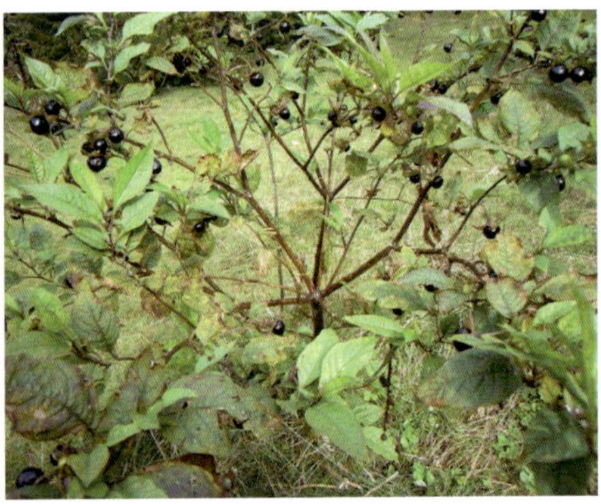

Die typische Gestalt von Belladonna: Über einem aufrechten Stamm weichen plötzlich die einzelnen Zweige auseinander. Die glänzenden Beeren erinnern an Augen und daran, dass der Saft dieser Pflanze die Pupillen erweitert und die Augen lichtempfindlich macht. Eine etwas gespenstische Stimmung geht von dieser Pflanze aus, wie man sie manchmal auch im Fieber empfinden kann.

mit potenziertem Phosphor und Quarz als *Meteoreisen Globuli* bzw. *Meteoreisen Inject* sowie als Einzelmittel unter der lateinischen Bezeichnung *Ferrum sidereum* im Handel gibt). Für mich ist Meteoreisen «das Grippemittel» schlechthin. Im Kapitel über Grippeursachen wurde über den eigenartigen Zusammenhang von Grippepandemien und Phasen maximaler Sonnenfleckenaktivität berichtet. Es wurde gezeigt, dass im Bereich der Sonnenflecken das von der Sonne ausstrahlende Licht einerseits zurückgedämmt wird, dass andererseits hier aber in gewaltigen Eruptionen Sonnenmaterie ins All geschleudert wird. Rudolf Steiner schildert nun, dass solche ausgeworfene Sonnensubstanz in Beziehung steht zur Bildung von Meteoreisen. Tatsächlich kann man mit spektralanalytischen Messungen starke «Eisenlinien» im Sonnenlicht wahrnehmen, die auf ein Vorhandensein dieses Metalls in der Sonne schließen lassen. In letzter Zeit wurden darüber hinaus feinste

Meteoreisen

Sonnensubstanz

Anwendungshinweise für potenzierte Heilmittel

Die Mundschleimhaut ist sehr aufnahmefähig, manche Arzneimittel wandern durch sie hindurch fast so schnell in den Kreislauf, als wenn sie gespritzt würden. Zudem ist der Mundbereich ein Zentrum der Wahrnehmung: Tast-, Geschmacks- und Geruchssinn vereinen sich hier. In der Embryonalzeit müssen alle sogenannten «Keimblätter» zusammenwirken, um in komplizierten Entwicklungsvorgängen die Mundregion auszubilden. Aus diesen Keimblättern entwickeln sich alle Gewebe und Organe des menschlichen Leibes, und so besteht eine ursprüngliche Verwandtschaftsbeziehung dieser Region zum ganzen Körper. Potenzierte Heilmittel sollen daher nicht einfach geschluckt, sondern länger im Mund behalten werden. Mindestens eine Minute sollte man Tropfen oder Ampulleninhalt im Mund lassen, bevor man sie hinunterschluckt. Globuli lässt man entweder langsam im Mund zergehen oder löst sie in klarem Wasser auf und lässt die Lösung ebenfalls einige Zeit im Mund, bevor sie geschluckt wird. Die Auflösung der Globuli führt oft zu einer besonders deutlichen, aber auch milden Wirkung. Man versteht

dies vielleicht, wenn man die Globuli den Samenkörnern vergleicht, in denen auch eine Wachstumskraft zur Ruhe gekommen ist, sich aber entfaltet, sobald Wasser hinzugegeben wird. Grundsätzlich sollte man nicht unmittelbar nach der Einnahme potenzierter Medikamente essen (und schon gar nicht vorher) sondern damit mindestens eine Viertelstunde warten, da starke Geschmackseindrücke die Aufnahmefähigkeit für die feine Wirkung der Medikamente behindern. Gleiches gilt selbstverständlich für Zähneputzen, Kaugummikauen und Rauchen.
Häufig wird angenommen, Kaffeegenuss oder Pfefferminzöl würden die Wirkung homöopathischer Arzneien völlig zunichte machen. Dies entspricht nicht meiner Beobachtung. Pfefferminzöl hat aber eine lokal leicht betäubende Wirkung und macht den Mund für neue Eindrücke unempfindlich (man kann auch kein Essen abschmecken, kurz nachdem man sich mit einer stark pfefferminzhaltigen Zahnpasta die Zähne geputzt hat). Eine homöopathische Gabe unmittelbar nach Pfefferminzgenuss muss somit weitgehend unwirksam bleiben. Ähnliches gilt sicher für den Kaffee. Will man eine optimale Wirksamkeit erreichen, so sollte man tatsächlich Pfefferminzzubereitungen (aber auch andere ätherische Öle) weglassen, zumindest aber sollte man einen entsprechenden zeitlichen Abstand einhalten.

Kosmisches Eisen

Eisentingierungen des von der Sonne ausstrahlenden «Sonnenwindes» festgestellt.[34] Darüber hinaus gibt es Hinweise darauf, dass in der Sonnenmaterie, die in den Sonnenflecken ausgeworfen wird, ein erhöhter Eisengehalt besteht. Die derzeitige astronomische Auffassung sieht den Bildungsort des Meteoreisens dagegen in viel sonnenferneren Gegenden, allerdings wird auch hier angenommen, dass es ursprünglich aus sonnenartigen Vorgängen gewaltiger «Kernverschmelzungen» in den Frühzeiten unseres Universums hervorgegangen ist.[35] Auch wenn eine unmittelbare physische Identität der feinsten, von der Sonne ausgehenden Eisenwirkung mit den greifbaren Eisenquantitäten der Meteoriten nicht behauptet werden kann, so ist doch eine qualitative Verwandtschaft festzustellen. Schneidet man ein Stück Meteoreisen durch und ätzt es an, so erscheinen strahlige Kristallstrukturen, die

Neumann'schen Linien und Widmannstätten'schen Figuren, die in irdischem Eisen nicht auftreten.[36] Auch an diesen sternartigen Strukturen kann man Sonnenqualitäten erfühlen.

Im Sternschnuppenfall erleben wir ein Lichtphänomen am Himmel, zu dem es in gewisser Weise eine Parallele in uns gibt. Wenn unsere der Abwehr dienenden weißen Blutkörperchen Bakterien abtöten, die sie «aufgefressen» haben, senden sie dabei Lichtblitze aus. Mit sehr empfindlichen Messinstrumenten (Photomultipliern), die ursprünglich zur astronomischen Beobachtung sehr entfernter Sterne entwickelt wurden, lassen sich diese Lichtblitze wahrnehmen. Je «leuchtender» das Blut ist, desto intensiver arbeiten diese Immunzellen. Interessanterweise kommt das Leuchten durch einen chemischen Prozess – die «Fenton-Reaktion» – zustande, in dessen Zentrum wieder gerade Eisen steht.

Blutzellen senden bei der Abwehr Licht aus

In Zusammenhang mit Meteoriten gibt es eine weitere erstaunliche Tatsache: Eine geochemische Arbeitsgruppe um Astrid Holzheid veröffentlichte in der Zeitschrift «Nature»[37] neue Erkenntnisse, die nahelegen, dass alles Gold, das wir auf der Erde finden, ausschließlich durch Meteoriten zu uns gelangt ist. Dies zeigt den intensiven Austausch von Kosmos und Erde. Das Gold, reines Metall, das von alters her in seinen inneren Qualitäten der Sonne zugeordnet wird, ist uns offenbar ebenso wie das Meteoreisen durch die «kosmischen Sendboten» der Meteoriten gleichsam als Geschenk des Weltalls vermittelt worden. Im Abschnitt zu Therapiemaßnahmen in der Rekonvaleszenz nach Grippe wird uns auch das Gold nochmals begegnen (siehe Seite 146).

Intensiver Austausch von Kosmos und Erde

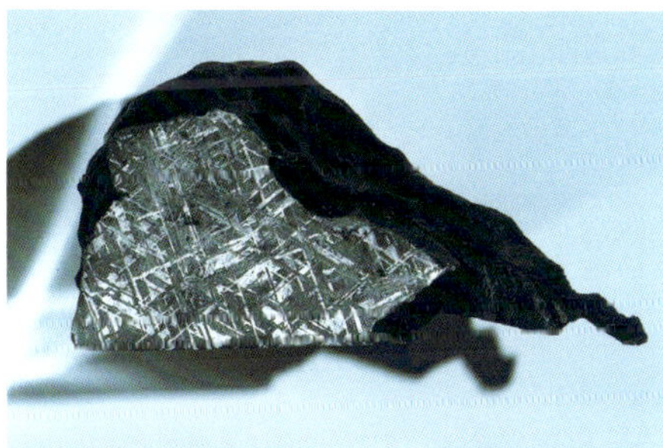

Meteoreisen – handgreifliches Relikt einer flüchtigen Lichterscheinung am Himmel. Die äußere Schmelzrinde ist dunkel, doch im Inneren belegen die leuchtenden Kristalllinien kosmische Herkunft und Lichtverwandtschaft.

Meteoreisen Globuli und *Inject* sind vor allem angezeigt, wenn man sich erschöpft und abgespannt fühlt, leichtere Krankheitssymptome auftreten, aber die Krankheit nicht richtig durchbricht. Alle drei Inhaltsstoffe haben Beziehung zum Licht. Meteoreisen wird aus Eisenmeteoriten gewonnen, sie sind gleichsam Sendboten aus dem Kosmos, die ab und an unerwartet am Himmel aufleuchten und zu Boden fallen. Sternschnuppen sind winzige Meteoriten, die zu klein

Beziehung zum Licht

sind, um die Erde zu erreichen – sie verglühen beim Eintritt in die Atmosphäre, setzen mit ihrem Aufleuchten aber doch ein Zeichen. Phosphor ist ein geheimnisvoll im Dunklen leuchtendes Element, das sich plötzlich spontan mit heißer Flamme entzünden kann und dann reichlich Licht freisetzt. Quarz schließlich ist die transparenteste Substanz der Natur, in ihm wird die Materie ganz durchlässig, sogar ultraviolettes Licht, das von Fensterglas aufgehalten wird, tritt durch ihn hindurch.

Die Grippe tritt vor allem in Zeiten des Lichtmangels auf – nicht nur in äußerem Sinn. Auch wenn die innere Lichtfreisetzung erlahmt, die Initiative gehemmt, die Stimmung gedrückt ist, besteht eine Anfälligkeit für Grippe und Erkältung. Hier wirkt Meteoreisen oft großartig, allerdings vor allem, wenn es gespritzt wird. Die beste Wirkung erreicht das Mittel, wenn man es vom Arzt in die Vene spritzen lässt. Viele Patienten berichten, dass sie sich anschließend kräftiger fühlen, innerlich gestraffter und klarer sehen können (eine Patientin spricht deshalb immer von der «Klarsichtspritze»). Leider ist das Mittel nicht für die intravenöse Gabe zugelassen, ich habe es aber viele hundert Mal so gegeben und ebenso zahlreiche Kollegen, wobei es nie Schwierigkeiten gab. Allerdings kann dies so nur durch den Arzt erfolgen. Möglich ist aber auch die subkutane Injektion, die man nach kurzer Anleitung auch selbst durchführen kann. Häufig brennt sie allerdings ein bisschen, und sie ist auch nicht ganz so wirksam wie die intravenöse Gabe.

Meteoreisen – Basismittel bei Grippe

Wenn man Globuli nimmt, muss man sie relativ hoch dosieren. Bei «Grippegefühl» nimmt man stündlich 10 Globuli. Das Mittel ist gut zur Basisbehandlung der Grippe geeignet, auch dann, wenn zusätzlich andere der geschilderten Mittel gegeben werden. Zur Vorbeugung und in der Rekonvaleszenz genügt es, 1- bis 3-mal täglich 10 zu nehmen.

Gute Wirkung bei diffusen Ängsten und Panikattacken

Wendet man potenziertes Meteoreisen allein und ohne weitere Kompositionsbestandteile (z. B. *Ferrum sidereum D6 Trit.)* beim Menschen an, so beobachtet man oft eine sehr gute Wirkung bei diffusen Ängsten und Panikattacken. Es handelt sich also um eine mutig, beherzt stimmende Substanz. Wir hatten gesehen, dass ein Mangel dieser Seelenqualitäten den Menschen besonders anfällig macht. Bei Grippe und Grippefolgen mache ich immer wieder gute Erfahrungen mit der Einzelsubstanz, vor allem aber mit dem genannten Kompositionsmittel.

Sieht man die Signaturen in ihrer Gesamtheit, so erkennt man, dass offenbar in Zusammenhang mit einem kosmischen Geschehen, das große Bevölkerungsteile geneigt macht, an Grippe zu erkranken, auch im Kosmos die Entstehung eines wichtigen Heilmittels veranlagt wird. Man fühlt sich an das Motiv im Parzival erinnert, dass das Schwert, welches die Wunde schlug, diese auch zu heilen vermag.

Dabei muss es nicht immer nur die zubereitete Substanz aus der Apotheke sein, die heilsam wirkt. Mut und Gedankenklarheit, aber auch Herzenskraft, Liebefähigkeit, «Sonnenqualitäten» in sich zu pflegen kann Ausgangspunkt für Gesundheit sein. Das Anschauen der Vorgänge im Kosmos kann eine Anregung sein, dies meditativ in sich zu vertiefen.

«Sonnenqualitäten»

Nun aber zurück zur konkreten Grippebehandlung. Ein weiteres Mittel, das zeitig zu Beginn der Erkrankung gegeben diese manchmal noch abhalten kann, ist *Camphora*. Man gewinnt diese Substanz durch Wärmebehandlung aus der Rinde des mächtigen tropischen Kampferbaumes,[38] der 1.500 Jahre alt und über 7 Meter dick werden kann. Kampfer schmeckt aromatisch, bitter und brennend, was man auch noch an den *Camphora D3 Ampullen* (Wala), die wir in unserer Praxis oft als Trinkampullen geben, noch bemerken kann. Saugt man die Flüssigkeit mit einem Trinkhalm auf und behält sie noch ca. eine Minute im Mund, so wird eine verstopfte Nase häufig frei und es tritt oft bei einem zuvor frierenden Patient ein angenehmes Durchwärmungsgefühl auf. Zudem kräftigt Camphora den Kreislauf. Bei ernsten Verläufen und geschwächten Patienten kann dies eine große Hilfe sein.

Camphora durchwärmt

Eine typische Grippe geht mit *Muskelschmerzen* einher. Hiergegen helfen folgende Mittel am besten:

Rhus toxicodendron e fol D12 (10 Globuli in ¼ Glas Wasser, halbstündlich 1 Teelöffel) ist angezeigt, wenn im ganzen Körper Muskelschmerzen bestehen, die durch Bewegung wesentlich gebessert werden. Eine starke Unruhe besteht deshalb bei den meisten Patienten, die daher rührt, dass fortgesetzte Bewegung tatsächlich bessert, in Ruhe dagegen alles schlimmer wird. Ganz besonders hilfreich ist Rhus toxicodendron auch, wenn es im Rahmen des Infektes zu Fieberbläschen an den Lippen kommt. Der Giftsumach, ein Verwandter des Essigbaums, der die Ausgangssubstanz für dieses Medikament darstellt, stammt aus einer

Rhus toxicodendron bei Muskelschmerzen und Unruhe, die durch Bewegung besser werden

tropisch beheimateten Familie und wächst in Nordamerika wild. Er ist damit der Vertreter seiner Familie, der sich am weitesten von seinem Ursprung entfernt hat. Seine gesamte Gestalt findet (im Gegensatz zum Essigbaum) zu keiner Aufrechten, die Äste winden sich eigenartig verschraubt, und überall treiben Ausläufer aus dem Boden. Etwas von der Ruhelosigkeit, die man im Arzneimittelbild findet, spürt man bereits beim Anblick der Pflanze. Im Herbst leuchtet nach den ersten kühlen Nächten der Giftsumach leuchtend rot auf, längst bevor andere Pflanzen Herbstfärbung annehmen. Wie dieser nördlichste Vertreter einer Tropenfamilie vom Kälteeinbruch zu einer «entzündungsartigen» Reaktion veranlasst wird, hilft Rhus toxicodendron oft besonders gut, wenn Folgen einer Unterkühlung (z.B. durch Luftzug) zu behandeln sind. Rhus toxicodendron eignet sich auch sehr zur Behandlung anhaltender Schwäche gegen Ende einer Viruskrankheit.

Folgen einer Unterkühlung

Bryonia e rad. D6 oder *D12*, die Zaunrübe, (ebenfalls am besten in der beschriebenen Weise gelöst genommen) hilft dagegen bei Schmerzen, die völlige Ruhe, ja Bewegungslosigkeit verlangen. Jede Bewegung ist unerträglich. Oft ist dies auch hinsichtlich der Augenmuskeln der Fall, weshalb Lesen sehr unangenehm ist. Meist sind die Kranken reizbar angespannt und haben viel Durst, häufig auf Kaltes. Die Gliederschmerzen werden meistens durch anhaltenden Druck besser (während beginnender und oberflächlicher Druck unangenehm ist). Bryonia ist in dem unten beschriebenen wichtigen Grippemittel *Gelsemium comp.* enthalten.

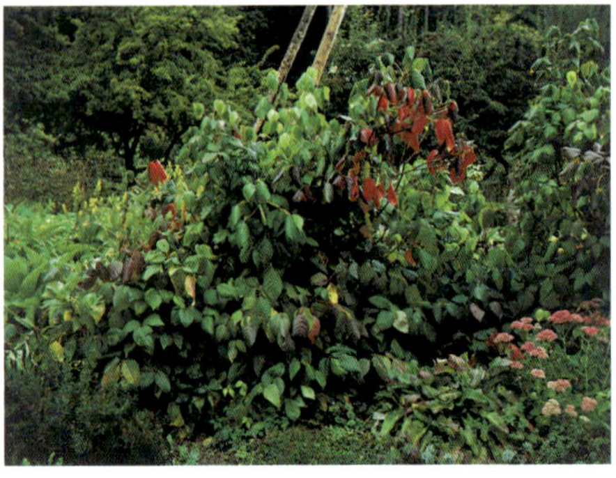

Eigenartig gewundene, nie wirklich aufrechte Äste und eine sehr früh einsetzende leuchtend rote Herbstfärbung kennzeichnen den Giftsumach (Rhus toxicodendron).

Eupatorium D6, der wilde Dost (stündlich 5 Globuli, nach Eintritt der Besserung kann man es seltener geben), hilft dagegen vor allem dann, wenn die Schmerzen hauptsächlich in den Schienbeinen sitzen, allerdings können auch Schmerzen in anderen Körperteilen vorhanden sein, z.B. in Form von Bauchschmerzen mit Übelkeit. Charakteristischerweise ist das Fieber, das durch Eupatorium gebessert wird, morgens höher, während es für gewöhnlich ja abends ansteigt. Oft ist auch Husten vorhanden, der im Kehlkopf und Kopf wehtut.

Arnica hilft bei starken Muskelschmerzen

Ein gutes Grippemittel kann auch *Arnica* sein. Es liegt dann oft ein schwerer Krankheitszustand vor, oft sind die Patienten relativ apathisch, das Gesicht ist meist rot, wesentlich aber sind starke Muskelschmerzen. Selbst das Bett scheint zu hart zu sein. Wenn Patienten einem bei einer schweren Erkältung oder Grippe sagen, sie wüssten nicht, ob sie liegen oder sitzen sollen, alles sei unerträglich, hilft oft *Arnica D12* (2- bis 3-mal täglich 5 Globuli). Oft erscheint es dann als richtiges «Wundermittel».

Gelsemium bessert oft Kopfschmerzen

Weniger schlimm sind die Muskelschmerzen, die durch *Gelsemium*, den wilden Jasmin, gebessert werden. Die Schmerzen stellen sich eher als ein dumpfes Ziehen dar. Immer liegt ein starkes Erschöpfungsgefühl vor, manchmal sogar ein Zittern der Glieder. Charakteristischerweise bestehen dumpfe Kopfschmerzen, die oft wie ein Band über den Schläfen empfunden werden, weshalb Gelsemium als eines der wichtigsten Mittel bei Grippe mit vorwiegenden Kopfsymptomen («Kopfgrippe») gilt. Meist hilft das Mittel gut in der D12.

Nux vomica bei Sinnesüberempfindlichkeit

Von den «allgemeinen Grippemitteln» ist schließlich noch *Nux vomica*, die Brechnuss, der steinharte Samen einer südamerikanischen Pflanze, zu nennen. Erkältungskrankheiten und Grippe, die gehetzte, überarbeitete, erschöpfte Menschen trifft, reagieren oft sehr gut auf *Nux vomica D12* oder *D30* (2-mal täglich 5 Globuli). Viele Manager

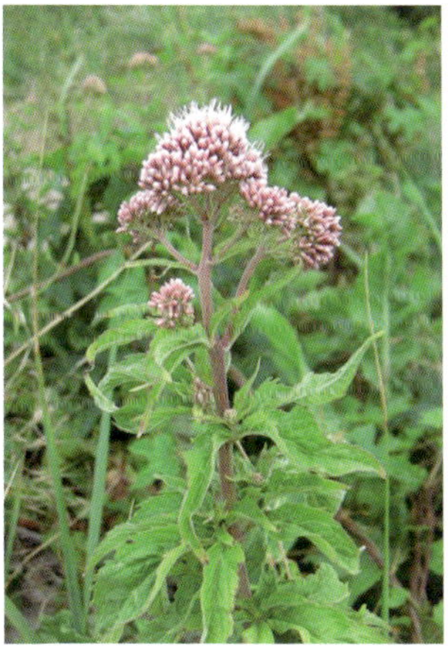

Eupatorium

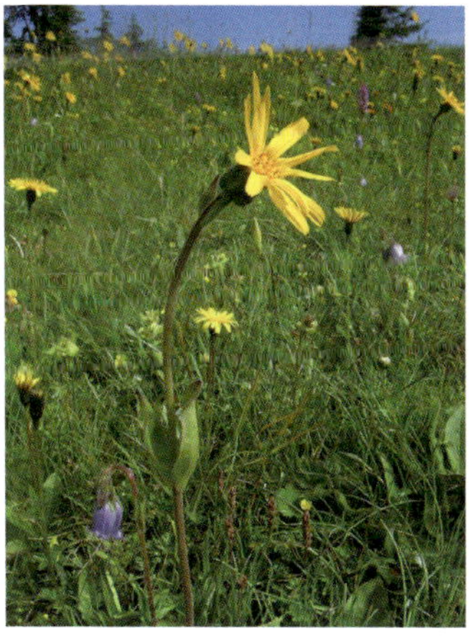

Arnica

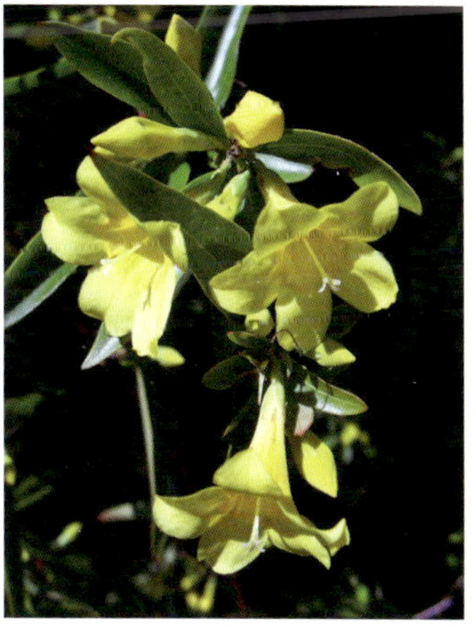

Gelsemium

brauchen dieses Mittel gelegentlich. Zwar sind eher Männer «Nux-vomica-bedürftig», eine in Beruf, Familie, Haushaltsführung und Erziehung geforderte Frau kann dieses Mittel aber auch gelegentlich benötigen. Wenn dieses Mittel indiziert ist, frieren die Betroffenen charakteristischerweise sehr. Gerade zu Beginn einer Erkältung kann Nux vomica hilfreich sein, wenn die Nase trocken, aber verstopft ist, es im Hals kratzt und in der Stirn ein dumpfer Druck empfunden wird. Später werden andere Mittel benötigt, oft kann aber auch eine «Grippe» im Anfangsstadium durch diese Arznei aufgehalten werden. Selbstverständlich muss man trotz Einnahme des Medikamentes versuchen, sein Leben so zu verändern, dass es auch noch Momente des Innehaltens und Kraftschöpfens gibt, sonst erweist man sich einen Bärendienst, wenn die Medizin das «falsche Tun» nur noch weiter unterstützt. In diesem Fall kann es schließlich zu einem Zusammenbruch kommen, der sehr viel schlimmer und anhaltender sein kann, als es ein paar Tage Bettruhe und Besinnung gewesen wären. Besonders bewährt hat sich Nux vomica gerade auch bei Patienten, die viel Kaffee trinken, um ihren aufreibenden Tagesanforderungen noch gerecht werden zu können. Auch die Sinnesüberempfindlichkeit, Übelkeit und Reizbarkeit, die einen «Kater» nach übermäßigem Alkoholkonsum auszeichnen, stellen eine typische Indikation für Nux vomica dar. Wenn ähnliche Er-

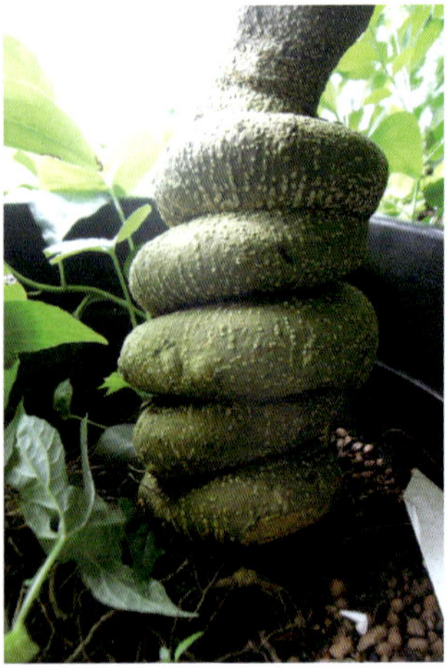

Nux vomica. Im verschlungenen Stamm fühlt man die Stauung, die sich einmal explosiv entladen kann.

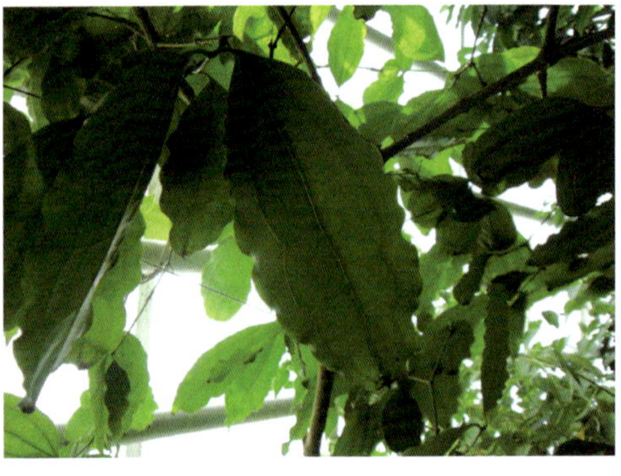

Nux vomica. Verfolgt man die Blattkontur, empfindet man fast das vibrierende Beben, das den Seelenzustand des Nux-Vomica-Patienten auszeichnet. In der Vergiftung mit der Pflanze kann sich das zu sehr unangenehmen Krämpfen steigern.

scheinungen bei einer Grippe auftreten, werden sie von Nux vomica gut gelindert.

Der homöopathischen Tradition zufolge kommt Nux vomica meist für Männer, *Pulsatilla* (die Kuh- oder Küchenschelle) für Frauen infrage. So uneingeschränkt gilt das heute nicht mehr. Pulsatilla kann ein sehr nützliches Mittel bei Erkältungskrankheiten sein, vor allem dann, wenn eine etwas weinerliche oder besonders anhängliche Stimmung auftritt. Man erlebt das oft auch bei Kindern beiderlei Geschlechts. Dann hilft Pulsatilla auch bei Fieber (das häufig mit deutlichem Schwächegefühl und wenig Durst verbunden ist). Vor allem aber ist das Mittel bei Katarrhen angezeigt, also bei Schleimabsonderungen. Diese sind, wenn Pulsatilla helfen soll, im Allgemeinen mild, das heißt sie reizen Haut und Schleimhäute nicht und sie sind gelblich-weiß, rahmähnlich. Dann hilft Pulsatilla bei Schnupfen, Halsweh, Ohrenentzündung, Bindehautreizungen, durchaus aber auch im Rahmen einer richtigen Grippe. Am Anfang gibt man 5-mal, später 3-mal täglich 5 Globuli oder Tropfen der D6. Sollte sich die weinerliche Stimmung verstärken, nimmt man das Mittel nicht mehr und lässt es auswirken. Tropfen, die 18% Alkohol enthalten und aus der ganzen Pflanze hergestellt sind, gibt es unter anderem von der Weleda, Globuli beispielsweise von der DHU. Die Globuli der Wala werden nur aus der Pulsatillablüte hergestellt. Diese helfen gut hinsichtlich der seelischen Probleme und der Katarrhe, gegen die genannte Schwäche helfen die Präparate aus der ganzen Pflanze besser.

Pulsatilla bei milden Katarrhen und weinerlicher Stimmung

Die Küchenschelle ist kräftig und blüht bald nach der Schneeschmelze im Frühling mit ihrer violetten Blute, die von leuchtend gelben Staubblättern erfüllt ist. Das hat den anthroposophischen Arzt Dr. Friedwart Husemann dazu veranlasst, sie auch bei Schwäche nach einer Erkältung zu empfehlen, was sich gut bewährt hat (vor allem bei den beschriebenen seelischen Symptomen und eher bei blonden, hellhäutigen und blauäugigen Patienten mit rundlichen Formen). Die Zartheit, welche die Pflanze in Bezug auf das Seelische auszeichnet, kann vielleicht durch die feine Behaarung zum Ausdruck kommen, die im Bild auf der folgenden Seite sehr deutlich ist.

Gelsemium

Ein allgemein sehr bewährtes Grippemittel ist *Gelsemium comp.* Anfangs gibt man stündlich 5 Globuli, später seltener. Bei Erwachsenen hat sich auch die 5-mal tägliche Einnahme von 10 Globuli als

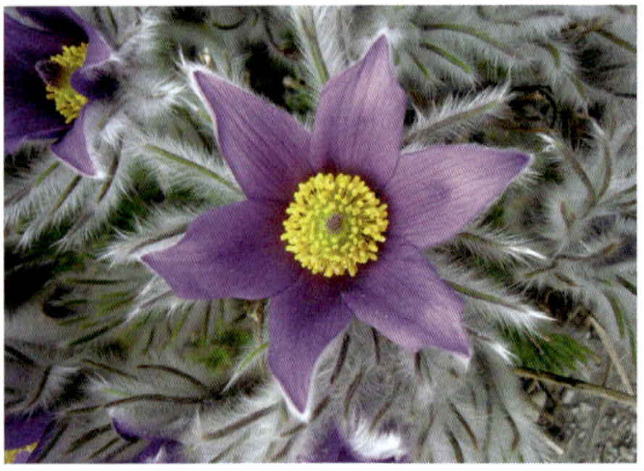

Die Küchenschelle, Pulsatilla

hilfreich erwiesen. Gelsemium comp. enthält gemeinsam potenziertes Gelsemium, Bryonia und Vivianit, ein Eisenphosphat, ähnlich dem Ferrum phosphoricum. Während dieses aber gelblich gefärbt ist und der chemischen Synthese entstammt, wird Vivianit natürlich als klarer grüner Kristall gefunden, es stellt die vitalere Variante der beiden dar. Gelsemium comp. ist vor allem dann angezeigt, wenn bei mäßigem Fieber deutliche Kopfschmerzen und Schwäche bestehen. Kopfschmerzen und Krankheitsgefühl lassen bei Einnahme des Mittels meist rasch nach. Wenn man keine Hinweise für die genannten Einzelmittel hat, so kann eine Grippe oder Erkältung oft gut durch abwechselndes Einnehmen von Gelsemium comp. und Meteoreisen behandelt werden.

Infludo®

Zu Beginn der 20er-Jahre wurde *Infludo®* (damals Infludoron®) entwickelt. Es enthält ziemlich tiefe Potenzen verschiedener Heilmittel: Aconitum D3, Bryonia D2, Eucalyptus D2, Eupatorium D2, Phosphorus D4 und Sabadilla D3. Dieses Mittel zeigt, wie sich die Ansprechbarkeit auf Arzneimittel mit geänderten Lebensverhältnissen wandelt. Bei der damals sehr schweren und an Opfern reichen Grippeepidemie wurden mit diesem Mittel phantastische Erfolge erzielt und die Komplikationsrate der gefährlichen Grippe drastisch gesenkt. So wurde z. B. von zwei benachbarten Asylen für Alte und unheilbar Kranke berichtet,[39] in denen im Winter 1921/22 fast alle Insassen an Grippe erkrankt waren. Im einen Asyl habe es unter Behandlung mit «Aspirin® usw.» bei 50 Kranken 18 Todesfälle an Lungenentzündung und Kreislaufschwäche gegeben, im anderen, bei dem nur *Infludoron®* gegeben wurde, bei 140 Patienten nur einen einzigen Todesfall. Bei diesem habe sich dann herausgestellt, dass der verstorbene Patient versehentlich das Medikament nicht erhalten hatte. Auch heute noch gibt es Patienten, die auf dieses Mittel gut ansprechen, andere vertragen es aber schlecht. Wahrscheinlich hat sich die Konstitution der Menschen geändert. Heute ruft Infludo® nicht selten Unruhe und Schlaflosigkeit hervor, was wahrscheinlich vor allem durch die tiefe Phosphor-Potenz bewirkt wird. Interessanterweise wurde Anfang des 20. Jahrhunderts die Nebenwirkungsarmut des Präparates betont. Heute sollte dieses

Eindrucksvolle Erfolge bei früheren Grippeepidemien

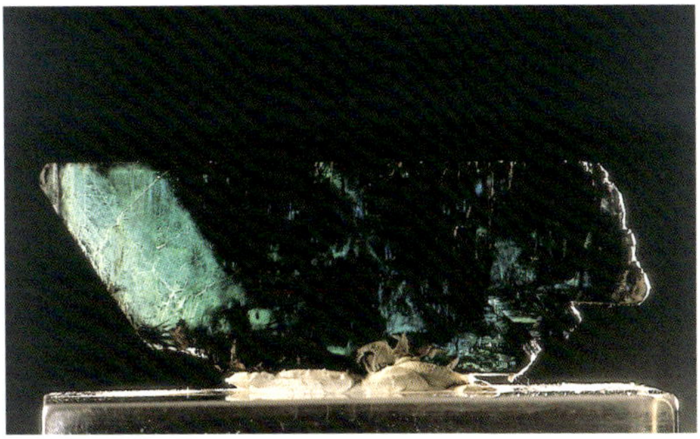

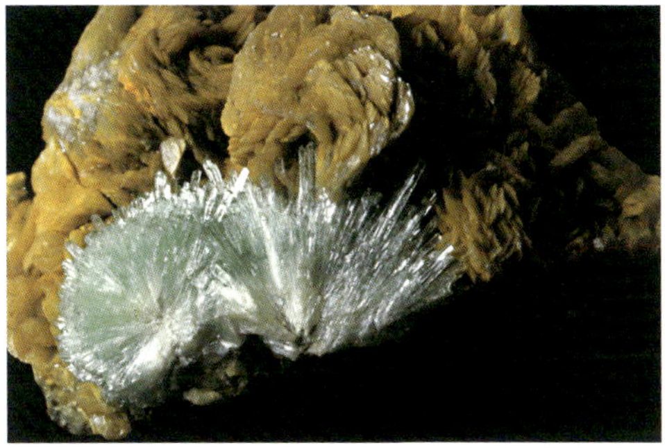

Die klaren, grünen Kristalle des natürlichen Eisenphosphats Vivianit

Tiefe Phosphor-Potenz kann zu Unruhe führen

Mittel nicht bei nervösen und nervlich abgespannten Patienten gegeben werden, da bei ihnen die genannten Nebenwirkungen besonders häufig vorkommen. (Alkoholkranke sollten das Mittel ebenfalls nicht bekommen; auch für Kinder ist der hohe Alkoholgehalt (64 %!) problematisch.) Vielleicht ist es unter anderem die Zunahme der Sinnesüberreizung durch Fernsehen, PC-Arbeit etc., die bewirkt, dass die Ansprechbarkeit auf Medikamente sich deutlich verändert hat. Man könnte sich aber vorstellen, dass eine ähnliche Komposition in höheren Potenzen heute bei einem schweren Grippeausbruch wieder hilfreich sein könnte. Ein dem Infludo® ähnliches Mittel liegt als *Ferrum phosphoricum comp. Globuli* vor, bei dem der Phosphor durch das sehr viel verträglichere Ferrum phosphoricum in der D6 ersetzt wurde. Ein weiterer Vorteil dieses Präparates ist, dass es im Gegensatz zu Infludo® keinen Alkohol enthält.

Nur am Rande sei noch erwähnt, dass *Argentum/Quarz,* eine Komposition aus Silber und Quarz, insbesondere überschießende Entzündungs- und Fieberreaktionen begrenzen kann und umgekehrt *Formica,* potenzierte Ameise, helfen kann, wenn die abwehrenden Entzündungen unzureichend in Gang kommen und die Auflösung von Sekreten in Lunge oder Nasennebenhöhlen stockt.

Einzelmittel bei grippalen Erkrankungen

Aconitum	plötzlicher Beginn, oft nach Kälteexposition, Schreck oder Schock. Erste Fieberphase mit blasser, trockener Haut, Frieren, unter Umständen Schüttelfrost. Unruhe und Ängstlichkeit
Belladonna	oft in der zweiten Fieberphase indiziert, wenn sich der ganze Körper erwärmt hat, Schweiß ausbricht, die Haut – vor allem des Gesichts – gerötet erscheint. Blutandrang zum Kopf, pochende Empfindung. Unscharfes Bewusstsein mit Fieberphantasien kommt vor allem bei Kindern, die Belladonna benötigen, oft vor
Camphora	oft zu Beginn eines Infektes hilfreich, wenn Unwohlsein, Frieren und eventuell leichte Kreislaufschwäche bestehen. Im Verlauf als zusätzliches Mittel zur Unterstützung des Kreislaufes von Bedeutung
Ferrum phosphoricum	oft bei Fieber ohne klare Symptome, die für Aconitum oder Belladonna sprechen, angezeigt. Häufig wechseln Blässe und Rötung des Gesichts. Große Schwäche. Ohrenschmerzen, vor allem rechts, Durchfall
Rhus toxicodendron	bei Muskelschmerzen im ganzen Körper, die durch Bewegung besser werden. Unruhe. Folgen von Kälteeinbruch. Schwäche nach Viruskrankheiten

Bryonia	Besserung der Schmerzen (Kopf, Augen, Gelenke etc.) durch absolute Ruhe (im Gegensatz zu Rhus toxicodendron). Z.B. ist Lesen oft wegen Augenschmerzen nicht möglich. Große Trockenheit (Schleimhäute, Stuhl). Bedürfnis, große Mengen kalter Flüssigkeit zu trinken. Oft ärgerliche Stimmung
Eupatorium	charakteristisch sind Schmerzen in den Schienbeinen. Anders als gewöhnlich ist das Fieber morgens höher
Arnica	ausgeprägte Beeinträchtigung des Allgemeinbefindens, oft rotes Gesicht. Charakteristisch sind die schweren Muskelschmerzen im Rücken («wie zerschlagen», «selbst das Bett ist zu hart»). Solche schweren Muskelschmerzen, die auf Gabe von Arnica gut ansprechen, finden sich relativ häufig bei der «echten» Influenza
Gelsemium	dumpf-ziehende (Muskel-)Schmerzen. Kopfschmerzen, oft bandartig um den Kopf. Erschöpfung, Zittern (nur gefühlt oder sichtbar). «Kopfgrippe»
Nux vomica	oft bei Patienten hilfreich, bei denen Überforderung, Zeitdruck, eventuell auch übermäßiger Kaffee- und Alkoholgenuss der Krankheit vorausgingen. Reizbare Stimmung. Großes Wärmebedürfnis. Eventuell Magen-Darm-Symptome mit Übelkeit

Wichtige anthroposophische Arzneimittelkompositionen bei grippalen Erkrankungen

Meteoreisen	tiefe innere Beziehung zur Grippe. Erfüllt mit «Lichtkräften». Beim Auftreten erster Symptome gespritzt, hält es eine Erkrankung oft noch ab. Als Globuli auch vorbeugend und zur Nachbehandlung wirksam. In den meisten Grippefällen (zusätzlich) indiziert
Gelsemium comp.	enthält Gelsemium, Bryonia und Vivianit, eine Art natürliches, «vitales» Ferrum phosphoricum. Vor allem bei Kopfbeteiligung mit Kopfweh, «Kopfgrippe» wirksam. Oft auch bei schleichendem und erschöpfendem Krankheitsverlauf
Infludo®	enthält unter anderem Aconitum, Bryonia, Eucalyptus, Eupatorium, Phosphorus. Eher bei heftigen, stärker entzündlichen Krankheitsverläufen. Durch den Phosphorgehalt kann es bei empfindlichen, nervösen Patienten Unruhe und Schlaflosigkeit hervorrufen. Hoher Alkoholgehalt
Ferrum phosphoricum comp.	ähnlich wie Infludo®, aber ohne Alkohol. Durch Austausch der tiefen Potenz von Phosphor gegen Ferrum phosphoricum auch bei zarten und nervösen Patienten geeignet
Aconitum/ China comp.	hochfieberhafte grippale Infekte bei blassen, geschwächten, angegriffenen Patienten (oft Kindern) und bei Kälte und feuchtem Wetter als Auslöser. Führt zu einer sanften Fiebersenkung und kann – gegebenenfalls neben weiteren Maßnahmen – bei Patienten mit Neigung zu Fieberkrämpfen vorbeugend sinnvoll sein

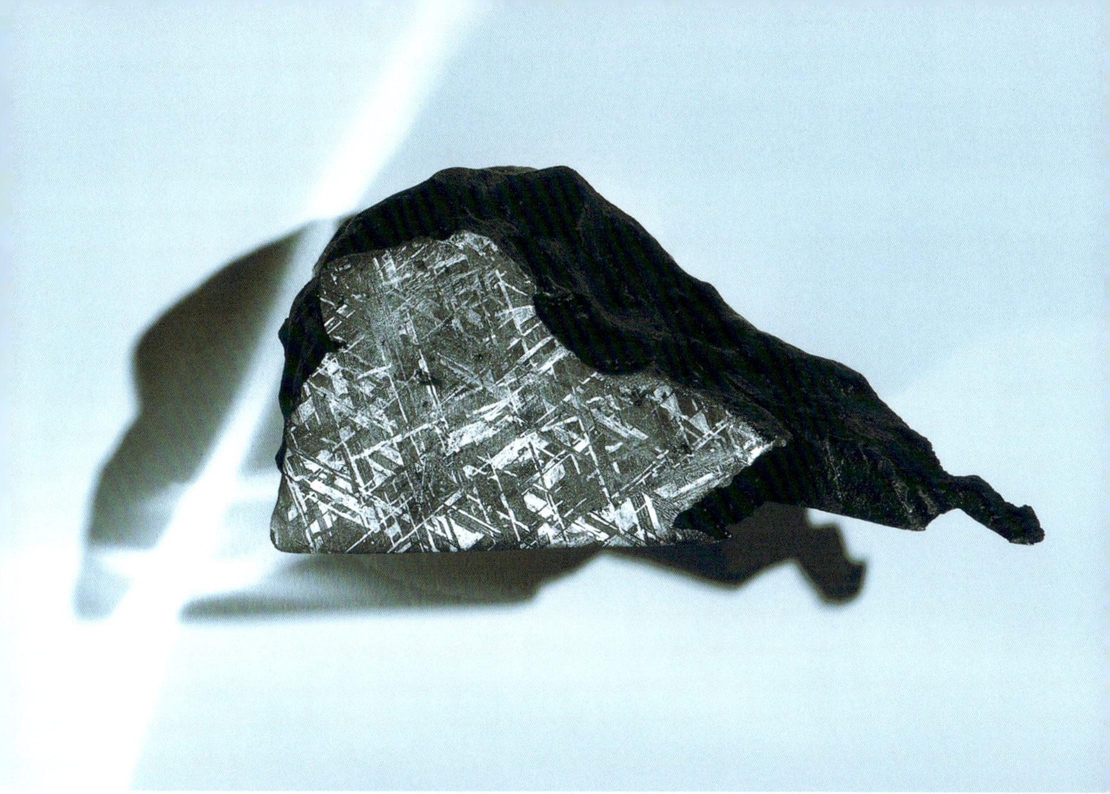

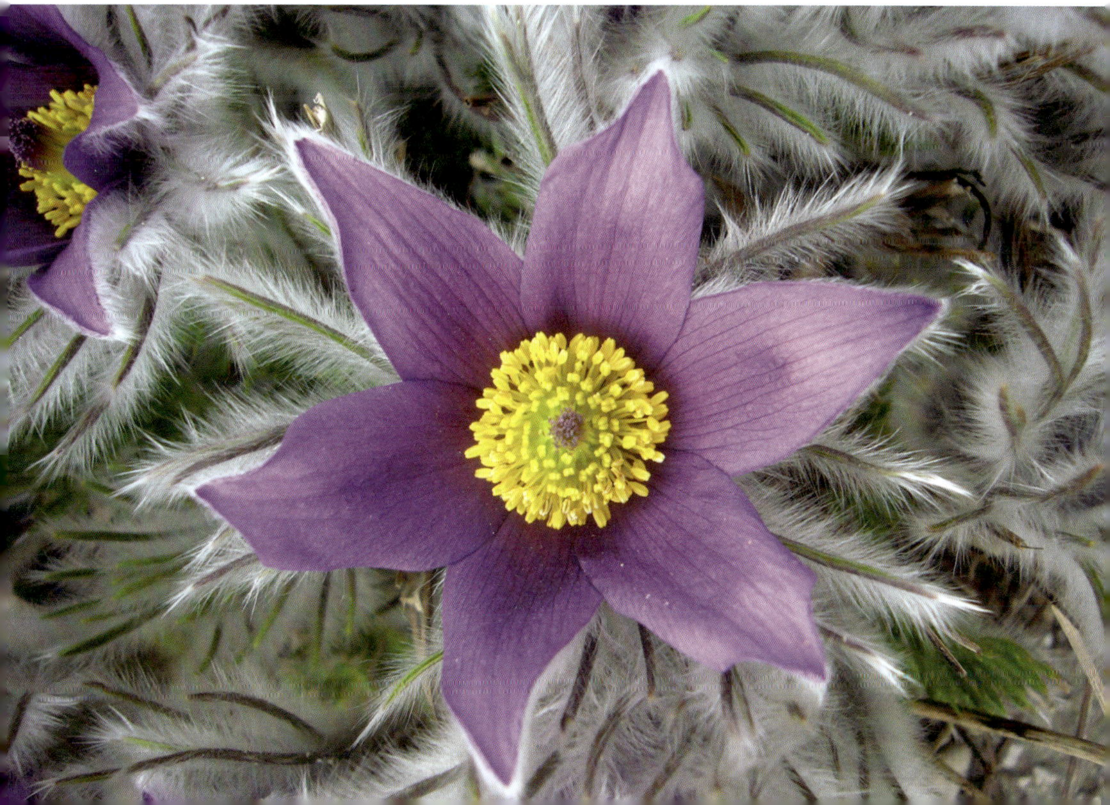

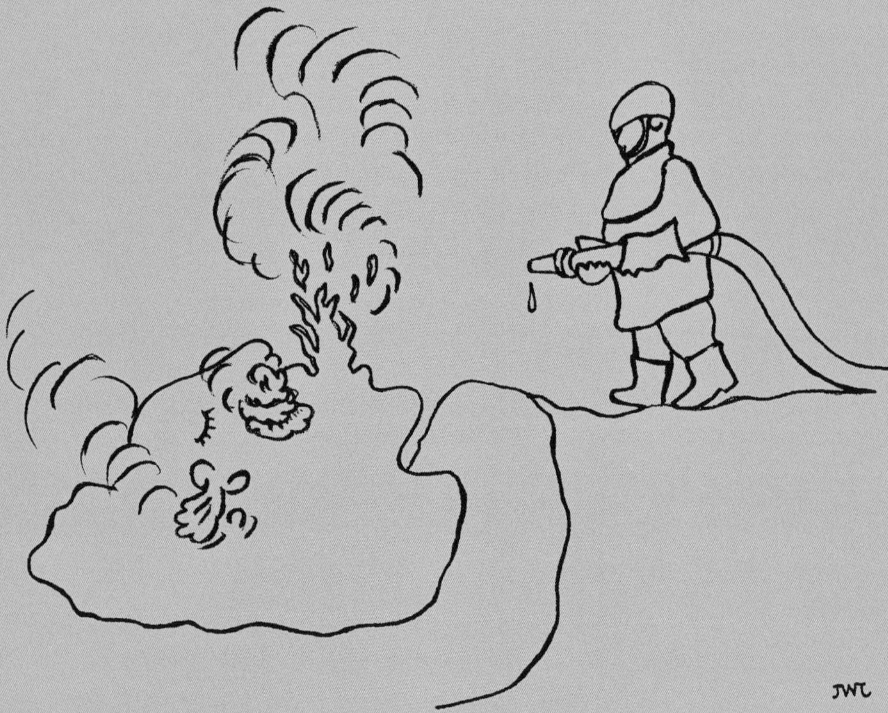

Örtliche Erkrankungen

Keineswegs jede Erkältungskrankheit verläuft als hochfieberhafte «grippale» Allgemeinerkrankung. Viele «Infekte der Atemwege» konzentrieren sich auf Nase, Hals oder den Bronchialbereich. Nachfolgend werden daher die einzelnen Organbereiche mit ihren Erkrankungs- und Behandlungsmöglichkeiten beschrieben. Wenn im Rahmen einer grippalen Allgemeinerkrankung trotz der oben genannten Maßnahmen Symptome in diesen Einzelbereichen noch im Vordergrund stehen sollten, so können selbstverständlich auch die hier genannten Maßnahmen zum Einsatz kommen.

Husten und Bronchitis

Hilfreiche Mittel

Eine echte Grippe geht immer, andere Erkältungskrankheiten meistens mit Husten einher. Anfangs erscheint er meist als trockener Reizhusten, später löst sich Schleim, der ausgeworfen wird. Sehr häufig geht eine Grippe auch mit einer Luftröhrenentzündung (Tracheitis) einher, die ebenfalls zum Husten reizt und mit unangenehmem Brennen hinter dem Brustbein verbunden ist. Bei der Luftröhrenentzündung helfen erfahrungsgemäß *Bronchi/Plantago comp. Globuli* gut, von denen man stündlich 5 nimmt. Trockener Reizhusten spricht gut auf *Archangelica comp.* in der gleichen Dosierung an. Wenn ständiges Kitzeln in der Mitte des Brustbeins zum Husten zwingt, so hilft meistens *Rumex crispus D6,* ein Heilmittel aus dem krausen Ampfer, von dem man stündlich 5 Globuli oder Tropfen einnehmen kann.

Reichliche Flüssigkeitszufuhr

Grundsätzlich ist reichliche Flüssigkeitszufuhr wichtig, um den Schleim zu verflüssigen. Besonders geeignet sind die bereits erwähnten Teemischungen (siehe Seite 64 ff.). Zusätzlich kann das Lutschen von Hustenbonbons oder Husten-Sirup lindern. Solchen kann man

Selbst zubereiteter Husten-Sirup

z. B. aus Zwiebeln selbst zubereiten, indem man 200 g zerkleinerte Zwiebeln mit derselben Menge Kandiszucker vermengt, etwa 100 ml Wasser hinzufügt und dann auf niedriger Stufe so lange köcheln lässt, bis ein bräunlicher Sirup entstanden ist. Noch einfacher ist es, eine mittelgroße Zwiebel fein zu hacken und 1 Esslöffel Honig darunterzurühren. In wenigen Stunden wird viel Saft freigesetzt, den man durch ein Sieb geben und alle paar Stunden 1 Teelöffel einnehmen kann. Viele Patienten berichten, dass Zwiebelsaft oder -sirup Reizhusten schnell lindert, aber auch zur Schleimverflüssigung beiträgt. Alternativ kommen z. B. *Plantago Hustensaft,* «Flechtenhonig» oder Hustensäfte auf der Basis von Efeu (z. B. *Sinuc®)* in Betracht. Auch *Umckaloabo-Tropfen,* die aus einer Storchschnabelart hergestellt werden, können hilfreich sein.

Olivenit

Ist vor allem die Nachtruhe durch Hustenattacken gestört, so erleichtert häufig *Olivenit D6* sehr, wenn man vor dem Schlafen und bei Bedarf 1 Messerspitze nimmt. Olivenit ist ein natürliches Mineral, das in der Anthroposophischen Medizin verwendet wird. In der Homöopathie wird ein chemisch entsprechendes Mittel mit dem Namen *Cuprum arsenicosum* eingesetzt. Bis Ende 2008 gab es Olivenit D8 von der Firma Weleda als Fertigarzneimittel. Da es wirtschaftlich nicht möglich war, die ungeheure Fülle anthroposophischer Arzneimittel in vollem Umfang weiter auf diesem Weg bereitzustellen, kann dieses (und manches andere) Mittel derzeit nur direkt auf Verordnung hin bei der «Apotheke an der Weleda» (www.apotheke-weleda.de) bezogen werden.

Verbascum

Schließlich können *Verbascum comp. Tropfen,* eine Zubereitung aus Isländisch Moos, Schafgarbe, Anis und Königskerze, sehr empfohlen werden, wenn lästiger Reizhusten am Ende einer Erkältung einfach nicht verschwinden will. Man nimmt am besten alle 2 Stunden 5 bis 10 Tropfen.

Nächtliche Plagen

Wird zäher, fadenziehender Schleim ausgeworfen, so ist oft *Coccus cacti D6* (halbstündlich 5 Globuli oder Tropfen) günstig. Bei vor allem nächtlichem Auswerfen großer Schleimmengen hilft meist *Spongia tosta D12* (2- bis 3-mal täglich 5 Globuli oder Tropfen). Äußerlich wende ich sehr gerne *Plantago-Bronchialbalsam* an, der auf Brust und Rücken eingerieben wird. Bei sehr empfindlicher Haut können allerdings Reizungen auftreten. Bei Säuglingen sollte man auf die Anwendung des Balsams verzichten.

Quarkwickel

Wenn reichlich Schleim produziert wird, ist ein *Quarkwickel* außerordentlich wohltuend. Man bestreicht dazu ein dünnes Tuch (altes Stück Bettlaken, Moltontuch etc.), das in der Größe den Brustkorb umfassen sollte, ca. ½ cm dick mit Quark, der Raumtemperatur haben sollte, schlägt das Tuch ein und legt es für ca. 10 Minuten zwischen zwei heiße Wärmflaschen. Dann wickelt man das Tuch um den Brustkorb des Kranken und legt noch ein trockenes Wolltuch darüber. Zuvor hat man schon eine flüssigkeitsdichte Unterlage auf das Bett gelegt und darauf ein großes Badehandtuch. Alle Schichten wickelt man nun um den Patienten und lässt den Wickel in der Regel mindestens eine Stunde liegen. Der Wickel wird abgenommen, wenn der Quark bröckelig-trocken ist (Vorsicht, damit nichts ins Bett bröselt!). Man wäscht anschließend den Oberkörper des Patienten mit lauwarmem Wasser und trocknet ihn gut ab. Der Wickel erleichtert das Abhusten und vermindert die Schleimbildung. Eine genaue Anleitung für die Durchführung des Quarkbrustwickels findet sich unter www.pflege-vademecum.de.

Bei Vorerkrankungen der Lunge muss ein Arzt hinzugezogen werden

Bei Patienten mit Asthma bronchiale oder chronisch obstruktiver Bronchitis sowie bei Verschlechterung des Allgemeinzustandes muss der Arzt entscheiden, ob die genannten Maßnahmen ausreichen oder eventuell ein Antibiotikum hinzugefügt werden muss, wenn sich eine Beteiligung von Bakterien nachweisen lässt.

Schnupfen

Eine Entzündung der Nasenschleimhäute begleitet mehr oder weniger stark eigentlich jede Erkältungskrankheit, Schnupfen kann aber auch das einzige Krankheitssymptom darstellen. Dieser selbst ist nicht gefährlich und vergeht auch ohne spezielle Behandlung. Allerdings kann die Verschwellung der Nasenschleimhäute zu einer Minderbelüftung der Nasennebenhöhlen oder auch des Ohres, das durch die Ohrtrompete oder eustachische Röhre mit dem Nasen-Rachen-Raum verbunden ist, und damit zu Entzündungen auch dieser Organe führen, die bereits ernsthaft, schmerzhaft und nicht ganz ungefährlich sind. Auch führen Verstopfung der Nase, Niesreiz und Fließschnupfen selbst schon zu einer deutlichen Beeinträchtigung des Allgemeinbe-

Befall von Ohren oder Nasennebenhöhlen

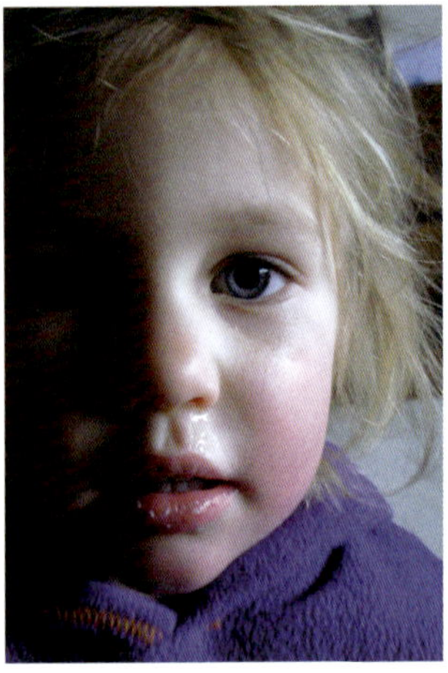

Schnupfen ist lästig und unangenehm, aber an sich ungefährlich. Er begleitet mehr oder weniger stark jede Erkältung.

findens. Wenn die eigentlich relativ trockenen Überzüge der luftgefüllten Räume im Kopf, der Nasennebenhöhlen, sich so flüssigkeits- und schleimproduzierend benehmen, wie dies z. B. für die Darmschleimhaut richtig wäre, so verschwindet die Ruhe und Klarheit, die im Kopf vorhanden sein sollte.

Besonders lästig ist es auch, wenn die Nachtruhe durch die «verstopfte Nase» gestört und man zur Mundatmung gezwungen ist, die ihrerseits die Entstehung von Halsbeschwerden fördert.

In der Behandlung ist vor allem zu unterscheiden, ob eher Schwellung und Atmungsbehinderung oder eher die «laufende Nase» im Vordergrund der Beschwerden steht. Letzteres ist ein eher geringeres Problem. Hier hilft oft das Arzneimittel *Allium cepa*, das aus der Küchenzwiebel hergestellt wird. Vor allem wenn das Sekret aus der Nase relativ dünnflüssig und scharf ist, die Haut reizt, helfen Globuli in der D6, halbstündlich genommen, gut. Eine gleichzeitige Reizung der Bindehäute des Auges wird positiv mitbeeinflusst, wobei das Tränensekret dann eher mild ist und im Gegensatz zum Ausfluss der Nase die Haut nicht reizt.

Wenn dagegen ausgesprochen intensives Brennen durch das Sekret auftritt, verbunden mit gleichzeitigem Niesen, durch das jedoch die Verstopfung der Nase nicht gelindert wird, so ist meistens *Arsenicum album D12* indiziert. Nahezu sicher hilft dieses Mittel, wenn gleichzeitig große innere Unruhe und Durst bestehen.

Wenn dagegen «alles stockt» und keine Luft durch die Nase zu bekommen ist, würde man sich Sekretion eher wünschen. Hier sind vor allem Mercur-Präparate von Bedeutung. Meiner Erfahrung nach ist das beste Mittel, um die erlösende Absonderung in Gang zu bekommen und Atemerleichterung und Belüftung der Nebenhöhlen zu erlangen, *Nasturtium Mercurio cultum Rh D3*. Hiervon kann zunächst stündlich eine Gabe von 5 Tropfen verabreicht werden, später nimmt

Brunnenkresse

man es seltener. Es handelt sich hier um Brunnenkresse, die auf einem Boden gewachsen ist, der mit potenziertem Quecksilber gedüngt wurde. Angesichts der Giftigkeit von Quecksilber hört sich dies beunruhigend an, aber Sie brauchen keine Angst vor Vergiftung zu haben, es werden nur homöopathische Mengen zur Bodenbehandlung eingesetzt. Mercur, Quecksilber, hat eine tiefe Beziehung zum Flüssigen im Menschen und es ist ja (neben Gallium) das einzige Metall, das unter unseren üblichen Lebensbedingungen flüssig ist.

… oder Zinnober

Eine Verbindung von Quecksilber und Schwefel, der Zinnober (oder lateinisch *Cinnabaris*), ist ebenfalls ein sehr gutes Mittel, um den Sekretfluss in Gang zu setzen. Man gibt es (in der D6 als Tabletten oder in der D12 als Globuli) meist dann, wenn bei verstopfter Nase ein starker Druck auf der Nasenwurzel besteht.

Wenn gleichzeitig Heiserkeit und Halsschmerzen bestehen sollten, so sind *Pyrit/Zinnober*-Tabletten oft hilfreich, von denen man stündlich eine nimmt; nach Eintritt der Besserung genügt es, viermal täglich eine zu lutschen. Bei kleinen Kindern sollte man die Tabletten halbieren.

Ist man sich nicht sicher, welches Einzelmittel richtig ist, so hilft oft auch die Arzneimittelkomposition *Agropyron comp.* gut. Viele Gartenbesitzer kennen die Pflanze Agropyron repens unter ihrem Namen «Quecke» und führen einen erfolglosen Kampf gegen das vitale Kraut. Als Arznei führt es zur Abschwellung der Schleimhäute und Kräftigung des Patienten.

Nachteile der üblichen Nasensprays …

Wichtig ist aber auch die *Lokalbehandlung der Nase.* Übliche Nasensprays enthalten Substanzen, welche die Blutgefäße der Schleimhaut zusammenziehen. Eine Blutfülle ist es in erster Linie, welche die Schwellung auslöst. Diese Nasensprays, die heute meistens Xylomethazolin enthalten, helfen prompt, sie haben aber auch Nachteile. Die Nasenschleimhaut gewöhnt sich rasch an den Effekt und schwillt immer schneller an, was zu regelrechter Suchtentwicklung führen kann. Auf die Dauer degeneriert die Schleimhaut und es entsteht eine sogenannte Atrophie, die nur noch schwer behandelbar ist. Im Notfall verwende auch ich manchmal diese Nasensprays (z. B. *Olynth®*, *Nasivin®*, *Otriven®* etc.), denn eine ausreichende Belüftung der Nebenhöhlen und Ohren ist vor allem dann sehr wichtig, wenn diese Organe selbst im Rahmen der Erkältung mitbeteiligt sind. Meist reicht aber *Aspecton®-Nasenspray* aus, das abschwellendes Pfefferminzöl mit Pflegesubstanzen kombiniert. Wegen des pflegenden Aloe-vera-Gehaltes ist besonders bei wunder Nasenschleimhaut das *Rhinodoron®-Nasenspray* empfehlenswert. Noch anhaltender wirksam ist das *Weleda Heuschnupfenspray*, das potenzierten Zitronen- und Quittensaft enthält. Es ist auch dann sehr sinnvoll, wenn neben

… werden durch Kochsalzsprays vermieden

einer Virusinfektion eine zusätzliche Allergiebelastung (z. B. gegenüber Hausstaubmilben) besteht.

Nasenduschen mit Salzwasser helfen bei Nasenverstopfung durch trockene Borken

Wenn der Schnupfen fortgeschrittener ist und borkige Krusten die Nase verstopfen, so sind Nasenduschen mit Salzwasser die wirksamste Maßnahme. In der Apotheke kann man ein einfaches Gerät (z. B. die «Emser® Nasendusche») für wenig Geld kaufen. Dies ist ein Behälter mit Ansatz für ein Nasenloch. Der Behälter wird mit Salzwasser gefüllt, das man selbst zubereiten kann, indem man gerade so viel Salz zugibt, dass die Flüssigkeit nach Tränen schmeckt. Wenn etwas mehr Salz im Spülwasser als in den Körperflüssigkeiten ist (und es somit etwas salziger als Tränen schmeckt), kann die Flüssigkeit osmotisch den gequollenen Schleimhäuten Wasser entziehen und dadurch die Zugänge zu den Nebenhöhlen frei machen, was zu schneller Beschwerdenlinderung führen kann. Körperwarm lässt man diese Lösung in ein Nasenloch einlaufen, durch das andere läuft sie dann heraus und spült dabei Borken aus. Durch Vorbeugen des Kopfes vermeidet man, dass die Flüssigkeit in den Rachen rinnt.

Nasensalbe

Gut kann auch die Gabe von *Nasenbalsam Wala* oder *Schnupfen-Creme Weleda* sein. Die Salbengrundlage pflegt die gereizten Nasenschleimhäute, während ätherische Öle eine Befreiung der Nasenatmung bewirken. Sauerdorn-(Berberis-)Auszüge, die im Nasenbalsam enthalten sind, straffen und formen die verquollene Schleimhaut. Eine rasche Befreiung der Nase erreicht man oft auch durch einen Tropfen Pfefferminzöl, den man unter der Nase einreibt. Alle ätherischen Öle (und auch die genannten Salben) sollte man aber nicht bei Säuglingen einsetzen, da bei ihnen befürchtet wird, dass durch Reflexe ein Atemstillstand ausgelöst werden könnte.

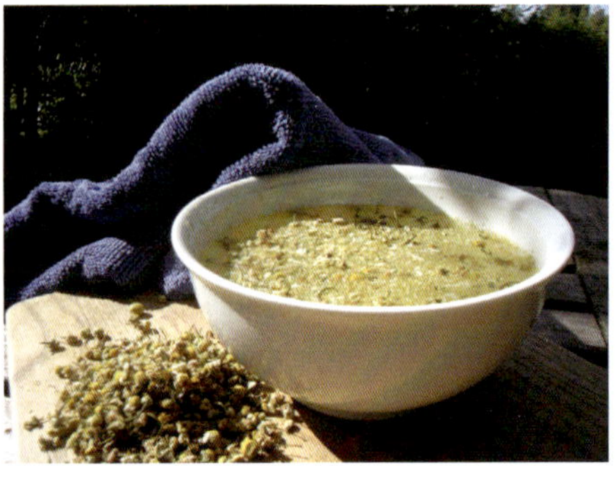

Ein Kamillendampfbad kann sehr wohltuend wirken. Da es die Nasenschleimhäute austrocknet, sollte man es aber nicht häufiger als zwei- bis höchstens dreimal am Tag durchführen.

Wenn die Schleimhäute durch einen schon lange anhaltenden Schnupfen überfordert sind und dazu neigen, rissig und blutig zu werden, scheint mir vitaminhaltiges *Coldastop®-Nasenöl* besonders geeignet zu sein.

Schließlich muss man die beliebten *Kamillendampfbäder* erwähnen. Bei ihnen gießt man kochendes Wasser in eine Schüssel, in der eine kleine Hand voll trockener Kamillenblüten oder 2 bis 3 Kamillenteebeutel liegen. Man breitet ein Handtuch über die Schüssel und streckt schließlich den Kopf unter das Tuch, der nun wie in einem Zelt dem aufsteigenden Kamillendampf ausgesetzt ist. Diese Maßnahme ist oft recht angenehm, da sie die Nase rasch befreit und Kopfschmerzen dadurch zurückgehen. Man muss allerdings sehr auf Standfestigkeit der Schüssel achten und sollte ein Dampfbad auch bei unruhigen Kindern vermeiden, da eine Verbrühung durch eine umstürzende Schüssel mit heißem Wasser weit schlimmer ist, als es der Schnupfen war. So angenehm ein Kamillendampfbad sein kann, so sollte man es doch nicht häufiger als zwei- bis höchstens dreimal pro Tag durchführen, da es die Nasenschleimhäute austrocknet.

Kamillendampfbad nicht zu oft durchführen

Nasennebenhöhlenentzündung

Die Nasennebenhöhlen entwickeln sich erst im Verlauf der Kindheit und sind erst beim Erwachsenen voll entfaltet. Kleine Kinder können deshalb noch keine Nebenhöhlenentzündungen bekommen. Diese Erkrankungen gehen eigentlich immer aus einem Schnupfen hervor und sind meist durch eine länger bestehende Überforderung oder Erschöpfung verursacht. Ab und an ist aber auch eine vereiterte Zahnwurzel an einer Nasennebenhöhlenentzündung (fachsprachlich Sinusitis) schuld. Man sollte deshalb immer die Zahnreihen abtasten und bei Druckschmerzhaftigkeit einen Zahnarzt hinzuziehen. Sinusitiden zeichnen sich durch starke Kopfschmerzen im Stirn-, Kiefer- oder Augenbereich aus. Oft sind diese Regionen auch klopfempfindlich. Charakteristisch ist auch eine Verstärkung der Schmerzen beim Vorbeugen des Kopfes. Da in seltenen Fällen ein Übergreifen der Entzündung auf den Knochen, die Augenhöhle oder gar die Hirnhäute möglich ist, muss immer ein Arzt hinzugezogen werden, der die Erkrankung begleiten muss. Neben den oben im Abschnitt über Schnupfen erwähnten Maßnahmen hilft oft die Einnahme von *Silicea comp. Glob.* (alle 2 Stunden 5 Globuli). Bewährt hat sich auch *Sinupret*®, ein pflanzliches Arzneimittel, das neben schleimlösenden Kräutern Bitterkräuter wie Enzian enthält. Tatsächlich kann man Zusam-

Folgen eines Schnupfens oder vereiterter Zahn?

Oft helfen Bitterkräuter

menhänge zwischen unzureichender Verdauung (auf die Bitterstoffe wirken) und Sinusitiden sehen. Es kann daher auch hilfreich sein, bittere Gemüse wie Chicorée oder Radicchio zu essen, wenn man zu Nebenhöhlenentzündungen neigt.

Meerrettich-kompressen

Sehr hilfreich sind auch *Meerrettichkompressen*. Hierzu reibt man eine Meerrettichwurzel, schlägt den Brei in ein Stofftaschentuch und legt dies auf den am stärksten schmerzenden Bereich oder in den Nacken. Man kann aber auch Meerrettich aus dem Glas verwenden, den es z. B. in Naturkostläden zu kaufen gibt. Nach kurzer Zeit wird ein deutliches Brennen der Haut auftreten, das man nicht länger als eine Minute aushalten wird. Anschließend tupft man die Haut mit einem nassen Lappen ab und trägt etwas Öl auf. Eine Anwendungsanleitung findet man auch unter www.pflege-vademecum.de.

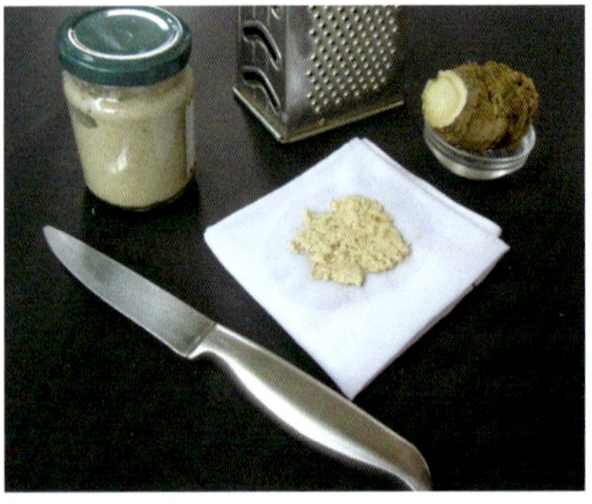

Meerrettich für eine Kompresse kann frisch gerieben oder einem Glas entnommen werden. Mit einem Messer trägt man ihn auf ein Taschentuch auf.

Milder als eine Meerrettichkompresse wirkt die aus derselben Pflanze hergestellte *Cochlearia-armoracia-10 %-Salbe,* die angenehm durchwärmt, wenn sie zwei- bis dreimal täglich über den Nebenhöhlen aufgetragen wird.

Noch etwas intensiver als eine Meerrettichkompresse wirkt eine *Senfnackenkompresse*. Man streut dazu auf ein Stofftaschentuch eine Lage Senfmehl und schlägt den Senf vollständig in das Tuch ein. Wie auf Seite 132 beschrieben taucht man das Tuch dann in lauwarmes Wasser, wringt es aus und lässt es 5 bis 10 Minuten auf dem Nacken liegen. Anschließend wird abgewaschen und mit etwas Öl eingerieben. Wiederum muss man die Haut kontrollieren, die sich deutlich röten soll, Blasenbildungen müssen aber vermieden werden.

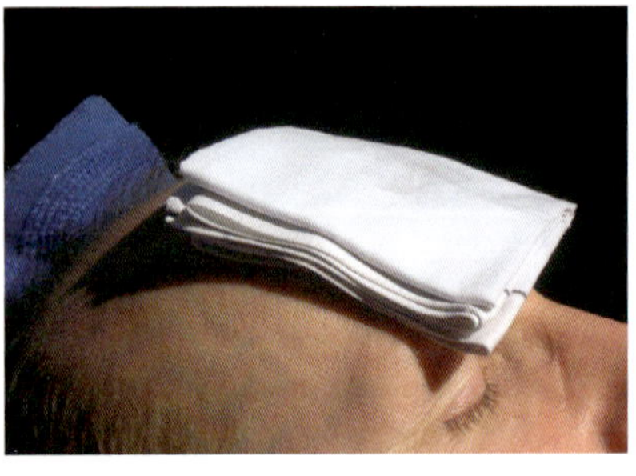

Für etwa eine Minute legt man das Tuch auf die Stirn, auf die Region neben der Nase oder in den Nacken.

Die besondere Wirksamkeit der auf den vorigen Seiten beschriebenen Salzspülungen sei noch einmal betont. Da es vor allem in verstopften und nicht mehr belüfteten Nebenhöhlen zu Entzündungen kommt, spielen anaerobe Bakterien, die Sauerstoffzufuhr nicht vertragen, eine besondere Rolle. Alle

Maßnahmen, welche die Belüftung verbessern, wirken sich daher sehr günstig aus und helfen sogar oft besser, als dies Antibiotika könnten.

Heileurythmie

Bei häufig wiederkehrender Nebenhöhlenentzündung ist *Heileurythmie* sehr hilfreich. Dies ist eine Bewegungstherapie, die von Rudolf Steiner, dem (neben Ita Wegman) Begründer der Anthroposophischen Medizin, entwickelt wurde. Hinsichtlich der Einzelheiten sollte man einen anthroposophischen Arzt zu Rate ziehen.

Mittelohrentzündung

Starke Ohrenschmerzen erfordern einen Arztbesuch

Jede fünfte akute Atemwegserkrankung bei Kindern geht in eine Mittelohrentzündung über. Bei der Mittelohrentzündung treten oft relativ plötzlich starke Ohrenschmerzen auf. Oft geht ein Infekt der oberen Luftwege und Schnupfen voraus. Dies führt zu einer Minderbelüftung des Mittelohres, was wesentliche Ursache der Mittelohrentzündung ist. Bei Säuglingen muss man bei starkem und anhaltendem Schreien einen Verdacht auf Mittelohrentzündung haben. Die endgültige Diagnose kann nur durch den Arzt gestellt werden, der mittels eines Ohrenspiegels das Trommelfell beurteilen kann. Bis zur Konsultation des Arztes kann man die Beschwerden durch ein «*Zwiebelsäckchen*» lindern. Man hackt hierzu ¼ bis ½ Zwiebel und schlägt die Zwiebelwürfel in ein Taschentuch ein, dann quetscht man die Zwiebeln etwas, damit Saft austritt, und erwärmt das Ganze in einem Sieb über kochendem Wasser oder zwischen zwei Wärmflaschen etwa auf Körpertemperatur und legt das Säckchen auf das betroffene Ohr. «Nebenwirkung» dieses Verfahrens ist ein starker Zwiebelgeruch. Innerlich kann man das schon erwähnte *Silicea comp.* (alle Viertelstunde 3 bis 5 Globuli) und *Apis/Levisticum II* im Wechsel geben.

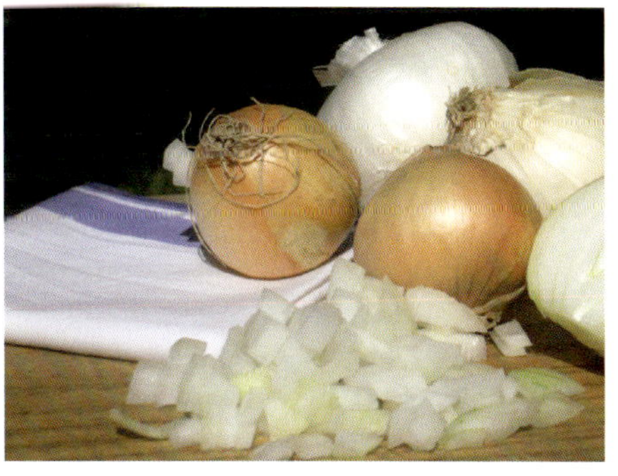

Die Zutaten für ein «Zwiebelsäckchen»

Glücklicherweise heilen die meisten Mittelohrentzündungen ohne Anwendung eines Antibiotikums, da meistens keine bakterielle Entzündung vorliegt. Nur bei dieser könnte ein Antibiotikum helfen, meist liegt aber ein Virusinfekt

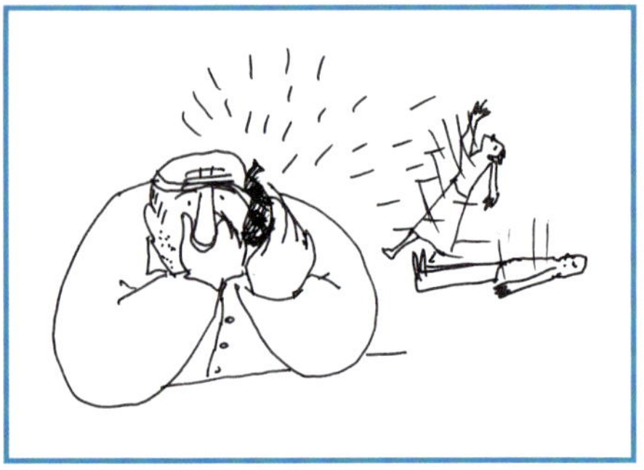

Der Zwiebelwickel lindert Ohrenschmerzen, kann aber geruchliche Nebenwirkungen haben.

zugrunde. Dennoch wird in Deutschland häufig «vorbeugend» ein Antibiotikum verordnet, in den Niederlanden erfolgt dies in weniger als einem Drittel der Fälle. Eine Studie hat gezeigt, dass 17 Kinder mit Mittelohrentzündung sofort nach Diagnosestellung mit einem Antibiotikum behandelt werden müssten, damit bei einem Kind ein Fortbestehen der Beschwerden nach dem zweiten Krankheitstag verhindert werden kann.[40] In den Niederlanden wurden im Rahmen einer Studie[41] 4.860 Kinder mit einer Mittelohrentzündung zunächst ohne Antibiotika behandelt. Nur bei zwei Kindern kam es zu einer potenziell gefährlichen Knochenbeteiligung (Mastoiditis), die glücklicherweise durch Antibiotika gut behandelbar war. Nach Meinung eines Kommentators des angesehenen (schulmedizinischen) «British Medical Journal» sollte man in der Regel vor der Gabe eines Antibiotikums erst einmal drei Tage warten. Meist klingt die Krankheit bis dahin ohnehin ab. Zwischenzeitlich hat sich dieses Vorgehen auch bei uns weitgehend durchgesetzt. Seit der letzten Auflage ist beispielsweise die «Leitlinie bei HNO-Infektionen» erschienen, die dazu rät, in der Regel primär bei Mittelohrentzündung auf eine Antibiotikagabe zu verzichten. Man sollte mit dem Arzt besprechen, ob er einem solchen Vorgehen im individuellen Fall zustimmen kann. Keinesfalls sollte man aber eine Mittelohrentzündung ohne Arzt behandeln, da gefährliche Komplikationen möglich sind und eine engmaschige Kontrolle erforderlich ist. In jedem Fall sollte man einen begleitenden Schnupfen wie oben beschrieben behandeln.

Keine Behandlung ohne Arzt!

Häufige Folge einer Mittelohrentzündung – auch wenn ein Antibiotikum gegeben wurde – ist ein *Paukenhöhlenerguss*. Entzündung und Schmerz sind dann abgeklungen, es ist aber noch die eustachische Röhre verschwollen, die das Mittelohr mit dem Nasen-Rachen-Raum verbindet. Flüssigkeit bleibt dann im nicht richtig belüfteten Mittelohr zurück. Die Hörfähigkeit kann dann deutlich beeinträchtigt sein. Man kann versuchen, durch Gabe von *Levisticum D10* (2-mal täglich 5 Globuli oder Tropfen) und *Kalium muriaticum D5* (3-mal 5 Tropfen) die Belüftung wieder herzustellen. Sollte das nicht ausreichend helfen, so

Beeinträchtigte Hörfähigkeit

kann oft das Organpräparat *Tuba auditiva Gl D15*, von dem man täglich abends eine Ampulle oral einnimmt, gut helfen. In der schon erwähnten «Apotheke an der Weleda» kann unter dem Namen *Levisticum-Paukenmischung* eine von den Kinderärzten G. Soldner und H. M. Stellmann entwickelte Komposition homöopathischer Mittel bestellt werden, die in einer Dosierung von 3-mal 5 bis 10 Tropfen oft auch in hartnäckigen Fällen hilft. Über dieselbe Quelle kann auch *Oleum salviae 10%* bezogen werden. Durch dreimal wöchentliche Ganzeinreibung des Kindes konnte die Rate von Operationen zur Belüftung des Ohres deutlich gesenkt werden. Wenn die Hörfähigkeit nach einer Woche noch wahrnehmbar beeinträchtigt ist, kann der (HNO-)Arzt durch Einblasen von Luft («Politzern») manchmal die Situation bessern. Regelmäßiges Aufblasen von Luftballons kann denselben Effekt haben, weil dabei der Druck im Nasen-Rachen-Raum erhöht wird und dadurch eine bessere Belüftung des Ohres ermöglicht werden kann. Gelegentlich ist es erforderlich, durch einen Schnitt im Trommelfell und eventuelles Einlegen eines Röhrchens das Mittelohr von Flüssigkeit zu befreien. Dies ist vor allem dann angezeigt, wenn durch die beeinträchtigte Hörfähigkeit eine Sprachentwicklungsverzögerung droht oder das Kind in der Schule dadurch Schwierigkeiten hat, dem Unterricht zu folgen.

Belüftung des Ohres

Reizung der Augen

Sehr häufig kommt es im Rahmen grippaler Infekte und anderer Viruserkrankungen der Luftwege auch zu Reizungen der Bindehaut der Augen. Es besteht dann häufig ein Fremdkörpergefühl («wie Sand in den Augen») oder Brennen, Lichtempfindlichkeit und Rötung. Prinzipiell können ähnliche Symptome auch auf andere und zum Teil ernsthafte Augenerkrankungen wie z. B. Hornhautentzündung bei einer Herpesinfektion oder – vor allem in höherem Lebensalter – ein akutes Glaukom (grüner Star) hindeuten. Wenn die beschriebenen Symptome aber im Rahmen eines Atemwegsinfektes auftreten, sind die Erscheinungen in den allermeisten Fällen harmlos. Sollte es aber trotz Behandlung zu einer Verschlimmerung oder nach spätestens drei Tagen nicht zu einer deutlichen Besserung kommen, so muss ärztlicher Rat eingeholt werden.

Verschiedene Ursachen möglich

Ganz von selbst wird man Faktoren wie helles Licht oder Luftzug, welche die Augen zusätzlich reizen können, meiden. Sehr hilfreich ist

Augentrost

das Augentrost, *Euphrasia*. Die Blüten dieser hübschen kleinen Pflanze wirken selbst fast ein wenig augenartig. Besonders wirksam sind Augentropfen mit niedrigen Potenzen des Pflanzenauszuges. Ich bevorzuge Einmaldosis-Augentropfen, weil diese keine Konservierungsmittel enthalten, die selbst die Augen reizen können, und weil sie neben dem Pflanzenauszug eine Salzlösung enthalten, die weitgehend den Tränen entspricht. Die Lösung darf aber nach Anbruch maximal einen halben Tag aufbewahrt werden, da Bakterien, die sich darin entwickeln können, für das Auge gefährlich wären. Solche *Euphrasia-Augentropfen* in Einmaldosis-Behältern gibt es von den Firmen Wala und Weleda; 2- bis 3-mal täglich gibt man einen Tropfen in jedes

Richtige Anwendung

Auge. Die Applikation gelingt leicht, wenn man mit der einen Hand das Unterlid herabzieht, nach oben blickt und dann (ohne das Auge zu berühren) durch Druck auf den in der anderen Hand gehaltenen Augentropfenbehälter einen Tropfen einträufelt. Im preisgünstigeren Mehrfachdosisbehälter liefert die Weleda Euphrasia-Augentropfen aus, die aber – vor allem bei schon primär stark gereizten Augen – brennen können, weil die verwendete Salzlösung stark von der Zusammensetzung der Tränenflüssigkeit abweicht.

Wer Augentropfen vermeiden möchte, kann *Euphrasia e pl. tota D4 Globuli* (3- bis 5-mal täglich 5) einnehmen.

Wenn gleichzeitig mit den Augensymptomen ein Fließschnupfen besteht, der die Haut im Nasenbereich sehr reizt, können *Allium cepa e bulbo D3 Globuli*, die aus der Küchenzwiebel bereitet wurden, in gleicher Dosierung besser wirksam sein. Schließlich kann *Pulsatilla* (siehe Seite 107) bei Augenreizungen helfen.

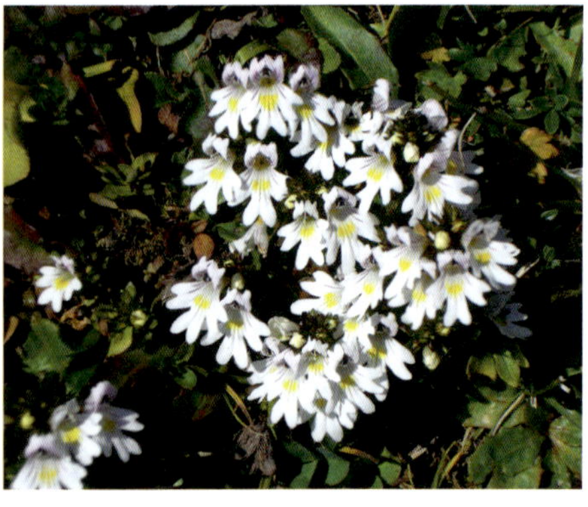

Die Blüten des Augentrostes (Euphrasia) wirken selbst fast ein wenig augenartig.

Halsweh

Halsschmerzen gehören in mehr oder minder starker Form zu den meisten Erkältungskrankheiten. Stehen sie dagegen ganz im Vordergrund, ist das Schlucken sehr beeinträchtigt und sind die Lymphknoten im Kieferwinkel druckschmerzhaft und deutlich geschwollen, so könnte eine Mandelentzündung vorliegen. In diesem Fall sieht man die beidseits am Rand des Gaumenbogens gelegenen Gaumenmandeln deutlich geschwollen und gerötet, wenn man mit einem Lämpchen in den Mund leuchtet. Vielleicht sind die Mandeln sogar mit gelblichen Eiterstippchen belegt. Sind diese Zeichen vorhanden, so sollte man einen Arzt hinzuziehen, da es ein paar Gefahren auszuschließen gilt.

Mandelentzündung

Nicht selten stecken hinter einer Mandelentzündung Bakterien, die auch Erreger des Scharlachs sind, die sogenannten β-haemolysierenden Streptokokken der Gruppe A. «β-haemolysierend» bedeutet, dass sie in der Laborkultur Schafsblutkörperchen aufzulösen vermögen. Bei Erkrankungen durch diese Erreger drohen – auch nach Abklingen der Halsschmerzen – «Nachkrankheiten» an Herz, Gelenken und Nieren. Vor Jahrzehnten waren diese Nachkrankheiten viel häufiger, als sie es heute sind. Dies liegt nicht allein daran, dass heute häufig Antibiotika gegen diese Erreger verwendet werden, sondern auch an einer Wandlung der Erreger selbst. Da diese Nachkrankheiten aber bleibende Schäden hinterlassen können, ist unbedingt ärztliche Begleitung erforderlich. Ruhe muss auch dann gehalten werden, wenn eine antibiotische Behandlung erfolgt. Es sind vielfältige Hilfen mit potenzierten Heilmitteln möglich, die aber vom Arzt verordnet werden sollen und deshalb hier nicht dargestellt werden. Jedenfalls sollte ein Arzt feststellen, ob eine solche Streptokokken-Mandelentzündung vorliegt, und ggf. einen Rachenabstrich durchführen. Das wird empfohlen, wenn im «Centor-Score» von den Kriterien «Temperatur über 38,5 °C», «eitrige Mandelbeläge», «geschwollene Kieferlymphknoten» und «fehlender Husten» mindestens drei erfüllt sind. Hierzu wird mit einer Art Wattestäbchen etwas Schleim aus dem Rachen entnommen und anschließend untersucht. Sollten die erwähnten Keime nachgewiesen werden, so muss sorgfältig erwogen werden, ob man auf ein Antibiotikum verzichten kann oder dieses doch benötigt.

Nachkrankheiten durch Streptokokken

Mögliche bleibende Schäden

Bei anderen Mandelentzündungen (vor allem solchen, die durch Staphylokokken hervorgerufen werden) kann es ab und an zur Abszessbildung kommen. Hinweis darauf ist es, wenn das Schlucken fast unmöglich wird und eventuell eine Vorwölbung im Mandelbereich zu

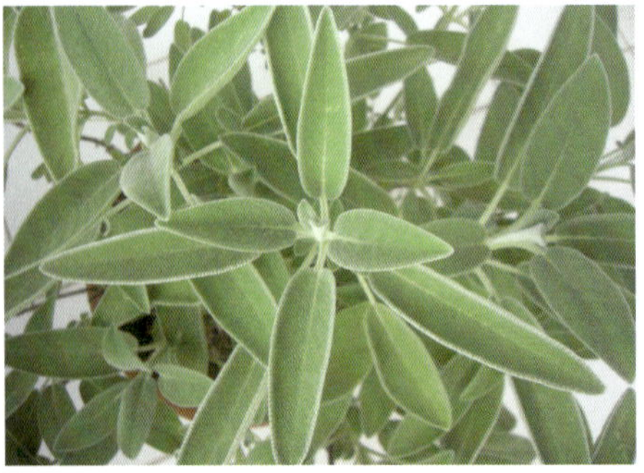

Salbei hilft bei Halsweh.

sehen ist. In diesem Fall muss umgehend ein Arzt hinzugezogen werden, da es sich um eine gefährliche Komplikation handelt.

Das übliche Halsweh im Rahmen einer Erkältungskrankheit oder Grippe kann aber gut selbst behandelt werden. In leichten Fällen helfen gelegentlich schon Salbeipastillen, die regelmäßig gelutscht werden. Besonders wirksam ist es, immer wieder an einem frischen Salbeiblättchen aus dem Garten oder vom Balkon zu kauen, das man zwischendurch zwischen Zahnreihe und Wangenschleimhaut aufbewahrt. Auch *Salbeitee* (1 Teelöffel auf 1 große Tasse kochendes Wasser, 5 Minuten ziehen lassen), mit dem man gurgelt, wenn er abgekühlt ist, hilft gut. Wichtig ist es, bei der Zubereitung des Salbeitees die Tasse abzudecken, da die wirksamen ätherischen Öle sich sonst leicht verflüchtigen.

Zitronenhalswickel

Sehr wohltätig sind auch *Zitronenhalswickel*. Da die ätherischen Öle der Zitronenschale neben dem Saft wichtig sind, muss man ein etwas kompliziertes Verfahren anwenden: Man ritzt die Schale einer Zitrone rautenförmig ein, schneidet eine Hälfte der Zitrone in Scheiben, übergießt diese mit ¼ l kochendem Wasser und drückt die Zitronenscheiben unter Wasser mit einem Glas mit flachem Boden aus. Das Wickeltuch wird auf die richtige Größe gefaltet, sodass es den Hals gerade gut bedeckt. Man schlägt das Tuch in eine Stoffserviette und hängt das Ganze in das heiße Zitronenwasser. Die beiden Enden der Serviette taucht man nicht ins Wasser, damit man mit ihrer Hilfe das eigentliche Wickeltuch auswringen kann, ohne sich die Finger zu verbrennen. Das Wickeltuch wird dann so heiß, wie es ertragen wird, um den Hals gelegt und mit einem weichen Wolltuch bedeckt. Der Wickel wird in der Regel eine halbe Stunde belassen, falls er nicht vorher als unangenehm empfunden wird. Nach Abnehmen des Wickels soll der Patient

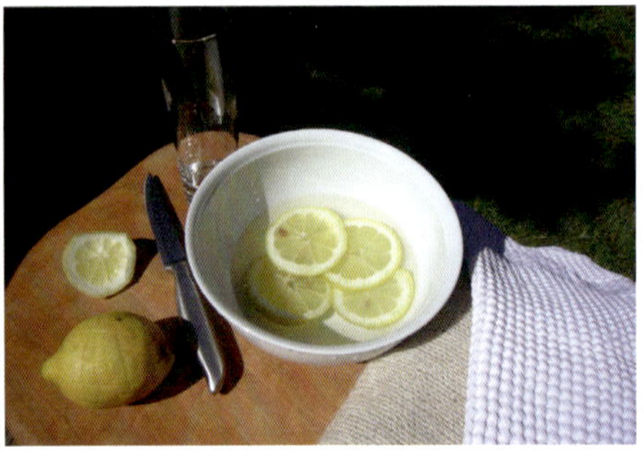

Der Zitronenhalswickel erfordert ein ganz bestimmtes Verfahren bei der Zubereitung, damit die ätherischen Öle zur Wirkung kommen können, dafür ist er aber sehr wohltuend.

noch eine halbe Stunde ruhen. Bei sehr akutem Halsweh kann auch zunächst einmal ein kühler Zitronenhalswickel angenehm sein, bei dem man prinzipiell gleichartig verfährt, aber lauwarmes bis kühles Wasser verwendet.

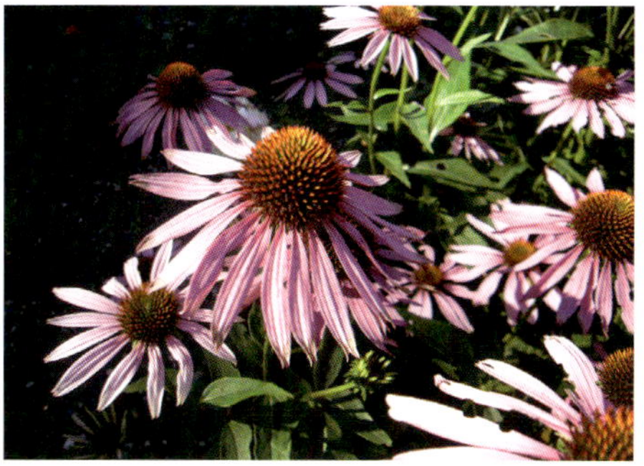

Echinacea

Auch beim Halsweh kann eine *Senfmehlkompresse* im Nacken lindernd wirken, wie sie im Kapitel über Nasennebenhöhlenentzündung beschrieben ist (siehe Seite 122).

Als Medikamente gegen die Halsschmerzen haben sich *Apis/Belladonna Globuli* und *Erysidoron*® bewährt. Von Ersterem verordne ich anfangs stündlich 5 Globuli, bei Besserung kann man die Einnahme-Intervalle ausdehnen. Ist Eiterung vorhanden oder sind die Lymphknoten im Kieferwinkel deutlich geschwollen, so hilft *Apis/Belladonna cum Mercurio* in gleicher Dosierung besser. Erysidoron® verwendet man zum Gurgeln, wozu 1 Teelöffel auf ½ Glas Wasser gegeben wird. Bei weniger akuten, aber umso anhaltenderen und lästigen Halsschmerzen ist *Echinacea-Mund- und Rachenspray* zu empfehlen, das in den Rachen gesprüht wird (siehe auch Seite 185).

Phytolacca bei heftigen Rachenbeschwerden

Wenn die Rachenbeschwerden sehr heftig sind und eine dunkelrote Verfärbung zu beobachten ist, hilft oft *Phytolacca* (die kanadische Kermesbeere) sehr gut. Dieses Mittel lindert dann auch gleichzeitig oft bestehende starke Rücken- und Gelenkschmerzen (vgl. Arnica, Seite 105). Schon an der Pflanze kann man eine Tendenz zu dunkel blau roter Verfärbung wahrnehmen, die sich bei dieser am stärks-

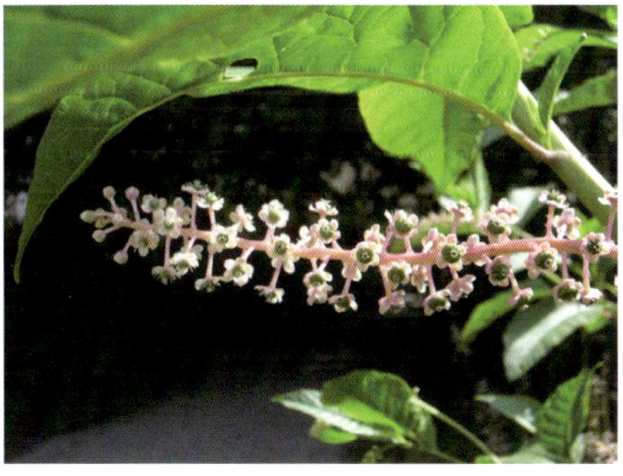

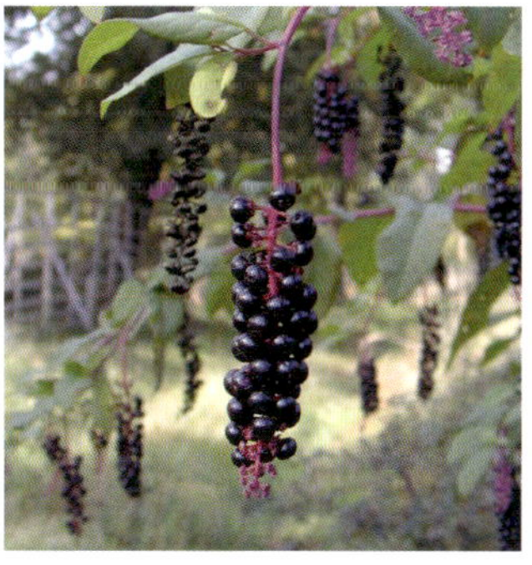

Blüten und Früchte der Phytolacca

ten in der tiefdunklen und zum Wollefärben verwendeten Frucht, beim Patienten aber am verfärbten Rachen findet.

Kann ein kleines Kind den Speichel nicht mehr schlucken, so könnte eine lebensbedrohliche Kehldeckelentzündung die Ursache sein

Als Besonderheit bei kleinen Kindern muss schließlich noch die akute Kehldeckelentzündung (Epiglottitis) erwähnt werden. Hier kommt es zu einer Entzündung des Kehldeckels, der beim Schlucken den Kehlkopf verschließt. An dieser Entzündung sind meistens Haemophilus-influenzae-Bakterien beteiligt. Diese Krankheit ist gefährlich und als Notfall zu betrachten. Leitende Hinweise sind eine rasche Verschlechterung des Allgemeinzustandes des Kindes, das oft schwer krank wirkt, und eine weitgehende Schluckunfähigkeit, sodass der Speichel aus dem Mund läuft. Die Sprache ist kloßig, als habe das Kind eine heiße Kartoffel im Mund. Rasch kann sich Atemnot entwickeln, da der schwellende Kehldeckel die Atemwege beengt. Besteht Verdacht auf diese Erkrankung, so muss umgehend ein Arzt gerufen werden.

Lungenentzündung

Erste Anzeichen: Atembeschwerden

Zeichen einer Lungenentzündung können zunehmende Atemnot, Beschleunigung des Atems, Schmerzen beim Atmen oder zunehmende Schwäche sein. Die «klassische» Lungenentzündung, die durch Pneumokokken verursacht wird, ist an solchen Zeichen leicht zu erkennen. Auch fehlen bei ihr Husten und hohes Fieber in der Regel nicht. In den letzten Jahren treten aber vermehrt «atypische» Lungenentzündungen auf, die durch früher seltene andere Erreger mitverursacht werden. Hier kann Fieber ebenso wie andere typische Symptome fehlen, es besteht aber meistens zumindest Husten und vor allem eine starke Abgeschlagenheit, die zunächst unerklärlich ist.

Eine schwere Erkrankung – doch auch Chance für eine langfristige Stabilisierung der Gesundheit

Lungenentzündungen sind schwere Erkrankungen, im hohen Lebensalter werden sie nicht selten zur Todesursache. Andererseits kann das Durchmachen einer Lungenentzündung eine wesentlich kräftigende Wirkung haben (wenn die Überwindung nicht gut gelingt, kann allerdings auch das Gegenteil der Fall sein). Vor Jahren habe ich bei einer immer etwas zum Kränklichsein neigenden Mutter im mittleren Lebensalter eine Lungenentzündung ohne Antibiotikum behandelt. Dies war allerdings nur möglich, weil ihr Mann sie vollständig entlasten und Bettruhe sicherstellen konnte. Anfangs kam ich täglich, um die Patientin abzuhorchen, den Krankheitsverlauf zu überwachen und Spritzen zu geben, später war dies nur noch jeden zweiten Tag nötig. Nach Überwindung der Krankheit fühlte sich die Frau so gesund wie seit Jahren nicht mehr, und sie blieb es bisher. Ein solches Vorgehen ist immer Chance und Wagnis, es erfordert Mut vom Patienten wie vom Arzt. Wenn keine engmaschige Kontrolle und Begleitung möglich ist, wird es besser sein, ein Antibiotikum zu geben. Wenn man sich auf ein Durcharbeiten der Krankheit ohne solches Eingreifen einlässt und lediglich die Kräfte des Patienten selbst unterstützt und leitet, sind sorgfältig ausgeführte äußere Anwendungen – vor allem der *Senfmehlbrustwickel* – unverzichtbar.

Bei Lungenentzündung muss immer ein Arzt hinzugezogen werden

Senfbrustwickel

Der Senfbrustwickel führt zu einer Durchwärmung der Brustregion, er vertieft und erleichtert die Atmung und ermöglicht leichteres Abhusten. Daher ergänzt er oft andere Behandlungsmaßnahmen sehr gut. Vor der Antibiotika-Ära war er eine der ganz zentralen Maßnahmen der Behandlung von Lungenentzündungen, und eine – inzwischen in vorgerücktem Alter stehende – Kinderkrankenschwester, die einst die erste Intensivstation für Frühgeborene in Deutschland leitete, berichtete, dass sie früher regelmäßig in der Klinik Senfwickel anlegte. Man sollte sich mit dem behandelnden Arzt absprechen, ob der Senfbrustwickel zusätzlich zu den anderen Behandlungen durchgeführt werden soll, in unserer Praxis machen wir dies fast immer. Eine Ausnahme stellen entzündliche Hautveränderungen oder Verletzungen der Haut dar. Auch bei intakter Haut brennt dieser Wickel, was durchaus erwünscht ist, zumal gerade hierdurch auch eine sehr willkommene Atmungsvertiefung eintritt. Auch bei einer Bronchitis mit drohender Weiterentwicklung zur Lungenentzündung ist dieser Wickel hilfreich.

«Brennen» erwünscht

Bei sehr alten oder geschwächten Patienten kann der Senf zu aggressiv wirken, weshalb bei ihnen der Ingwer- oder der kaum wärmende, aber die Durchluftung der Lunge fördernde Schafgarbenbrustwickel besser sein können, von denen noch berichtet wird.

Für die erste Anwendung sollten Sie sich die Ausführung des Senfwickels durch den Arzt zeigen lassen. Eine sehr gute Anleitung finden Sie auch unter dem Stichwort «Senf-Thoraxwickel» unter www.pflegevademecum.de. Als Erinnerungshilfe ist die Anwendung auf den folgenden Seiten dargestellt.

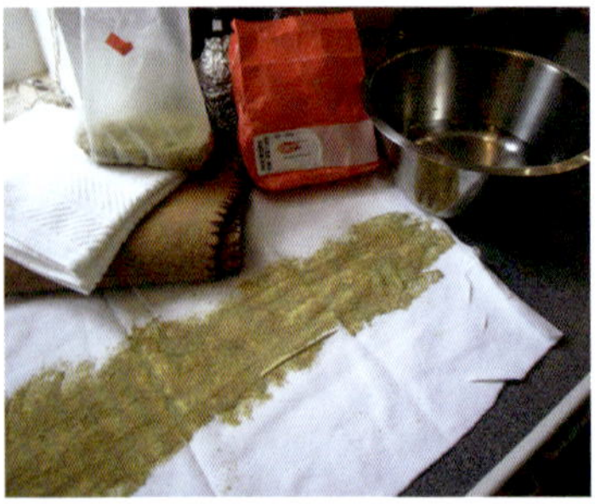

1 Sie benötigen: ein dünnes Baumwolltuch, das dreimal so breit sein soll wie der Bezirk auf der Brust, auf den der Wickel aufgelegt wird, ein Handtuch, möglichst ein Wolltuch, Senfmehl (ausführlich im Kapitel Senffußbad beschrieben, siehe Seite 62 f.), eine Schüssel, gegebenenfalls ein Papiertaschentuch, Watte oder etwas Vaseline.
Wenn der Wickel in der Nähe der Achseln oder Brustwarzen angewendet werden soll, muss man diese mit einem Papiertaschentuch, Watte oder Vaseline abdecken.

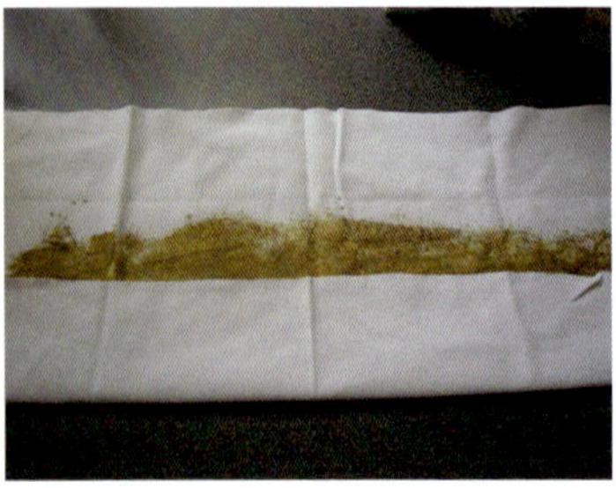

2 Das Senfmehl wird in einem breiten Streifen so auf das Tuch gestreut, dass dieses eben bedeckt ist.

3–5 Anschließend wird das Tuch so eingeschlagen, dass der Senf nicht mehr herausrieseln kann.

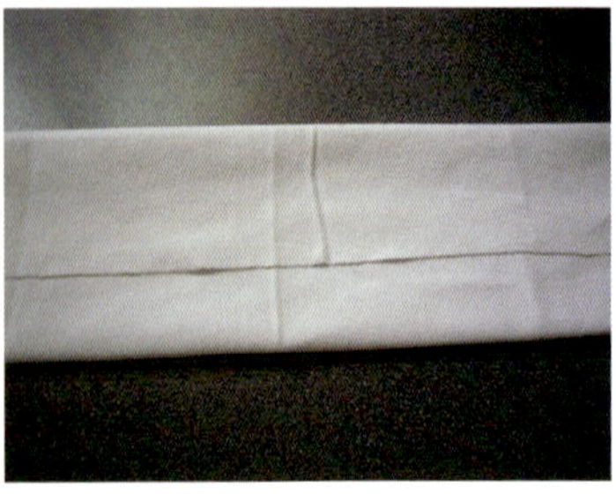

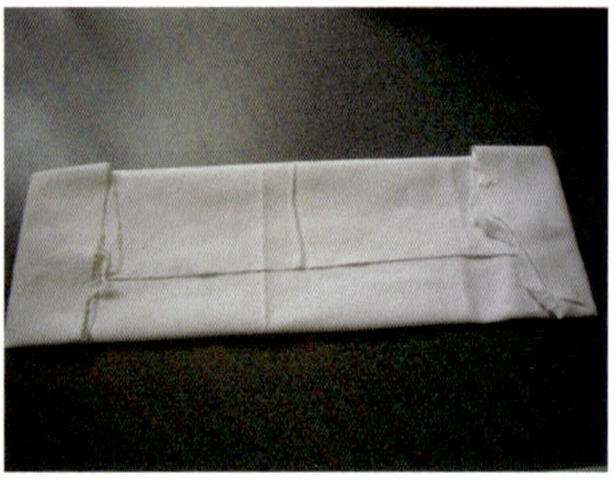

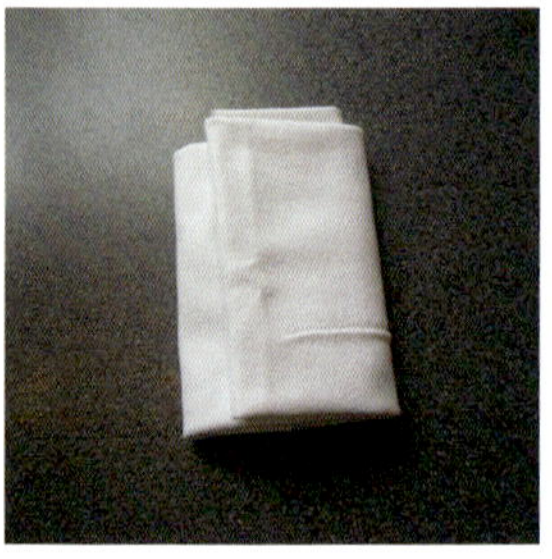

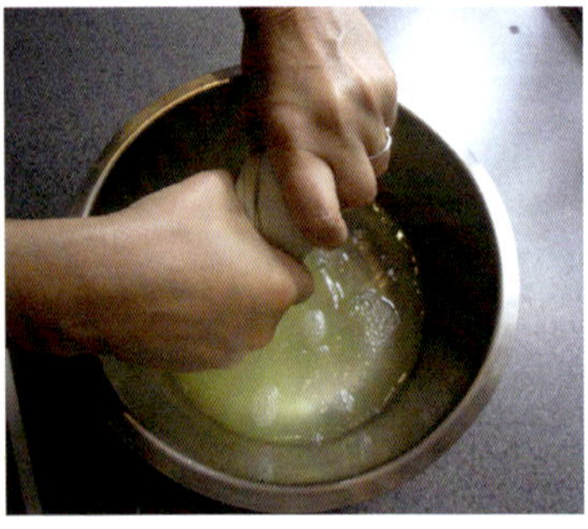

6 Das Tuch wird kurz in warmes Wasser eingetaucht und ausgedrückt.

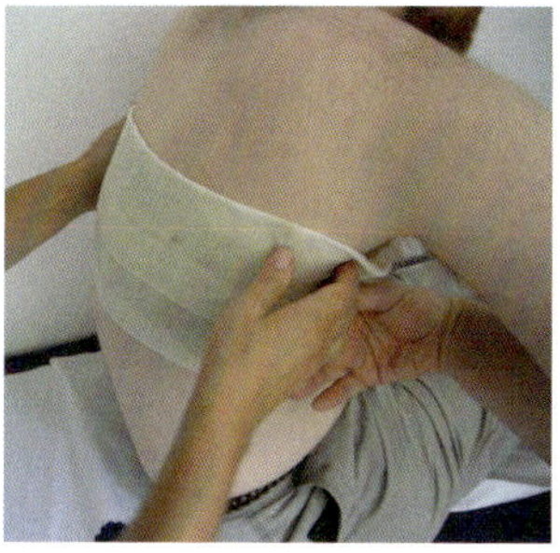
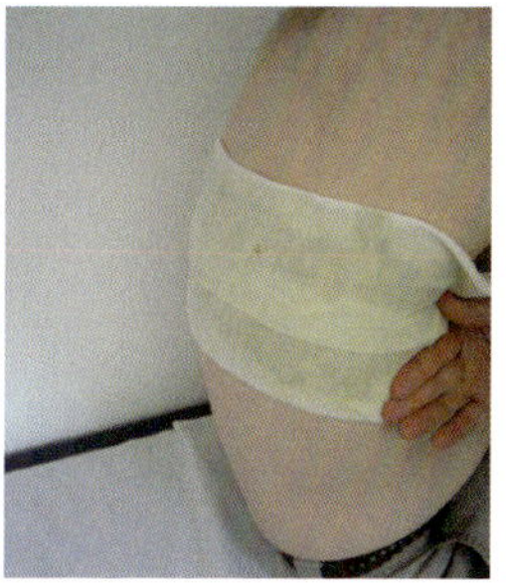

7–8 Dann legt man es auf die vom Arzt angegebene Region des Brustkorbs …

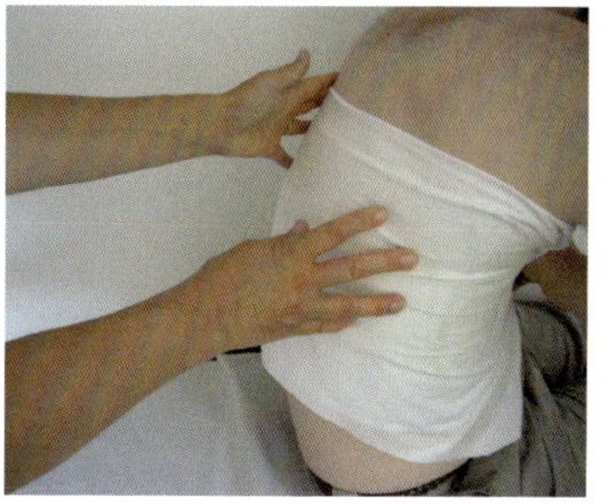

9 … legt ein trockenes (Hand-) Tuch darum …

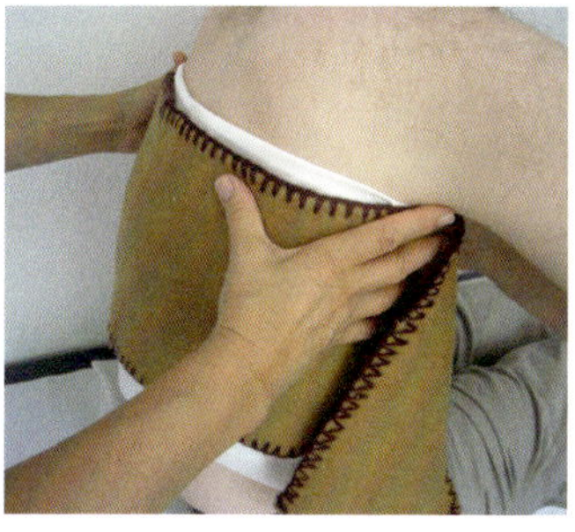

10 … und wickelt alles mit einem Wolltuch (z. B. Schal) ein.

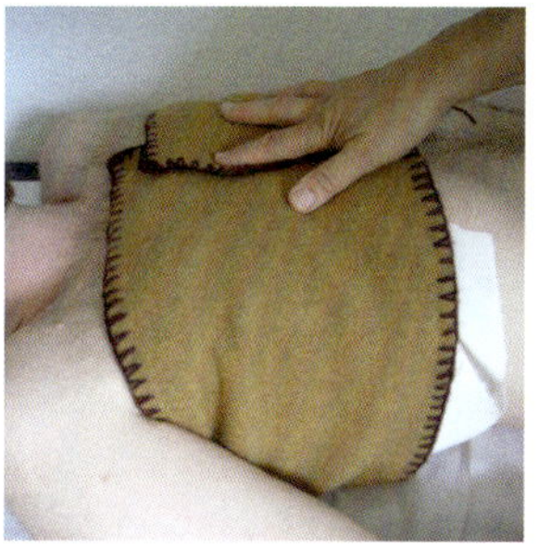

11 Ziemlich schnell kommt es zu einem brennenden Hitzegefühl. Nach genau 3 Minuten schaut man unter das Senftuch, um zu kontrollieren, ob sich die Haut schon rötet. Bei empfindlichen Patienten (z. B. Kindern) nimmt man dann das Tuch ab. Bei Erwachsenen kann der Senfwickel bis zu 10 Minuten liegen bleiben. Man muss aber darauf achten, Hautverbrennungen zu vermeiden.

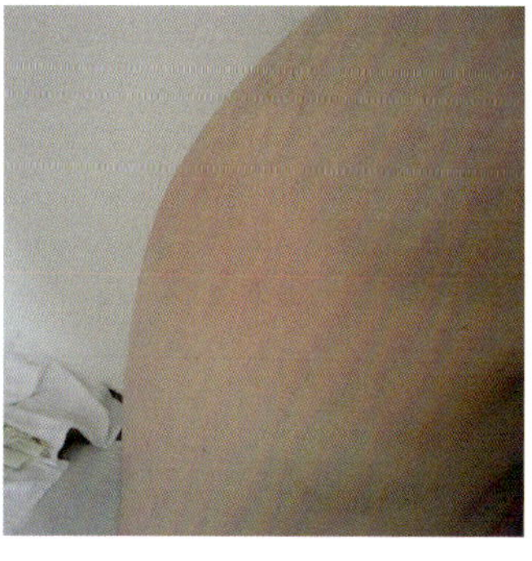

12 Nach der Abnahme soll die Haut erkennbar gerötet sein. Gegebenenfalls anhaftende Senfreste muss man mit einem Lappen entfernen, ohne stärker auf der Haut zu reiben. Empfindliche Haut kann man mit etwas Öl einreiben, was sofort dazu führt, dass das Brennen aufhört.

Anschließend erfolgt Bettruhe. In der Regel wendet man den Senfwickel einmal täglich an. Nach einem Senfwickel beobachten wir bei entsprechender Messung regelmäßig, dass mehr Sauerstoff im Blut ist, und fast immer berichtet der Patient, dass er sich besser fühlt.

Während der Senfwickel bei akuter Entzündung im Lungenbereich und gutem Kräftezustand des Kranken oft eine rasche Besserung herbeiführt, ist bei weniger von heftiger Entzündungsentwicklung geprägter «atypischer» Lungenentzündung und bei älteren Menschen der *Ingwerwickel* günstiger. Bei ihm entwickelt sich die Wärmewirkung langsamer, dafür hält sie länger an. Dieser Wickel ist auch sehr gut gegen eine asthmatische Verkrampfungsneigung der feinsten Bronchien wirksam und entspannt die Atemmuskulatur. Bei Covid-19-Erkrankungen habe ich immer wieder erlebt, wie leichte Atemnot bei ansonsten nicht schwer erkrankten Patienten sich mit diesem Wickel schnell besserte und auch Angstgefühle rasch nachließen.

Ingwerwickel

Einer über 80-jährigen Patientin half der Ingwerwickel immer wieder verblüffend gut. Seit Jahrzehnten leidet sie an einem schweren Asthma und zudem an Aussackungen der Bronchien (Bronchiektasen). Diese sind bei ihr mit einer gegen alle üblichen Antibiotika resistenten Bakterienart besiedelt. Von Zeit zu Zeit kommt es zu einer entzündlichen Verschlechterung, der sich meist noch eine Entgleisung des Asthmas zugesellt. Eigentlich bräuchte die Patientin dann Sauerstoff und die Gabe eines «Reserveantibiotikums», das nur in einer Klinik per Infusion gegeben werden könnte. Das aber lehnte die Patientin wiederholt ab. Glücklicherweise hat eine Kombination innerlich gegebener Arzneimittel und des Ingwerwickels die Patientin bisher immer wieder rasch auf die Beine bringen können.

Durchführung

Im Prinzip wird der Ingwerwickel wie ein Senfwickel durchgeführt. Hier aber wird zunächst 1 Esslöffel Ingwerpulver (aus der Apotheke) mit ca. 300 ml etwa 60 °C heißem Wasser überbrüht und kurz ziehen gelassen. Dann taucht man das Wickeltuch ein, wringt es aus (wobei man am besten Haushaltshandschuhe trägt, um sich nicht zu verbrennen) und legt das ausgebreitete und so abgekühlte Tuch, dass der Patient es verträgt, an seinen Rücken. Ansonsten wird wie beim Senfwickel beschrieben verfahren, man kann den Wickel aber gut ½ Stunde liegen lassen, wonach man den Patienten noch mindestens 10 Minuten nachruhen lässt. Der Wickel wird in der Regel täglich appliziert, wobei aber vor der nächsten Anlage eine etwa bestehende Hautrötung abgeklungen sein sollte. Eine genaue Anleitung ist wiederum unter www.pflege-vademecum.de unter dem Stichwort «Ingwer-Thorax-Rücken-Wickel» zu finden.

Schafgarbenwickel

Schließlich muss hier noch der *Schafgarbenlungenwickel* erwähnt werden, für den ein starker Schafgarbentee aus 1 gehäuften Esslöffel Schafgarbenkraut auf ½ Liter kochendes Wasser die Ausgangssubstanz bildet. Man lässt 5 Minuten ziehen, bevor man das Wickeltuch eintaucht und dann wie oben beschrieben fortfährt. Wieder findet man eine gute Anleitung im Pflege-Vademecum im Internet. Die in ihren Blättern außerordentlich fein durchgestaltete und von entzündungshemmenden Wirkstoffen durchzogene Schafgarbe hilft bei Lungenentzündungen, die Lunge wieder zu strukturieren und Flüssigkeit und Schleim zurückzudrängen, damit die Lungenbläschen sich wieder mit Luft füllen können. Die Patienten werden mit diesem Wickel oft rasch ruhiger und atmen leichter. Besonders bei Patienten, bei denen die stärker Wärme und Blut in den Brustraum leitenden Senf- und Ingwerwickel zu anstrengend wären oder die an einer (latenten) Herzschwäche leiden, hat sich der Schafgarbenwickel bewährt. Sowohl Ingwer- wie auch der Schafgarbenbrustwickel werden auf der Homepage des Pflege-Vademecum in sehr hilfreichen Filmen dargestellt. Man findet diese, wenn man auf «Aktuelles → Corona» klickt.

Gehirnhautentzündung (Meningitis)

Bei Kopfschmerzen oder Nackensteife ist ebenso wie bei raschem Verfall sofortiges Hinzuziehen eines Arztes erforderlich

Eine leichte Mitbeteiligung der Hirnhäute bei Virusinfekten ist nicht selten. Sie kann zu Kopfschmerzen, leichter Übelkeit und ziehenden Nackenschmerzen führen. Vor allem bei «Sommergrippe», die häufig durch Entero- und Echoviren ausgelöst ist, kommen solche Symptome oft vor. Im Zweifelsfall muss aber immer ein Arzt hinzugezogen werden, da bakterielle Hirnhautentzündungen rasches Handeln und frühzeitigen Einsatz hochdosierter Antibiotika erfordern, um sonst bleibende Schäden zu verhindern. Alarmzeichen sind starke Kopfschmerzen, Übelkeit (unter Umständen mit Erbrechen) und Nackensteife sowie Benommenheit. Die Frage, ob eine Nackensteife, ein sogenannter Meningismus vorliegt, prüft man, indem man das Kinn auf die Brust legen lässt. Bei einer Hirnhautentzündung ist dies in der Regel nicht möglich. Eine andere und ergänzende Möglichkeit ist es, das Knie zum Mund zu führen, ihm «einen Kuss» zu geben. Ist dies wegen Schmerzen im Nacken und Rücken nicht möglich, so ist an eine Meningitis zu denken und ein Arzt zu rufen.

Bei Kleinkindern und Säuglingen sind die Zeichen einer Meningitis weniger charakteristisch. Hinweise können rascher Verfall des Allgemeinzustands oder hohes Schreien, vor allem bei Erschütterung, sein.

Eine Lumbalpunktion kann zur Abklärung erforderlich sein

Lässt sich der Verdacht durch ärztliche Untersuchung nicht ausräumen, so wird in der Regel eine Lumbalpunktion veranlasst. Dabei wird mit einer dünnen Nadel im Bereich der Lendenwirbelsäule zwischen zwei Wirbeln eingestochen und etwas Rückenmarksflüssigkeit entnommen. Bei einer Gehirnhautentzündung finden sich dabei charakteristische Veränderungen, z. B. ein zu hoher Eiweißgehalt. Bei einer bakteriellen Meningitis sind auch eine Vermehrung weißer Blutkörperchen und Bakterien nachweisbar.

Ungefährliche Nebenwirkungen

Die Lumbalpunktion ist *keine* gefährliche Maßnahme. Eine oft befürchtete Querschnittslähmung kann dadurch nicht auftreten, weil man auf einer Höhe der Wirbelsäule einsticht, in der kein Rückenmark mehr liegt. Einer prinzipiell nicht auszuschließenden Infektionsgefahr kann man durch peinliche Sterilität vor dem Einstich entgegenwirken. Bei einer Meningitis bewirkt die Lumbalpunktion oft durch Druckentlastung eine rasche Besserung der Kopfschmerzen (allerdings darf bei deutlich erhöhtem Hirndruck eine Lumbalpunktion nicht erfolgen, da lebenswichtige Hirnteile sonst «einklemmen» können). Es kann jedoch auch vorkommen, dass die Lumbalpunktion für einige Tage Kopfschmerzen nach sich zieht. Dies ist dann der Fall, wenn sich das durch die Punktionsnadel verursachte Loch im Rückenmarkssack nicht gleich schließt und noch etwas Liquor cerebrospinalis (Gehirn- und Rückenmarksflüssigkeit) ausläuft. Vor allem beim Aufstehen kommt es dann zu einem Unterdruck, der Kopfschmerzen verursacht. Dies ist die einzige häufigere Nebenwirkung, und sie lässt meist spätestens nach einigen Tagen nach und ist nicht gefährlich. Selten ist es erforderlich, das Schließen des Loches dadurch zu unterstützen, dass man an die Stelle etwas Blut des Patienten spritzt, welches gerinnt und dadurch zum Verschluss führt. Im Verhältnis zu den Gefahren einer unbehandelten bakteriellen Meningitis ist das Risiko der Lumbalpunktion vernachlässigbar klein.

Wenn die Untersuchung ergibt, dass nur eine virusbedingte Reizung, aber keine ernsthafte Entzündung der Hirnhäute vorliegt, lindert *Gelsemium D30* bzw. *Gelsemium comp.* die Beschwerden oft rasch.

Fieberkrampf

Vor allem bei Kindern kommt es gelegentlich bei rascher Temperaturänderung, meist im Fieberanstieg, gelegentlich aber auch beim raschen Temperaturabfall nach Gabe eines «Fieberzäpfchens» oder bei Überschreiten einer bestimmten Fieberhöhe zum Auftreten eines sogenannten Fieberkrampfes. Insgesamt tritt bei etwa jedem 40. Kind ein solches Ereignis auf. Kommen Krampfanfälle in der Familie vor, so ist das Risiko erhöht. Die meisten Fieberkämpfe ereignen sich im zweiten und dritten Lebensjahr. Ein erstmaliger Fieberkrampf ist für die Eltern immer tief erschütternd. Das Kind wird bewusstlos und starr, oft setzen Zuckungen der Arme und Beine ein, nicht selten verfärbt sich das Gesicht vorübergehend bläulich. Die meisten Eltern glauben, dass ihr Kind jetzt stirbt, wenn sie ein solches Ereignis zum ersten Mal erleben. Diese Überzeugung wird noch dadurch genährt, dass dem Krampf meistens ein tiefer Schlaf folgt, aus dem das Kind nicht geweckt werden kann.

Trotz erschreckenden Anblicks meist harmlos

So schrecklich ein solches Erlebnis ist, so ist doch ein Fieberkrampf glücklicherweise meistens harmlos. Man kann den Fieberkrampf als einen Versuch der geistigen Individualität begreifen, sich tiefer im Leib zu verankern. Wenn der Leib dem Widerstand entgegensetzt, kommt es zum Krampf, gleichsam einem «Rütteln am Leib». Parallel geht damit eine ungeordnete, gewittergleiche Steigerung der elektrischen Aktivität im Gehirn einher, wie wir sie auch bei einem «klassischen» epileptischen Anfall finden. Ein großes Problem der eigentlichen Epilepsie ist, dass hier der Anfall die Betroffenen oft in gefährlichen Situationen überrascht und sie bewusstlos werden und hinstürzen lässt. Ereignet sich so etwas im Straßenverkehr, am Herd oder auf einem Baugerüst, so sind größte Gefährdungen damit verbunden. Ein Fieberkrampf ist dagegen ein sogenannter «Gelegenheitsanfall», der sich nur bei bestimmten, vorhersehbaren Gelegenheiten – hier dem Fieber – ereignet. Früher glaubten manche Fachleute, dass mit jedem Fieberkrampf die Gefahr steige, eine Epilepsie zu entwi-

Tritt nur in vorhersehbaren Situationen auf

Frühere Befürchtungen weitgehend unbegründet

ckeln, bei der Anfälle auch ohne Fieber auftreten. Außerdem hieß es, dass die Anfälle zu Intelligenzdefiziten führen. Zum Teil wurde Kindern deshalb dauerhaft eine «vorbeugende» antiepileptische Medikation verabreicht, die zum Teil einen stark dämpfenden und müde machenden Einfluss hatte und sich damit oft schädigender auf die intellektuelle Entwicklung auswirkte, als es ein gelegentlicher kurzer Anfall getan hätte. Die meisten Befürchtungen können aus heutiger Sicht zerstreut werden, und dauerhafte medikamentöse Maßnahmen sind heute weitgehend verlassen worden.

Selten kann ein Fieberkrampf erstes Symptom einer Epilepsie sein, die sich dann aber auch ohne Fieber bei einer anderen Gelegenheit manifestiert hätte. Hier ist aber nicht der Fieberkrampf Ursache der Epilepsie, sondern das Fieber ist Anlass dafür, dass die vorhandene Krampfneigung in Erscheinung tritt. Da diese Kinder unter Umständen tatsächlich eine längerfristige Behandlung benötigen und sie deshalb aus der großen Zahl der Kinder mit Fieberkrämpfen ohne epileptisches Leiden herausgefunden werden müssen, sollen alle Kinder nach einem ersten Fieberkrampf von einem Kinderarzt oder Kinderneurologen untersucht werden. Es wird dann meistens bei ihnen auch ein EEG, ein Elektroenzephalogramm angefertigt, eine schmerzlose Untersuchung, bei der eine etwa erhöhte Anfallsbereitschaft erkannt werden kann. Die Durchführung eines EEGs ist allerdings im Allgemeinen erst frühestens eine Woche nach einem Anfall sinnvoll, da es sonst oft unspezifische Veränderungen zeigt. Dies gilt vor allem auch dann, wenn Medikamente zur Durchbrechung des Anfalls gegeben wurden.

Vorsorgliche Untersuchung

Wie sieht es mit dem Einfluss auf die Intelligenz aus? Eine Studie an vielen tausend Kindern, die über Jahre beobachtet wurden, ergab, dass Kinder mit Fieberkrämpfen keine schlechteren Schulleistungen zeigen als andere. Im Durchschnitt haben die Fieberkrampf-Kinder eine etwas bessere Lesefähigkeit, waren dafür aber etwas ungeschickter beim Turnen als die Vergleichskinder.[42] Dies ist wahrscheinlich nicht Folge des Krampfgeschehens, sondern entspricht eher der oben angedeuteten Konstitution. Kinder mit Fieberkrämpfen scheinen etwas mehr «im Kopf zu Hause» zu sein als «im Leib».

Kein Einfluss auf die Intelligenz

Es gibt noch einen Grund, weshalb bei einem ersten Fieberkrampf ein Arzt gerufen werden sollte. Selten gibt es Gehirnentzündungen (Encephalitiden), die sich durch hohes Fieber, Krampfanfälle und Be-

Ausschließen von Gehirnentzündung

Was ist bei einem Fieberkrampf zu tun?

Zunächst sollte man dafür Sorge tragen, dass das Kind sich nicht verletzen kann, wenn es im Anfall um sich schlägt. Es sollte möglichst weich liegen, harte Gegenstände oder Materialien, in denen es sich verfangen könnte, sollte man aus dem Weg räumen. Wichtig ist es, auf die Uhr zu sehen, um beurteilen zu können, wie lange der Anfall dauert. Dabei wird nur die Zeit vom Eintritt der Bewusstlosigkeit bis zum Abklingen der Gliedmaßenaktivität (des «klonischen Zuckens») gewertet, nicht mehr der anschließende Schlaf. Weil ein Anfallsgeschehen so eindrucksvoll ist und die Umstehenden wie gebannt davon sind, überschätzt man die Dauer leicht, wenn man keinen objektiven Vergleich hat. Der größte Teil der Anfälle dauert weniger als 3 Minuten. Dauert das Anfallsgeschehen länger, so muss unbedingt ein Arzt gerufen werden. Mehr als 15 Minuten dauernde Anfälle sind absolute Notfälle, bei ihnen droht ein Sauerstoffmangel des Gehirns. Glücklicherweise sind solche verlängerten Anfälle oder Status vergleichsweise selten. Für die Beurteilung des Krampfgeschehens durch den Arzt ist es hilfreich, wenn man sich den Verlauf merkt. In der Regel sind die Zuckungen beim unkomplizierten Fieberkrampf mehr oder minder symmetrisch. Finden die Zuckungen dagegen nur auf einer Körperseite oder in einem Körperteil statt, so kann dies ein Hinweis auf eine zugrunde liegende Hirnschädigung sein (diese muss aber nicht vorliegen, entsprechende Untersuchungen sind dann jedoch nötig).

wusstseinstrübung äußern können. Diese gefährlichen Krankheiten können mit modernen Medikamenten behandelt werden, die aber frühzeitig eingesetzt werden müssen. Eine solche Erkrankung muss selbstverständlich ausgeschlossen werden.

Ein Drittel der Kinder mit Fieberkrampf erleiden später ein ähnliches Geschehen

Bei etwa einem Drittel der Kinder mit Fieberkrampf kommt es zu einer Wiederholung des Geschehens. Kommen Fieberkrämpfe oder Epilepsie in der Familie vor, so steigt die Wahrscheinlichkeit an. Auch bei asymmetrischen Fieberkrämpfen oder solchen, die länger als 15 Minuten dauerten, ist die Wiederholungsgefahr erhöht.

Wenn sich ein Fieberkrampf ereignet hat, kann man zunächst *Belladonna D12* (5 Globuli) und *Cuprum metallicum D12* oder *D30* (5 Globuli) geben. Das weitere Vorgehen und mögliche Vorbeugungsmaßnahmen muss man mit dem Arzt besprechen.

Beteiligung von Herz und Kreislauf

Probleme beim raschen Aufstehen

Schon durch die Pulsbeschleunigung im Fieber stellt jede fieberhafte Erkrankung eine Herausforderung für den Kreislauf dar. Vor allem beim schnellen Lagewechsel, insbesondere beim raschen Aufstehen nach dem Liegen, kann es zu einem kurzzeitigen Blutdruckabfall kommen, der sich durch Druckgefühl im Kopf oder «Schwarzwerden vor Augen» äußern kann. Im Allgemeinen ist dies nicht gefährlich, selten kann es aber zu kurzzeitiger Ohnmacht kommen, die durch Sturz zu Verletzungen führen kann. Man kann dies verhindern, wenn man vor dem Aufstehen die Waden und Oberschenkelmuskeln anspannt. Ebenso kann man auch die Hände ineinander verhaken und daran ziehen. Zusätzlich ist zu empfehlen, vor dem Aufstehen erst einen Moment am Bettrand zu sitzen.

Kreislaufanregung

Sollten die genannten Zustände unangenehm sein, so kann man kurzfristig z. B. 5 Tropfen *Korodin®-Herz-Kreislauf-Tropfen* einnehmen, die vor allem durch ihren Gehalt an Kampfer eine kreislaufanregende Wirkung haben, die schon auf Seite 103 erwähnten *Camphora D3 Ampullen* haben eine vergleichbare Wirkung. Ist eine Neigung zu Kreislaufschwäche bekannt, so kann man mittelfristig mit *Cardiodoron® mite* (3-mal täglich 5 bis 10 Tropfen) oder *Primula comp. Globuli* (3-mal 5 bis 7) eine gute Wirkung erzielen.

Herzmuskelentzündung

Wesentlich ernster als die beschriebenen flüchtigen funktionellen Störungen ist eine Herzmuskelentzündung (Myokarditis), die durch einen Virusinfekt ausgelöst werden kann. Sie kann sich durch unregelmäßigen Herzschlag (der aber auch ganz harmlose Ursachen haben kann), zu langsamen Puls, Missempfindungen im Herzbereich, Schwächegefühl und Atemnot äußern. Bei solchen Symptomen muss auf jeden Fall ein Arzt geholt werden. Durch Laboruntersuchungen und Ableitung eines EKGs kann er zur weiteren Klärung beitragen. Oft wird zusätzlich eine Ultraschalluntersuchung des Herzens vorgenommen, durch welche die Beweglichkeit seiner Muskulatur beurteilbar ist.

Strikte körperliche Schonung erforderlich

Im Zentrum der Behandlung einer Herzmuskelentzündung steht die strikte körperliche Schonung. Schulmedizinisch gibt es kaum Möglichkeiten, diese Komplikation zu beeinflussen, die vorgenannten Medikamente (vor allem *Primula comp.* und *Cardiodoron®*) können aber sehr hilfreich sein. Vor allem bei älteren Patienten hilft auch *Adonis comp.* (3-mal täglich 7 Globuli). Wesentlich können Organpräparate (z.B. *Cor/Aurum*) zur Besserung beitragen. Kürzlich habe ich bei einem Patienten, bei dem nach einer verschleppten Grippe Herzbeschwerden und EKG-Veränderungen auf eine Myokarditis deuteten, erlebt, dass er sich unter einer solchen Behandlung (die auch Injektionen mit einem anthroposophischen Präparat aus Schlüsselblumen und Eselsdistel einschloss) rasch wieder gut fühlte und die EKG-Veränderungen innerhalb weniger Wochen verschwanden. Die Einzelheiten der Behandlung muss man aber dem Arzt überlassen.

Nahrungsmittelergänzung

Obgleich ich diesbezüglich anfangs skeptisch war, habe ich gelernt, dass bestimmte Nahrungsergänzungsmittel bei Myokarditis und Pulsunregelmäßigkeiten bei und nach Virusinfekten eine große Hilfe darstellen können. Besonders hilfreich scheinen Ubichinon(= «Q10»)-haltige Mittel zu sein.

Ubichinon

Ubichinon ist ein Bestandteil von Enzymen der Atmungskette und für den Zellstoffwechsel von großer Bedeutung. Obgleich Ubichinon in fast allen Nahrungsmitteln enthalten ist, scheint doch seine Zufuhr nicht immer auszureichen. Eine sinnvolle Kombination mit Vitamin E und C, Magnesium und zahlreichen anderen Vitaminen und Spurenelementen sowie herzwirksamen Fettsäuren stellt z.B. *Ortho Cor®* dar. Wenn der Verdacht auf das Vorliegen einer Schilddrüsenstörung besteht (die ebenfalls zu Herzrhythmusstörungen führen kann), muss allerdings die Jod Tablette, die jeder Tagesdosis beiliegt, weggelassen werden.

Darmgrippe

Keine echte Grippe

Vielleicht ist es nicht ganz korrekt, die viralen Durchfallerkrankungen in den Gesamtrahmen dieses Buches aufzunehmen. Streng medizinisch gesehen haben sie nicht viel mit den bisher betrachteten Erkältungskrankheiten oder gar mit einer echten Grippe zu tun, obwohl auch bei dieser gelegentlich leichter Durchfall auftreten kann. Im Bewusstsein der Bevölkerung leben aber die Durchfallerkrankungen – vor allem wenn sie epidemisch auftreten – als «Darmgrippe», und so sollen sie hier zumindest kursorisch noch behandelt werden.

Vielfältige Ursachen des Durchfalls

Durchfall kann vielfältige Ursachen haben, sie reichen von der Lebensmittelunverträglichkeit in fremden Ländern und unter Umständen dort akquirierten Bakterien über Lebensmittelvergiftungen im engeren Sinne («berühmt» sind z.B. die Massenerkrankungen nach Genuss von verdorbenem Tiramisu) und chronisch entzündlichen Darmerkrankungen bis zu virusbedingten, vorübergehenden Entzündungen im Magen-Darm-Trakt. Diese sind es, die im Folgenden vornehmlich betrachtet werden sollen. Diese Erkrankungen sind meistens harmlos und vergehen nach einigen Tagen. Wenn aber hohes Fieber, stärkere und vor allem in einer Bauchregion konzentrierte Schmerzen bestehen oder das Allgemeinbefinden sehr beeinträchtigt ist, so muss ein Arzt hinzugezogen werden. Dies gilt auch, wenn der Durchfall blutig oder sehr schleimreich sein sollte.

Ausgleich der Flüssigkeits- und Salzverluste

Bei Durchfallerkrankungen sollte man zunächst die Nahrungsaufnahme reduzieren und insbesondere Fette und sehr süße und blähende Speisen meiden. Das entspricht dem allgemeinen Prinzip, ein erkranktes Organ erst einmal zu entlasten. Wichtig ist aber ein Ausgleich der Flüssigkeits- und Salzverluste. Dazu sollte man genügend trinken, empfehlenswert sind leicht gesüßter Kamillen-, Rooibos- oder Schwarztee. Letzterer wirkt gerbend und dadurch strukturierend auf die Darmschleimhaut. Schwarztee sollte man allerdings Kindern nicht geben. Ebenso gerbend wirkt Tee aus Heidelbeerblättern, leider ist er geschmacklich aber oft problematisch. Ein guter Kompromiss, der auch von Kindern gerne angenommen wird, besteht in einem Gemisch von Brombeer- und Himbeerblättern als Teegrundlage, man kann auch getrocknete Heidelbeeren verwenden.

Durch gelegentliches Verabreichen einer (fettarmen) Gemüsebrühe werden Kalium- und Kochsalzverluste sehr gut ausgeglichen und die Brühe wird oft als entscheidende Stärkung erlebt. Gegebenenfalls muss man sogenannte «orale Rehydrationslösungen» geben. Man erhält sie in der Apotheke (z.B. *Oralpädon®*, *Elotrans®*), diese enthalten die nötigen Mineralsalze in ausgewogenem Verhältnis und zusätzlich

Traubenzucker, der zur Aufnahme der Salze beiträgt. Das Präparat *Infectodiarrstop® LGG* enthält neben Mineralien und Traubenzucker (der die Salzaufnahme fördert) Milchsäurebakterien, welche die Darmflora stabilisieren und dadurch die Durchfalldauer verkürzen können. Solche speziellen Rehydrationslösungen oder gar – vom Arzt durchzuführende – Infusionen in die Blutgefäße sind dann erforderlich, wenn die Flüssigkeitsverluste zu groß werden. Man bemerkt dies an Benommenheit, trockener Zunge oder einem kurzzeitigen «Stehenbleiben» einer Hautfalte, die man am Handrücken abhebt. Im Zweifelsfall sollte der Pflegende einen Vergleich mit seiner Hand vornehmen. Vor allem bei Säuglingen und sehr alten Menschen kann ein derartiger Flüssigkeitsverlust gefährlich werden, und im Fall einer Beeinträchtigung des Allgemeinzustandes sollte ein Arzt hinzugezogen werden, der gegebenenfalls Salze und Flüssigkeit in Form einer Infusion in eine Vene verabreichen kann, was meist sehr schnell zu einer entscheidenden Besserung des Befindens führt.

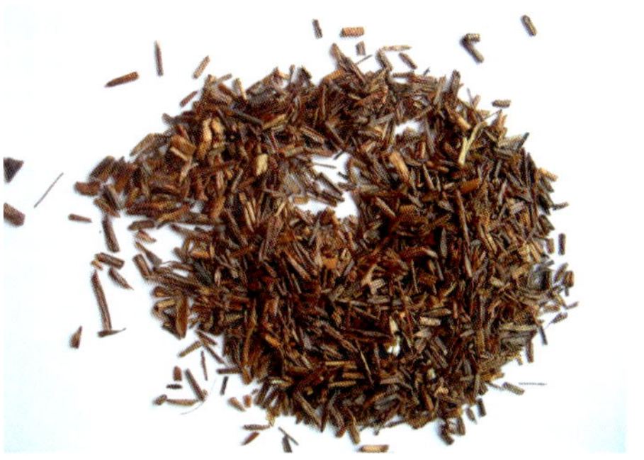

Rooibos

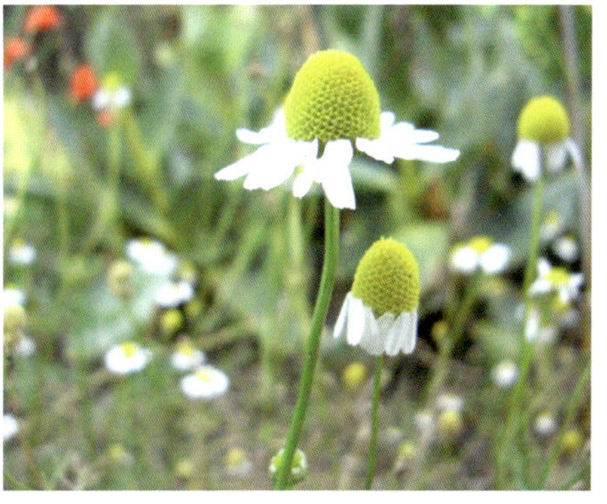

Kamille

Wenn die Erkrankung länger als einen halben bis einen Tag andauert, sollte wieder eine leichte Basisernahrung erfolgen. Das früher empfohlene mehrtägige Teefasten bis zum Ende des Durchfalls entkräftet oft zu sehr; auch weiß man inzwischen, dass eine verträgliche Ernährung zur Erholung der Darmschleimhaut beiträgt. Fett und blähende Speisen sollten aber vermieden werden. Gut gekauter Zwieback, ohne Milch zubereiteter Kartoffelbrei, gedünsteter Hokkaidokürbis und Chicorée können aber empfohlen werden.

Leichte Basisernährung

Medikamentös hat sich bei Durchfällen *Bolus alba comp.* Pulver bewährt. Dieses enthält weiße Tonerde, die Giftstoffe und Keime im Darm bindet, und eine Reihe von Pflanzen und Mineralien in potenzierter Form, welche die Darmfunktionen unterstützen und den Kreislauf stabilisieren. Man gibt 1 Teelöffel des Pulvers auf ½ Glas

Unterstützung der Darmfunktion und Stabilisierung des Kreislaufs

Wasser und lässt davon alle Viertel- bis halbe Stunde einen Schluck nehmen. Leider sagt nicht jedem Kranken der Anisgeschmack des Präparates zu. Bei Durchfall nach Genuss verdorbener Lebensmittel hilft *Arsenicum album* am besten. Man gibt 20 Tropfen oder Globuli der D6 oder D12 in ½ Glas Wasser und nimmt davon halbstündlich 1 Teelöffel. Wenn der Kreislauf bei Durchfall instabil ist, einem z.B. beim Aufstehen schwindlig wird und «reiswasserartiger» Durchfall vorliegt, so hilft *Veratrum D6*, halbstündlich 5 Globuli.

Manchmal ist auch – vor allem wenn der Durchfall sich längere Zeit hinzieht, ohne stärkere Allgemeinsymptome zu verursachen – *Geum urbanum Rh D3* ein gutes Arzneimittel. Man nimmt davon alle 2 Stunden 5 bis 10 Tropfen.

Wenn nach einem Durchfall noch für einige Zeit Schwäche besteht, so hilft *China e cort. D12* (2-mal täglich 5 Globuli), das man für ein bis zwei Wochen nehmen sollte, meistens ganz ausgezeichnet. *China* hilft aber oft auch beim Durchfall selbst, wenn andere Mittel versagen.

Zur Stabilisierung eines noch empfindlichen Darmes haben sich in der Anthroposophischen Medizin das aus Farnen und Weidenarten hergestellte *Digestodoron®* (3-mal 1 bis 2 Tabletten zerkauen) und das ähnliche *Aquilinum comp.* (3-mal 5 Globuli) bewährt. Auch fein geriebener Apfel kann hilfreich sein. Sollten sich die Beschwerden unter solcher Ernährung verschlechtern, so muss sie zunächst wieder zurückgenommen werden.

Rekonvaleszenz

Eine entscheidende Phase

Es ist etwas unmodern geworden, die Phase der Rekonvaleszenz zu beachten, den Zeitraum, in dem man schon keine Krankheitssymptome im engeren Sinne mehr hat, aber doch noch nicht wieder ganz gesund ist. Dennoch entscheidet sich gerade in diesem Abschnitt, ob die Krankheit zum Guten oder Schlechten ausschlägt. Es wurde schon erwähnt, dass in den ersten drei Monaten nach einer Grippe bei älteren Menschen die Sterblichkeit ansteigt, aber auch bei jüngeren Menschen kann eine schlummernde Krankheit ausbrechen, die durch die Grippe hervorgelockt wurde. Andererseits kann in dieser Phase ein Gewinn der Krankheit stabilisiert werden. Von großer Bedeutung ist, dass man sich nicht Hals über Kopf in die Arbeit stürzt, sobald dies gerade wieder möglich wäre, um «das Versäumte» nachzuholen. Es ist gut, wenn man wenigstens noch drei Tage nach dem Abklingen der Symptome vergehen lässt. Einen im Bett, einen im Haus und einen mit leichter Belastung wie vorsichtigem Spazierengehen im Freien. Bei kompliziertem Verlauf, eigentlicher Grippe und großer Schwäche sind längere Zeiträume (mindestens zwei Tage für jede Phase) für die genannten Aufbaustufen zu wählen.

Richtiges Auskurieren lohnt sich!

Mir ist bewusst, dass in der heutigen Zeit hohen Arbeitsdrucks und der Angst vor Arbeitsplatzverlust einerseits eine geringe Neigung vieler Ärzte besteht, längere Zeit krankzuschreiben, dass andererseits viele Patienten dies selbst nicht wünschen. Die positiven Auswirkungen auf die Arbeitskraft und die geringere Neigung zu erneuter Erkrankung bei «richtigem Auskurieren» rechtfertigen aber diese Pause vor dem Wiedereintritt in den Alltag. Notfalls ist es sicher besser, einige Urlaubstage zu investieren, als sich lange erschöpft hinzuschleppen. Auch Schulkinder holen das Versäumte gut nach, wenn sie richtig gesund geworden sind. Schickt man sie aber noch kränklich in die Schule, so führen Konzentrationsstörungen, mangelnde Aufmerksamkeit, Kopfschmerzen etc. nur allzu leicht zum Leistungsabfall und damit verbundenem Unglücklichsein.

Stärkende Maßnahme

Für die medikamentöse Begleitung der Rekonvaleszenzzeit ist insbesondere *Levico-Wasser* von Bedeutung. Die Levico-Quelle liegt im italienischen Trentino und ist durch ein einmalig ausgewogenes Verhältnis von Eisen, Kupfer und Arsen gekennzeichnet. Levico-Wasser wirkt vor allem sehr gut gegen Erschöpfung, und Rudolf Steiner empfiehlt es, um den «schlafenden Krankheiten», die durch eine Grippe hervorgelockt werden können, entgegenzuwirken. Man kann entweder *Levico D3* in Tropfenform einnehmen oder *Levico comp. Globuli* (3 mal täglich 5 bis 7). In Letzterem sind neben potenziertem Levico-Wasser noch Johanniskraut (Hypericum), das Lichtkräfte vermittelt, und eine besondere Zubereitung von Schlehen und dem Eisenmineral Hämatit enthalten. Es wirkt dadurch besonders gut auch seelischem Erschöpfungsgefühl entgegen, das gelegentlich auf eine Grippe folgt. Der Arsengehalt ist bei den potenzierten Arzneimitteln so gering, dass keinerlei Bedenken dagegen bestehen, im Gegenteil wurde in Tierversuchen gezeigt, dass durch Arsenpotenzen die

Levico

Entgiftung bei arsenvergifteten Tieren angeregt wurde. Bei ausgesprochener Schwäche kann *Schlehen-Elixier* helfen. Die Aspekte, die darüber hinaus im Kapitel über Vorbeugung genannt sind, spielen auch in der Nachbehandlung eine Rolle. Sollten noch Kreislaufbeschwerden bestehen, so macht man oft gute Erfahrungen mit dem aus potenziertem Gold und Schlehe hergestellten Mittel *Aurum/Prunus* (3-mal täglich 7 Globuli).

Schlehen-Elixier

Häufig zum Wiederaufbau der Kräfte sehr hilfreich sind auch Ganzkörpereinreibungen mit *Solum-Öl,* einem Ölauszug aus Torfmoor, Rosskastanien und Schachtelhalm unter Zusatz von ätherischem Lavendelöl. Dieses Öl schafft eine wärmende Hülle, in der eigene Kraft wachsen kann. Ebenfalls geeignet ist *Schlehenblüten-Haut- und Pflegeeöl* oder *(Wild-)Rosen-Öl.* Die Schlehe (Prunus) vermittelt Lichtkräfte und wirkt straffend und tonisierend. Besonders gut kann es sein, zunächst mit Solum-uliginosum-Öl eine Hülle zu bilden und parallel mit dem Aufstehen des Patienten dann mit Schlehen-Öl die Aufrichtung und Kraftentfaltung zu unterstützen. Die Rose hilft dagegen vor allem dort, wo seelische Überanstrengungen zur Krankheit beigetragen haben.

Ganzkörpereinreibungen

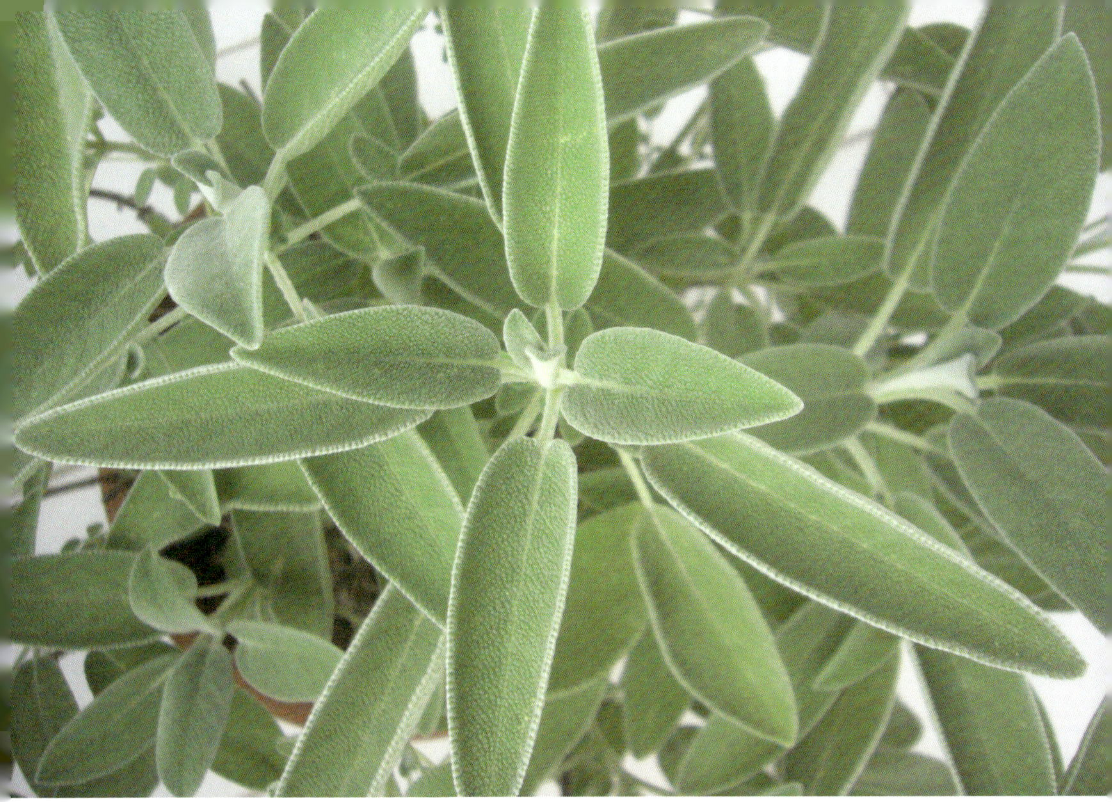

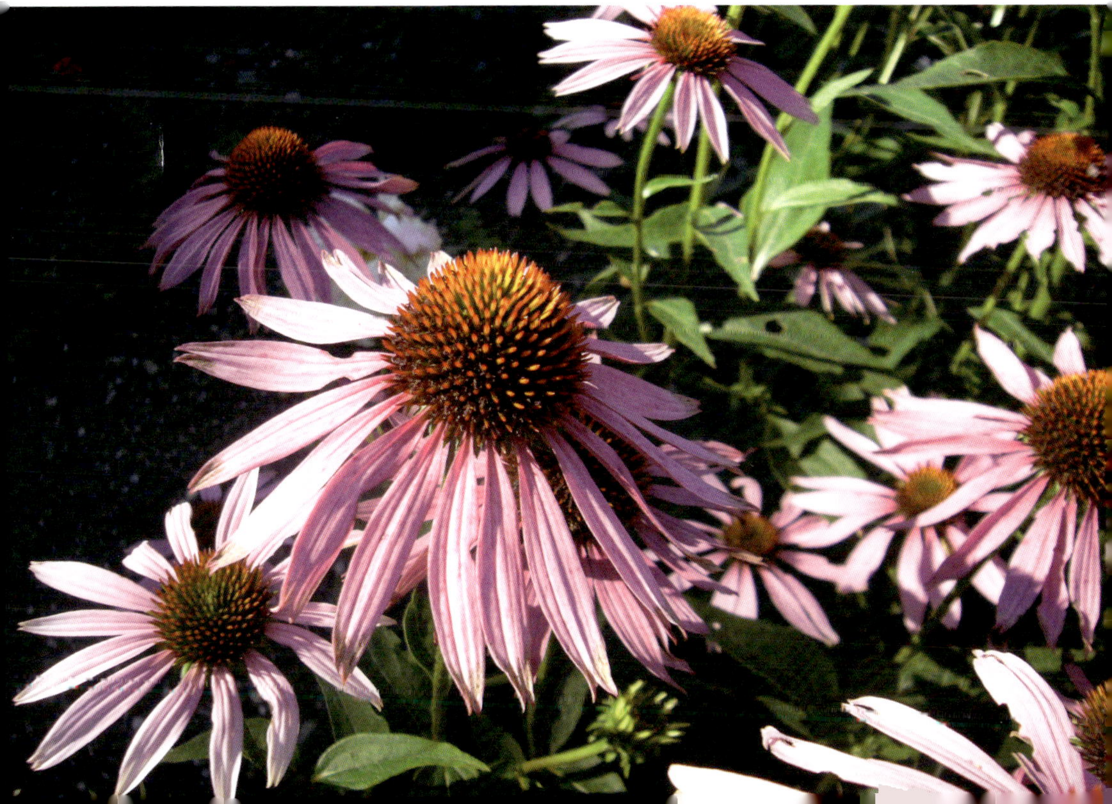

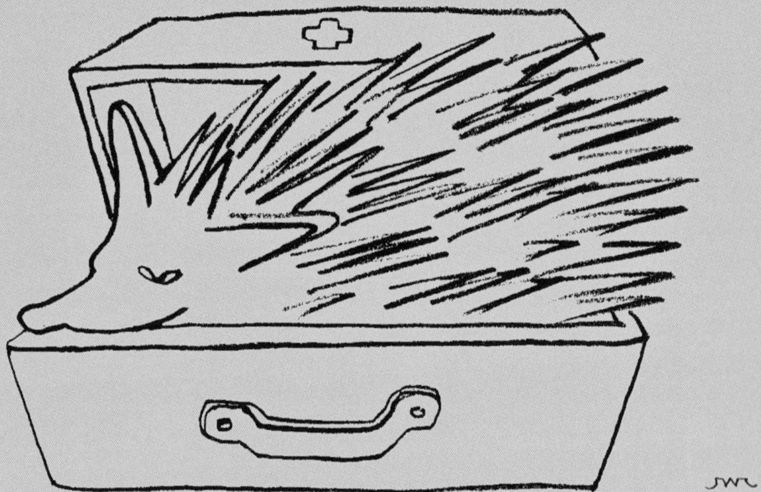

Grippe-Schutzimpfung

Alljährlich wird im Herbst zur Grippe-Schutzimpfung aufgefordert. Die Befürworter beschwören die Gefahren der Grippe und den Nutzen der Impfung, die Gegner deren Gefahren. Viele Patienten, die einmal geimpft worden sind, zeigen sich enttäuscht, weil sie im darauf folgenden Winter trotzdem fieberhafte Infektionen der Atemwege bekamen. Manche meinen sogar, sie wären nach der Impfung besonders schwer an «Grippe» erkrankt.

Individuelle Impfentscheidungen treffen

Meines Erachtens sollte man die Grippe-Schutzimpfung, die besser Influenza-Schutzimpfung hieße, um Missverständnisse zu vermeiden, weder generell ablehnen noch unkritisch empfehlen. Vielmehr muss man ihre Möglichkeiten und Probleme genau betrachten und dann eine individuelle Impfentscheidung treffen.

Grippeviren verändern sich ständig

Eine Grippe – gemeint ist jetzt nachfolgend immer die Influenza – führt zu einer intensiven Aktivität des ganzen Immunsystems mit in der Regel hohem Fieber. In dieser Aktivität wird schließlich die Erkrankung überwunden und man ist dagegen anschließend immun. Da die Grippeviren sich ständig verändern und zumeist im Folgewinter ein etwas anderer Virustyp im Umlauf ist als im Vorjahr, kann dennoch immer wieder eine Grippe auftreten. Das fieberhafte Durchmachen der Grippe hinterlässt allerdings meistens eine erweiterte Immunität, die auch für mäßig abgeänderte Viren wirksam ist. Ist dagegen eine starke Veränderung eingetreten, so kann unter Umständen eine erneute Krankheit auftreten, auch diese ist jedoch, nachdem man einmal eine Grippe durchgemacht hat, gegenüber der Ersterkrankung deutlich abgeschwächt.

Der Grippe-Impfstoff wurde über Jahrzehnte aus drei verschiedenen Virusstämmen hergestellt, von denen die Weltgesundheitsorganisation (WHO) annimmt, dass sie in der nächsten Grippesaison eine wesentliche Rolle spielen werden. Sollte ein neuer Virusstamm auftreten, so war die Impfung diesbezüglich wertlos. Das war beispielsweise 2015 der Fall, als die WHO mit einer starken Ausbreitung des Influenza-Stammes B/Yamagata rechnete, stattdessen aber B/Victoria sich verbreitete.

Impfstoffherstellung über bebrütete Hühnereier

Zur Impfstoffherstellung werden im Allgemeinen bebrütete Hühnereier mit darin enthaltenen Embryonen mit Grippeviren infiziert. Für Menschen, die generell die Tötung von Tieren für sich ablehnen, kann dies eine wichtige Information sein. Nachdem genügend Viren gebildet worden sind, werden diese inaktiviert und in ihre Einzelbestandteile gespalten. Sie können anschließend nicht mehr vermehrt werden. Die Übertragung einer Infektionskrankheit durch einen solchen Spaltimpfstoff ist mit allergrößter Sicherheit ausgeschlossen. Außer den Virusspaltprodukten enthalten die Impfstoffe Spuren von Hühnereiweiß, Konservierungsmittel (oft Thiomersal), Formaldehyd und Antibiotika (z. B. Neomycin), die dem bebrüteten Hühnerei beigegeben wurden, damit keine bakterielle Infektion auftritt. Die Menge dieser Substanzen ist gering, sie kann aber für Allergiker von Bedeutung sein. Die verschiedenen im Handel befindlichen Grippe-Impfstoffe enthalten unterschiedlich viele derartige Begleitstoffe. Im Zweifelsfall lohnt sich daher ein Gespräch mit dem Arzt, welcher Impfstoff für einen selbst der geeignetste sein könnte, da diese unterschiedlich verträglich sind. Die Impfung erfolgt in der Regel in den Deltamuskel des Oberarmes, bei kleinen Kindern in einen Muskel an der Außenseite des Oberschenkels. Der Organismus reagiert auf diesen Reiz viel weniger als auf die Infektion mit dem «Wildvirus». Allgemeinsymptome wie Fieber, Schüttelfrost, Kopf- und Gliederschmerzen treten nur gelegentlich auf. Lokale Muskelschmerzen, Schwellungen und Rötungen sind dagegen häufiger.

Achtung Allergiker!

Erzielte Immunität streng virusstammspezifisch

Durch die meist fieberfreie «Impfkrankheit» wird das Immunsystem nur teilweise aktiviert (vor allem das sogenannte «humorale» System, nicht dagegen im selben Maß das «zelluläre»). Die erzielte Immunität ist daher (im Gegensatz zum Durchstehen der natürlichen Krankheit) weitgehend virusstammspezifisch und lässt auch bereits nach wenigen Monaten nach. Eine Schutzwirkung wird meist nur für den unmittelbar anschließenden Winter erzielt.

Da außerhalb von Pandemiezeiten nur etwa 12 % der infektiösen Atemwegserkrankungen durch Grippeviren ausgelöst werden, kann die Grippe-Impfung keine sehr spürbare Auswirkung auf die Zahl der «Erkältungen» haben. Es wäre unfair, dies als Impfversagen anzusehen. Ebenso unrichtig wäre es, den Eindruck zu erwecken, dass mit der Grippe-Impfung im nachfolgenden Winter Erkältungskrankheiten zu vermeiden wären. Die genannten Verhältnisse gelten nur für «normale» Winter. In Grippepandemiezeiten steigt die Zahl der Influenzaerkrankungen sprunghaft, und eigentlich ist erst dann die mögliche Schutzwirkung deutlich zu spüren.

Keine spürbare Auswirkung auf Erkältungen

Die Wirksamkeit der Grippe-Impfung gegen die echte Grippe ist gut belegt, sie ist aber fern davon, absolut zu sein. Bei Patienten, die wegen Vorerkrankungen, die sie bei einer Grippe besonders gefährden würden, geimpft worden sind, soll laut einer Studie[43] eine Wirksamkeit von 63% erzielt worden sein, eine solche von 77% bei Menschen, die wegen fortgeschrittenen Alters geimpft wurden. Andere Studien zeigen im Gegensatz dazu allerdings, dass gerade ältere und chronisch kranke Patienten wegen ihres geschwächten Immunsystems nur in 30 bis 40% tatsächlich durch die Impfung geschützt werden. Eine ganze Reihe von Problemen erschwert die Beurteilung der Grippe-Schutzimpfung. Besonders gravierend ist einerseits die Tatsache, dass außerhalb von Epidemiezeiten nur ein geringer Teil (10 bis 20%) der grippeartigen Erkrankungen durch Influenzaviren verursacht ist, andererseits die ständige Änderungsbereitschaft des echten Influenzavirus, sodass im ungünstigen Fall die Impfung gegen ein Virus erfolgt, das vom tatsächlich in der Saison auftretenden Virus so verschieden war, dass eine Wirkung nicht erwartet werden kann. Schließlich gibt es bei der Beurteilung auch viele Fallstricke, die in der Anlage der Studien selbst begründet sind und die nicht nur beim Laien zu Fehleinschätzungen führen können. Wie schwierig es ist, die Zuverlässigkeit von Aussagen zur Wirksamkeit der Grippe-Impfung zu beurteilen, soll folgender Fall zeigen: Von Armstrong und Mitarbeitern wurde 2004 im «British Medical Journal» über eine Studie an mehr als 24.000 über 75-jährigen Patienten berichtet. In vielen medizinischen Studien werden die Patienten durch Zufall auf zwei Gruppen verteilt. Die eine erhält das geprüfte Medikament, die andere ein wirkstofffreies Scheinpräparat (Placebo). Im Idealfall sollen weder Patient noch Arzt wissen, welcher Gruppe der Patient angehörte, und erst für die abschließende Analyse soll diese «Verblindung»

Wirksamkeit der Grippe-Impfung

Probleme bei der Beurteilung der Wirksamkeit

aufgehoben werden. Aus verschiedenen Gründen ist dieses Vorgehen aber oft nicht durchführbar, und auch bei der Grippe-Impfung ist es kaum beschritten worden. Die einzige in dieser Weise (an etwas über 1.800 Patienten) durchgeführte Studie an über 60-jährigen Patienten zeigte tatsächlich, dass bei geimpften Patienten nur etwas mehr als halb so viele grippeähnliche Erkrankungen wie bei nicht geimpften beobachtet wurden, zu Sterblichkeitsunterschieden konnten aber keine Aussagen gemacht werden. Armstrong und Mitarbeiter verglichen nun Patienten, die sich aus eigenem Entschluss bzw. auf Veranlassung ihrer Ärzte impfen ließen, also nicht aufgrund einer Zufallszuteilung, mit solchen, die das nicht taten. Sie wählten ein besonders «hartes» (und bedeutsames) Kriterium für die Wirksamkeitsbeurteilung, nämlich die Sterblichkeit. Dabei beobachteten sie, dass die Sterblichkeit der nicht geimpften Patienten in Zeiten hoher Grippeaktivität (also zu Zeiten starker Grippeverbreitung in der Bevölkerung) erhöht war, dass das aber nicht für geimpfte Patienten galt. Dies wurde als Kriterium der Wirksamkeit der Impfung bewertet und eine Wirksamkeit von über 80% angenommen.[44] Dieses scheinbar sehr beeindruckende Ergebnis wird seither viel zitiert und als Beleg für den Nutzen der Impfung angeführt. Von den Autoren einer anderen Studie mit ähnlich vielen Patienten wird an diesem Ergebnis (und dem vieler anderer Grippe-Impfstudien) aufgrund einleuchtender, aber zunächst überraschender Argumente im «International Journal of Epidemiology» grundsätzliche Kritik geübt. Das Team um Lisa Jackson beobachtete auf ähnliche Weise wie das um Ben Armstrong 72.527 über 65 Jahre alte Patienten.[45] Sie achteten aber auf den Unterschied der Sterblichkeit von geimpften und nicht geimpften Patienten schon vor Einsetzen der Grippesaison und stellten fest, dass geimpfte Patienten vor Einsetzen häufiger Grippeerkrankungen ein über 60% niedrigeres Sterberisiko hatten als Ungeimpfte, während der Grippezeit aber nur noch ein 46% niedrigeres Risiko, nach der Grippesaison sogar nur noch ein etwas über 25% niedrigeres. Hatte die Grippe-Impfung also vor der Grippesaison vor anderen Todesursachen als Grippe geschützt? Und wurde dieser Schutz durch Grippeerkrankungen in der Bevölkerung zunehmend schlechter? Beides ist sehr unwahrscheinlich. Man muss aber bedenken, dass nur Gesunde geimpft werden dürfen, da sonst vermehrte Impfkomplikationen auftreten könnten. Außerdem wird

Studie zur Sterblichkeit

sich ein gesunder, mobiler alter Mensch eher an einer Impfkampagne beteiligen als ein immobiler oder schwer kranker. Wenn dann ein unterschiedliches Sterberisiko in beiden Gruppen gefunden wird, muss dies mit der Grippe gar nichts zu tun haben, sondern mit dem grundsätzlich unterschiedlichen Gesundheitszustand zwischen der Personengruppe, die geimpft wurde, und jener, bei der dies nicht der Fall war. Dass der scheinbare Effekt der Impfung im Zeitverlauf abnimmt, hat vermutlich den Grund, dass die alten Patienten zum Impfzeitpunkt besonders gesund waren, aber im Lauf der Zeit altersbedingt allmählich ähnlich krank wurden wie die ursprünglich Nicht-Geimpften. Diese Beobachtungen und Überlegungen stellen allerdings die scheinbar überzeugenden Ergebnisse anderer Studien beträchtlich infrage.

Unterschiede im Gesundheitszustand

Wegen solcher und vieler weiterer widersprüchlicher Studienergebnisse sind systematische, unabhängige Auswertungen aller bekannten Studien von besonderer Bedeutung, zumal viele Studien Schwächen aufweisen, die sich nur dem Kundigen offenbaren. Eine besonders anerkannte Form solcher sogenannten «Meta-Analysen» der bekannten Studien stellen die «Cochrane Reviews» dar. Eines dieser Reviews kommt zu dem Ergebnis: Bei gesunden unter 65-Jährigen konnte in Studien kein Einfluss der Impfung auf die Häufigkeit von Krankenhausaufnahmen und auf die Sterblichkeit durch Grippe und Grippekomplikationen nachgewiesen werden.[46] Für ältere Patienten zeigte sich zwar etwa eine Halbierung der Influenza-Häufigkeit nach Impfung. Das Review aus dem Jahr 2018 schließt aber mit der Aussage: «Die verfügbare Evidenz in Hinblick auf Komplikationen ist von geringer Qualität, ungenügend oder alt und liefert keine klare Richtschnur für die öffentliche Gesundheit in Bezug auf Sicherheit, Wirkung und Wirksamkeit von Grippe-Schutzimpfungen für über 65-Jährige.»[47] Auch bei Patienten, die unter Bronchialasthma oder der Lungenkrankheit Mukoviszidose leiden, konnten keine Impfeffekte nachgewiesen werden. Bei Säuglingen und Kleinkindern unter zwei Jahren sei der Schutzeffekt der Impfung ebenfalls nicht von einer Scheinimpfung (Placebo) unterscheidbar gewesen.[48] Eine im renommierten «British Medical Journal» veröffentlichte Übersicht über die Erkenntnislage zur Grippe-Impfung kommt bei der Auswertung der publizierten Studien zur Einschätzung, dass verblüffend wenig über die Wirksamkeit der Grippe-Impfung bekannt sei, sich in den Studien

«Meta-Analysen»

Für wen wird die Grippe-Schutzimpfung offiziell empfohlen?

Die Bundesregierung hat eine «Ständige Impfkommission» (STIKO) berufen, die berät, welche Impfungen öffentlich für welche Personengruppen empfohlen werden. Treten Impfkomplikationen, die bleibende Gesundheitsschäden hinterlassen, nach Impfungen auf, die von der STIKO empfohlen werden, so entschädigt der Staat dafür.

In diesem Sinne öffentlich empfohlen wird die Grippe-Schutzimpfung bei Patienten, die durch eine Grippe besonders gefährdet würden. Genannt werden unter anderem Patienten mit chronischen Atemwegserkrankungen, chronischen Herz- und Nierenkrankheiten, Zuckerkrankheit (Diabetes mellitus), chronischen Stoffwechselkrankheiten und Immunschwächen. Letztere können aufgrund seltener angeborener Erkrankungen bestehen, therapiebedingt sein (z. B. durch Chemotherapie bei Krebskrankheit) oder auf andere Art erworben sein (z. B. durch eine HIV-Infektion). Außerdem wird Personen über 60 Jahren die Grippe-Schutzimpfung angeraten. Empfohlen wird die Impfung auch für im Gesundheitswesen Tätige, die erhöhten Infektionsrisiken ausgesetzt sind und – wie alle Menschen mit vielen Sozialkontakten (z. B. in Lehr- und Erziehungsberufen) – andere vermehrt anstecken können. Seit 2010 empfiehlt die STIKO auch allen Schwangeren ab dem 4. Monat die Grippe-Schutzimpfung. Hintergrund ist einerseits ein schwerer Verlauf von Grippeerkrankungen in der Schwangerschaft, andererseits eine erhöhte Fehlgeburtsrate. Leider hat es seither in mehreren Studien auch Hinweise auf mögliche Nachteile der Impfung für das Neugeborene gegeben, weshalb in einem 2019 veröffentlichten Kommentar empfohlen wird, keinen Druck auf Schwangere auszuüben, sich impfen zu lassen, und die derzeit unklare Situation zu kommunizieren sowie Alternativen zu erläutern, wie man sich vor Grippe schützen kann.[49]

aber gezeigt habe, dass die Grippe-Impfungen «geringen oder keinen Einfluss auf die untersuchten Parameter» (z. B. Sterblichkeit, Krankenhausaufnahmen, Krankschreibungstage etc.) gehabt haben.[50] Insofern bestehe eine offenbare Diskrepanz zwischen öffentlich vertretener Impfpolitik und tatsächlich vorhandenen Erkenntnissen. Auf jeden Fall sprechen diese Ergebnisse dagegen, die Impfindikation wesentlich über die empfohlenen auszudehnen. Für gesunde Erwachsene vor dem Rentenalter gibt es in der Regel keinen Grund für eine Grippe-Impfung. Immerhin haben aber (wenn auch ebenfalls nicht widerspruchslos) einzelne Studien ergeben, dass bei älteren Patienten die Häufigkeit von Krankenhausaufnahmen wegen Lungenentzündung nach Grippe-Impfung abnehmen kann. Einschränkend muss gesagt werden, dass es in Zeiten einer Grippepandemie Gründe geben kann, größere Teile der Bevölkerung zu impfen, um eine Weiterverbreitung zu begrenzen oder das Funktionieren wichtiger Bereiche des öffentlichen Lebens aufrechtzuerhalten. Auf gesicherte Erkenntnisse könnte man sich dabei aber nicht stützen.

Impfindikation nicht ausdehnen

Ist die Grippe-Schutzimpfung gefährlich?

Es wurde bereits gesagt, dass die Übertragung einer Infektionskrankheit durch den Grippe-Impfstoff praktisch auszuschließen ist. Die oben genannten grippeähnlichen Allgemeinreaktionen sind meist flüchtig und nach spätestens zwei Tagen abgeklungen. Auch die Lokalreaktionen halten meist nicht lange an. Selbstverständlich bestehen die allgemeinen Risiken einer Injektion in den Muskel. Es kann also zu einer Infektion, einer Blutung oder einer Nervenverletzung kommen. All dies ist glücklicherweise wenig wahrscheinlich.

Unbedeutende Allgemeinreaktionen

Selten werden als Impffolge Nervenschmerzen (Neuralgien) oder epileptische Anfälle beobachtet. Letztere sind fast immer bei entsprechend disponierten Patienten, meist Kindern, Folge von Fieberreaktionen. Glücklicherweise sind diese Anfälle fast nie gefährlich, und sie wären wahrscheinlich auch durch das Fieber bei einer möglicherweise durch die Impfung verhinderten Grippe aufgetreten (siehe auch das Kapitel «Fieberkrampf», Seite 137 ff.). Ernster ist ein selten möglicher Abfall der Blutplättchen (Thrombozyten), der zu inneren Blutungen führen kann. Ebenso bedrohlich ist eine selten auftretende allergische Reaktion gegen Impfstoffbestandteile, die bis zum Kreislaufversagen

Neuralgien, epileptische Anfälle, innere Blutungen als seltene Impffolgen

im Schock gehen kann. Aus diesem Grund dürfen auch keine Patienten mit Hühnereiweißallergie geimpft werden.

Ebenso kann es selten zu Gefäßentzündungen (Vaskulitiden) kommen, die z. B. die Niere schädigen können. Impfungen sollen das Immunsystem zur Tätigkeit anregen, und so kann es auch zu Fehlreaktionen wie der Entstehung oder Verstärkung von Autoimmunerkrankungen kommen. Bei Patienten mit Multipler Sklerose könnte das zu einer Verschlechterung führen. Andererseits kommt es bei vielen Patienten, die an dieser Krankheit leiden, die zu Entzündungen in Gehirn und Rückenmark führt, im Rahmen von Infekten zu einer Verschlechterung. Zumindest dieser Gruppe wird von der STIKO die Grippe-Impfung empfohlen.

Guilain-Barré-Syndrom nach Grippe-Impfung doppelt so häufig

Für eine andere Entzündungskrankheit des Nervensystems ist der Zusammenhang mit der Grippe-Impfung aber erwiesen: Das Guillain-Barré-Syndrom tritt nach Grippe-Impfung einer epidemiologischen Untersuchung aus dem Jahr 1998 zufolge[51] etwa doppelt so oft auf wie ohne Impfung. Eine neuere Studie aus dem Jahr 2010 bestätigte diesen Befund.[52] Bei dieser Krankheit kommt es zu einer rasch von den Füßen nach oben aufsteigenden Lähmung. Sehr oft ist die Atmung mit beeinträchtigt und viele Patienten müssen deshalb längere Zeit künstlich beatmet werden. Das Bewusstsein wird von dieser Erkrankung nicht beeinträchtigt. Glücklicherweise bessert sich der Zustand bei den meisten Patienten, manche erreichen sogar wieder den Ausgangszustand vor der Erkrankung. Da das Guillain-Barré-Syndrom selten ist, bedeutet eine Verdoppelung des Vorkommens einen zusätzlichen Fall auf eine Million Impfungen. Allerdings habe ich selbst einen Patienten erlebt, der bald nach einer Grippe-Impfung wegen dieser Krankheit so weitgehende Lähmungen entwickelte, dass er für Monate auf einen Rollstuhl angewiesen war. Für den Betroffenen ist es immer tragisch. Sicher muss man bedenken, dass auch die «natürliche» Grippe ein Guillain-Barré-Syndrom auslösen oder eine Multiple Sklerose verschlechtern kann. Es soll nicht zynisch klingen, dass ich mich als Arzt aber wohler fühle, wenn ein Patient schicksalhaft von einer solchen Krankheit betroffen wird und dies nicht Folge einer von mir durchgeführten Maßnahme ist. Leider ist das Guillain-Barré-Syndrom die einzige Impffolgekrankheit, für die genaue Zahlen über die Häufigkeit vorliegen.

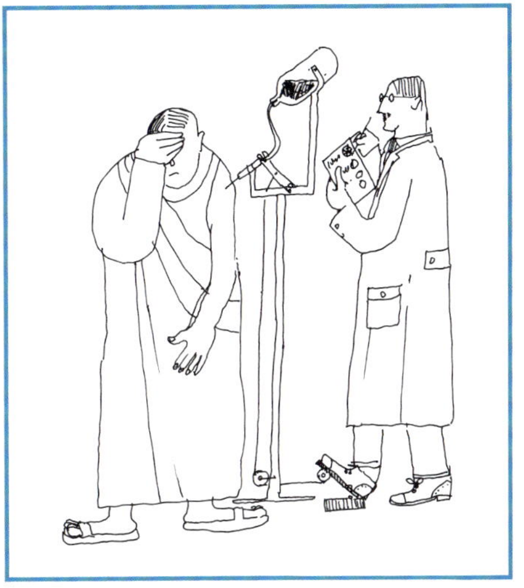

Insgesamt scheint die Grippe-Impfung nicht mit größeren Gefahren verbunden zu sein. Sie unterscheidet sich von anderen Impfungen allerdings dadurch, dass sie wegen des ständigen Erregerwechsels jährlich zu wiederholen ist. Welche Folgen eine solche fortgesetzte Beeinflussung des Immunsystems hat und welche Wirkungen von der Applikation von Begleitstoffen ausgehen, ist derzeit unklar, weil Langzeitstudien hierzu völlig fehlen. Dies wird immer wieder (auch in den zitierten Meta-Analysen und Kommentaren in medizinischen Fachzeitschriften) kritisiert. Es wird eingewandt, dass nachteilige gesundheitliche Auswirkungen nur durch systematische, langfristige Vergleichsstudien erkannt werden können, wie es sich z. B. bei der Hormontherapie in den Wechseljahren gezeigt hat, die jahrzehntelang als unproblematisch und zur Vorbeugung vieler Probleme nützlich galt, bis sich schließlich herausstellte, dass viele angebliche Nutzenaspekte nicht bestanden, dafür aber ein signifikantes Brustkrebsrisiko durch die Hormonbehandlung. Dies muss kein entscheidendes Argument bei einer klar indizierten Impfung im Einzelfall darstellen, kann aber skeptisch hinsichtlich einer Ausdehnung der Impfung auf große Bevölkerungsgruppen stimmen und auch Anlass sein, über Alternativen nachzudenken.

Möglicherweise erhöhte Nebenwirkungsrate bei rasch eingeführten Impfstoffen

In Pandemiezeiten ist zu berücksichtigen, dass in der Regel keine Zeit für eine umfangreichere klinische Erprobung des Impfstoffes besteht, sodass hier mit einer möglicherweise erhöhten Nebenwirkungsrate gerechnet werden muss, was sich 1976 tragisch in den USA zeigte. Damals wurde ein neuer Grippevirustyp entdeckt und ebenfalls von «Schweinegrippe» gesprochen und eine neue Epidemie befürchtet. Während diese Grippe zu nur einem Todesfall führte, verursachte der offenbar unzureichend geprüfte Impfstoff mehrere hundert Guillain-Barré-Fälle (genannt wird die Zahl 500) und 25 Todesfälle.[53]

Natürlich hat man aus diesen Ereignissen gelernt, aber dennoch bleiben in Zusammenhang mit einer Pandemie eingeführte neue und damit wenig geprüfte Impfstoffe riskant. So wurde 2009 in Zusammenhang mit der «Schweinegrippe» (die sich letztlich als recht harmlos erwies) in einer ersten Phase höchster Besorgnis vor der von der WHO ausgerufenen «Pandemie» ein neuer Impfstoff mit einem ebenso neuen Wirkungsverstärker zugelassen. In der Folge wurden vor allem in Skandinavien (aber auch in anderen Ländern) bei Kindern, die diesen Impfstoff erhielten, vermehrt Narkolepsie-Erkrankungen festgestellt, die unter anderem zu Einschlafattacken und anderen schweren Beeinträchtigungen führen. Das Bundesinstitut für Arzneimittel und Medizinprodukte veranlasste daraufhin die Aufnahme eines Risikohinweises in die Fachinformation, wonach bei Kindern und Jugendlichen, die mit diesem Impfstoff geimpft wurden, ein «vier- bis neunfach erhöhtes Risiko für Narkolepsie» gegenüber Ungeimpften besteht. 2014 wurde schließlich der Mechanismus der Nebenwirkung aufgeklärt und gezeigt, dass Impfstoffbestandteile (vermutlich zusammen mit dem Wirkungsverstärker) eine Autoimmunreaktion bewirkten, durch die es zu den Erkrankungen kam.[54] Ähnliches kann auch bei anderen neuen Impfstoffen, die im Gegensatz zu anderen Arzneimitteln keine langen Testreihen mit größeren Probandenzahlen durchlaufen haben, nicht ausgeschlossen werden. Besonders relevant könnte dies bei Impfstoffen sein, die durch neue, noch wenig erprobte Technologien hergestellt werden, wie das ggf. bei einem Impfstoff gegen Covid-19 der Fall sein könnte. Das gilt umso mehr, als es bisher nicht gelungen ist, gegen andere schwere Coronaviruserkrankungen (SARS, MERS) wirksame Impfungen zu entwickeln. Versuche, einen RNA-Impfstoff zu entwickeln, bei dem virusidentische Boten-RNA in unsere Zellen eingeschleust werden sollen, damit diese Virus-Proteine bilden, gegen die dann eine Immunreaktion ausgelöst werden soll, stellen eine ganz neuartige Vorgehensweise dar, die sorgsam auf mögliche Nebenwirkungen geprüft werden muss, bevor sie ggf. in größerem Umfang eingesetzt werden kann. Auf jeden Fall aber wäre ein gut wirksamer und sicherer Impfstoff ein großer Fortschritt im Umgang mit dieser Viruserkrankung. Ob es den aber wirklich geben wird, ist auch deshalb unsicher, weil schon zwei Monate nach Durchmachen von Covid-19 die Antikörperspiegel wieder fallen und eine Impfung eigentlich nie eine bessere Immunität erzeugt als die natürliche Erkrankung.[55]

Autoimmunreaktion durch Impfstoffbestandteile

Neuartiger RNA-Impfstoff

Persönliche Impfentscheidung

Gründliche Information vor der Entscheidung

Jede ärztliche Maßnahme ist erst infolge einer wohlüberlegten, sich auf gründliche Information stützenden Entscheidung des Patienten zulässig. Bei einer bedrohlichen Erkrankung, die rasch gewendet werden muss, wird man hierbei weniger strenge Maßstäbe anlegen als bei einer Vorbeugungsmaßnahme, die einer künftigen, möglicherweise gar nicht auftretenden Gefahr entgegenwirken soll. Üblicherweise versucht man bei der Impfentscheidung die Risiken der Impfung in Relation zu der Krankheit, die verhindert werden soll, zu setzen. Für den ansonsten Gesunden sind zunächst beide eher gering. Bei den genannten «Risikogruppen», für die eine Grippe-Impfung empfohlen wird, scheinen möglicherweise zunächst die Gripperisiken zu überwiegen. Nicht berücksichtigt ist dabei aber der Nutzen, den das Durchstehen und Überwinden einer Grippe mit hohem Fieber haben kann. Wenn man aus Statistiken weiß, dass die Häufigkeit einzelner Krebsarten durch eine schwere Grippe halbiert wird, oder wenn man selbst erlebt hat, dass eine schwere Krebskrankheit sich durch hohes Fieber wesentlich gebessert hat, dann wird man diese zusätzlichen Aspekte bei der Beratung berücksichtigen. Das heißt natürlich nicht, dass man einen durch gerade erfolgte Chemotherapie schwer geschwächten Patienten, der durch persönliche Umstände in Grippezeiten größere Menschenansammlungen nicht vermeiden kann, nicht eventuell doch impfen wird. Auch die Frage der Altersindikation wird man auf diesem Hintergrund individuell zu prüfen haben. Unbestritten steigt das Gripperisiko mit dem Alter an. Gleiches gilt aber für das Krebserkrankungsrisiko. Man wird für den Einzelfall entscheiden müssen, ob man glaubt sich zutrauen zu dürfen, eine Grippe kräftemäßig durchtragen zu können, oder ob es besser ist, diese zu verhindern. In diese Überlegungen muss sicher auch die Frage eingehen, ob bei Bedarf ausreichende Pflegemöglichkeit besteht, ob es einen Arzt gibt, der sich eine Grippebehandlung bei einem alten Menschen zutraut, ob dieser auch am Wochenende zur Verfügung steht usw.

Nutzen und Risiken abwägen

Gefährdungen durch Immunschwäche oder Alter berücksichtigen

Entscheidung bei herannahender Pandemie

Angemerkt werden soll noch, dass die Impfentscheidung bei einer herannahenden Pandemie nochmals anders ausfallen kann als zu anderen Zeiten. Hier wird man neben den persönlichen Fragen auch allgemeine bedenken müssen. So kann es sein, dass Angehörige besonders gefährdeter Berufe, die gleichzeitig von besonderer Bedeutung für das Funktionieren des Gemeinwesens sind, sich in dieser Situation eher impfen lassen als sonst. Beispielsweise könnte dies für Straßenbahnfahrer, Lehrer, Pflegende, Polizisten oder Ärzte gelten. Allerdings hat sich eben auch hier immer wieder gezeigt, dass auch in der Furchtlosigkeit ein gewisser Schutz besteht. Gleichwohl ist zu bedenken, dass auf einzelne der genannten Personengruppen in Epidemiezeiten besondere Belastungen zukommen können, die selbst wieder zu einer verstärkten Anfälligkeit beitragen können. Ein wichtiger Aspekt kann es auch sein, dass Infizierte, die wenig Symptome entwickeln, ungewollt empfindliche Menschen anstecken und dadurch schädigen können. Auch das kann ein Grund für eine Impfung darstellen.

Besondere Belastungen verstärken Anfälligkeit

Hilfreich für eine freie Entscheidung ist es, wenn man sich zunächst von Vorurteilen frei macht. Weder die Krankheit noch die Impfung sollten als Feind betrachtet werden, den es auf alle Fälle zu bekämpfen gilt. Das Durchmachen einer Krankheit kann Entwicklungshilfe sein und Schlimmerem vorbeugen, die Impfung kann aber bei geschwächter Kraft notwendig sein, um eine akute Gefährdung zu verringern.

Wer sich über jeweils aktuelle Aspekte einer möglichen Impfung informieren möchte, der kann auf zwei wichtige Internet-Adressen verwiesen werden. Das Robert-Koch-Institut publiziert offizielle Stellungnahmen unter der Adresse www.rki.de, tendenziell eher kritische, jedoch gut recherchierte Stellungnahmen finden sich unter www.individuelle-impfentscheidung.de.

Quellen für aktuelle Informationen

Was ist zu beachten, wenn man impft?

Dass bei Allergien gegen Hühnereiweiß oder andere Impfstoffbestandteile keine Grippe-Schutzimpfung erfolgen soll, wurde schon erwähnt. Des Weiteren darf der Impfling keine akute Erkrankung haben. Eine akute oder fieberhafte Erkrankung sollte mindestens zwei, besser vier Wochen zurückliegen. Da die Impfung eine «kleine Krankheit» auslöst, sollte man sich in den darauf folgenden Tagen schonen, keine großen Reisen unternehmen oder übermäßigem Stress ausgesetzt sein. Ich empfehle nach einer Grippe-Impfung eine Woche lang *Echinacea/Argentum* (3-mal 5 Globuli) einzunehmen, um die Auseinandersetzung

Vorsicht bei Allergien gegen Hühnereiweiß!

des Geimpften mit dem Impfstoff zu unterstützen. Aus prinzipiellen Gründen wird aber davon abgeraten, Echinacea-haltige Arzneimittel bei Patienten mit verschiedenen Fehlfunktionen des Immunsystems (z. B. Multipler Sklerose, Leukämie, HIV-Infektion und andere) zu geben, da spekuliert wird, dass eine Anregung des Immunsystems durch Echinacea auch krankhafte Aspekte verstärken könnte. Eine gute Alternative stellen *Meteoreisen Globuli* (3-mal 5 bis 10) dar, die auch helfen können, wenn es zu leichten Allgemeinreaktionen nach der Impfung kommt.

Echinacea-haltige Arzneimittel

Der Impferfolg scheint auch von der Schlafdauer abhängig zu sein. In einer Studie an jungen gesunden Männern durfte die eine Gruppe 6 Nächte vor einer Grippe-Schutzimpfung nur 4 Stunden schlafen, während die Vergleichsgruppe beliebig lange Schlafzeiten hatte. Die Kurzschläfer entwickelten 10 Tage nach der Impfung nur halb so hohe Antikörperspiegel, auch wenn sie nach der Impfung zum Ausgleich ihres Schlafdefizits eine Woche über allnächtlich 12 Stunden schlafen durften.[56] Dieses Ergebnis belegt auch die Erfahrung, dass die Infektanfälligkeit bei Schlafstörungen, aber auch bei Schichtdienst erhöht ist.

Chemoprophylaxe

Prinzipiell existiert für Zeiten, in denen ein großes Risiko für Influenza-A-Infektionen besteht, die Möglichkeit der Chemoprophylaxe z. B. mit Oseltamivir oder Amantadin. Diese Arzneimittel wurden bereits im Kapitel über medikamentöse Behandlungsmöglichkeiten der Schulmedizin besprochen (Seite 78 ff.). Zur Vorbeugung bei Patienten, die einer besonderen Gefährdung unterliegen, kann die Anwendung einer solchen Chemoprophylaxe im Einzelfall sinnvoll sein. Insgesamt bleibt aber das Problem der Nebenwirkungsmöglichkeiten bestehen. Die bereits erwähnte rasche Resistenzentwicklung mindert den Wert solcher Mittel deutlich. Es wurde schon erläutert (siehe Seite 82), dass zum Teil über 90 % der im Umlauf befindlichen Grippeviren gegen Oseltamivir resistent sind, sodass die Einnahme wirkungslos bleibt. Je häufiger diese Medikamente vorbeugend eingesetzt werden, umso wahrscheinlicher ist das Auftreten von Resistenzen und damit die Unwirksamkeit

Wann ist die Chemoprophylaxe sinnvoll?

Nebenwirkungen und Resistenzen

im Erkrankungsfall. In den USA – wo die Neigung zur vorbeugenden Medikamenteneinnahme größer als bei uns ist – wurde auf das Problem der Abwasserbelastung durch Ausscheidung von Chemoprophylaktika hingewiesen, die ebenfalls die Gefahr von Resistenzentwicklungen steigern soll. Beim Ausbruch einer Grippeepidemie mit einem neuartigen Virustyp, gegen den dann möglicherweise auch nicht rasch ein Impfstoff zur Verfügung steht, kann in manchen Fällen die Chemoprophylaxe indiziert sein.

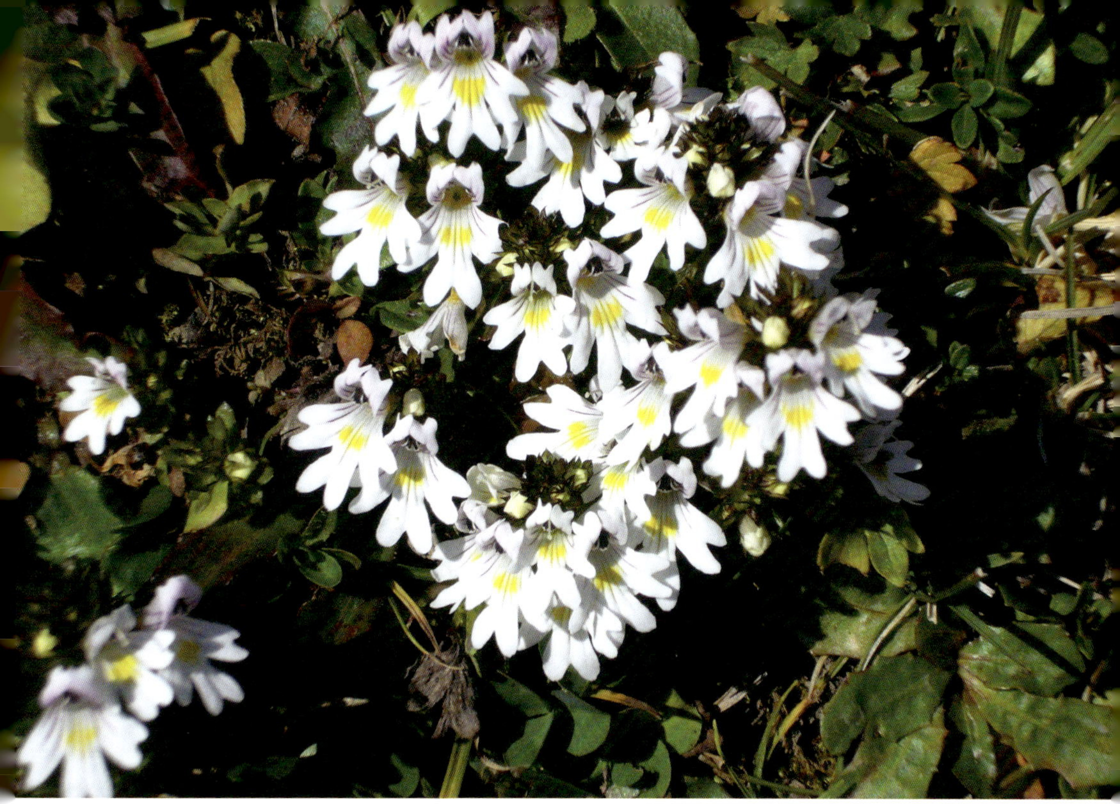

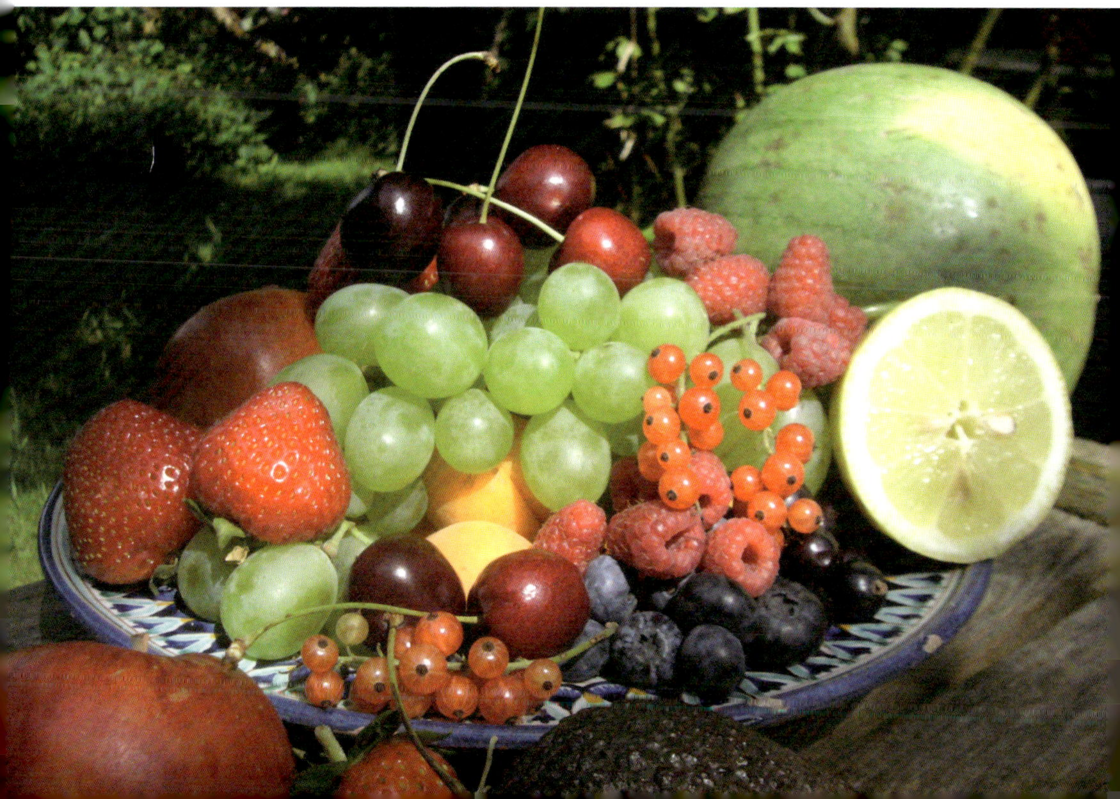

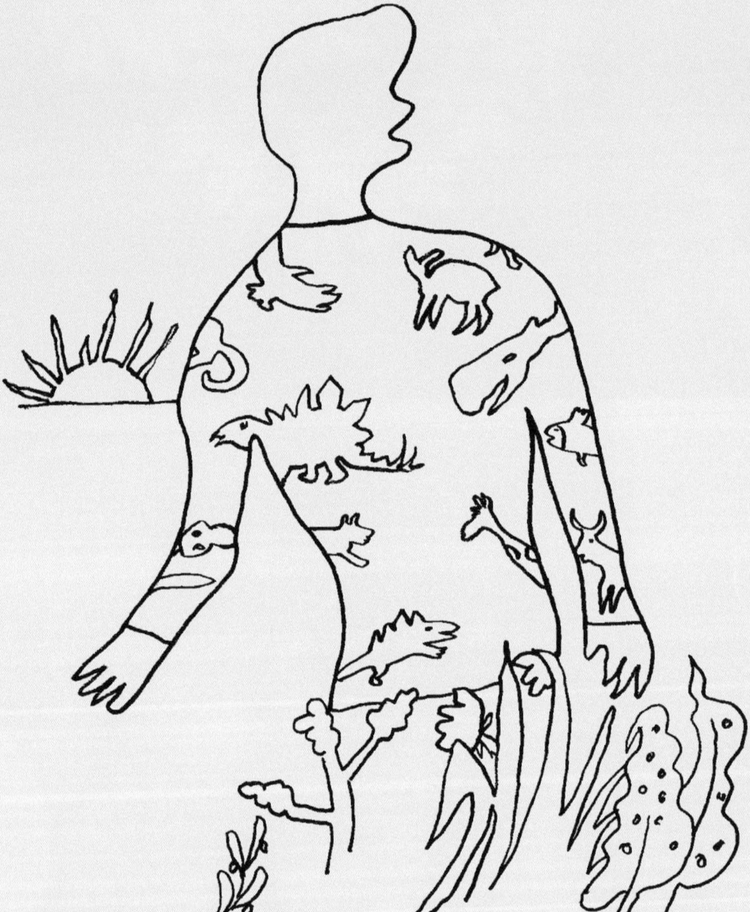
JWR

Was kann man selbst zur Vorbeugung tun?

Bei der Frage, wie man es vermeiden kann, in der Grippezeit krank zu werden, kann man zwei Aspekte unterscheiden: Wie kann ich eine Ansteckung, ohne die keine Grippeerkrankung zustande kommt, vermeiden, und (wohl noch wichtiger) was tue ich, damit ich – vielleicht trotz Ansteckung – keinen (oder doch wenig) Grund habe, krank zu werden, oder die Fähigkeit habe, die Krankheit gut zu überwinden.

Vermeiden von Ansteckung

Sichere Vermeidung ist nicht möglich

Zunächst: Wenn viele Menschen im eigenen Umkreis grippe- oder erkältungskrank sind, husten und niesen, so lässt sich eine Ansteckung nicht sicher vermeiden. Das gilt sowohl in «gewöhnlichen» Grippezeiten im Winter wie in Epidemie- oder Pandemiezeiten. In Extremfällen kann in Letzteren aber eine staatlich durchgesetzte oder individuell durchgeführte Beschränkung von Massenkontakten vorübergehend sinnvoll sein. Bei Ausbrüchen neuer Viren, die schwere Atemwegserkrankungen auslösen und durch Tröpfcheninfektionen übertragen werden und für die es noch keine etablierten Behandlungsverfahren gibt, kann dies zunächst das wirksamste Mittel sein. Wie weit das gehen kann, wurde unlängst durch den verordneten Shutdown in den meisten Ländern der Welt deutlich, der dazu diente, das exponentielle Anwachsen der Covid-19-Epidemie zu beenden. Natürlich kann man auch aus eigenem Antrieb in Zeiten großer Ansteckungsgefahr Bus- und

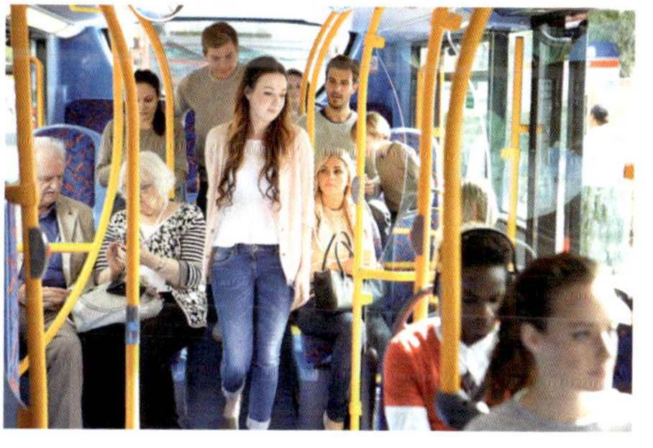

Wenn man selbst erkrankt ist, sollte man nicht unbedingt nötige Kontakte mit Gesunden – beispielsweise bei Bus- und Bahnfahrten, beim Schulbesuch bzw. am Arbeitsplatz – meiden.

Bahnfahrten und alle Formen von gedrängten Massenkontakten meiden. Vor allem sollte man das tun, wenn man selbst erkrankt ist. Es lässt sich nämlich sehr viel leichter vermeiden, dass man selbst jemanden ansteckt, als dass man angesteckt wird. Auch wegen ihrer Verantwortung anderen gegenüber sollten Kranke daher den Besuch von Schule oder Arbeitsplatz meiden.

Verantwortung des Kranken

Die Ansteckungsfähigkeit ist zu Beginn der Erkrankung am größten und nimmt nach wenigen Tagen deutlich ab. Im Wesentlichen ist sie an Entzündungserscheinungen im Schleimhautbereich gebunden, sie kann allerdings dem Ausbruch der Krankheitssymptome um ein bis zwei Tage vorausgehen. In allen Fällen der Ansteckungsvermeidung gilt es, Augenmaß zu bewahren und sich zu vergegenwärtigen, dass Angst die Neigung sich anzustecken erheblich erhöht.

Ansteckungsfähigkeit

Eine wirksame Möglichkeit, andere vor der Ansteckung durch Erkrankte zu schützen, stellen einfache Mund-Nasen-Schutzmasken dar. Wie diese bei Chirurgen verhindern, dass Bakterien aus deren Atemwegen in die Operationswunde gelangen, so verhindern sie auch eine Weiterverbreitung von Atemwegsinfekten. Da schon einige Tage vor dem Ausbruch von Symptomen eine Ansteckungsfähigkeit besteht, kann ein allgemeines Tragen solcher Masken in Pandemiezeiten eine Virusverbreitung deutlich hemmen. In asiatischen Ländern gehören solche Masken in der Winterzeit zum üblichen Stadtbild, während es bei uns, wo vor Kurzem noch eine religiös bedingte Verschleierung von manchen als unserer Kultur fremd gebrandmarkt wurde, noch vielen schwerfällt, eine solche Maske zu tragen. Eine Studie aus Hongkong zeigte aber unlängst, dass solche einfachen Masken sehr wirksam sowohl Corona- als auch Influenzaviren abhalten können. In der Umgebungsluft von Kranken ließen sich – auch wenn diese ab und an husteten – keine Viren nachweisen, während dies ohne Masken regelmäßig der Fall war.[57] Ersatzweise zu solchen einfachen Masken, wie sie normalerweise aus Papier- oder Vliesschichten bestehen, können auch aus Stoff selbst genähte Masken eingesetzt werden.

Mund-Nasen-Schutzmasken hemmen die Virusverbreitung deutlich

Es ist selbstverständlich, dass man beim Husten und Niesen die Hand oder besser ein Taschentuch vor Mund und Nase hält.

Es wird empfohlen, Einmaltaschentücher zu verwenden und diese tatsächlich nach einmaligem Gebrauch fortzuwerfen. Allerdings muss man beachten, dass Infektionen wahrscheinlich häufiger von

Infektionen «von Hand zu Hand»

Hand zu Hand getragen werden als durch Tröpfcheninfektion aus der Luft erfolgen. In gewissem Umfang kann dies verhindert werden, wenn man nicht in die Hand, sondern in die vorgehaltene Ellenbeuge hustet. Auch die mögliche Infektionsgefahr durch Abstreifen infektiöser Flüssigkeitströpfchen an Türklinken wird dadurch verhindert. Allerdings sind – wie schon erwähnt – die meisten Viren gegen Austrocknung empfindlich, und so halten sie sich an Flächen (z. B. Klinken) nur über einige Stunden in infektiösem Zustand. Eingebettet in Schleim erhalten sie (auch bei Austrocknung) ihre Infektiosität wesentlich länger. In all diesen Fällen ist jedoch Voraussetzung für die Ansteckung, dass der (noch) Gesunde mit seinen kontaminierten Händen das eigene Gesicht, Mund, Nase oder Nahrungsmittel berührt. Selbstdisziplin in dieser Hinsicht und regelmäßiges Händewaschen mit Seife (die Anwendung eines speziellen Desinfektionsmittels, das auf Dauer die Haut unnötig belastet, ist dagegen im Allgemeinen nicht sinnvoll und sollte in der Regel nur dann erfolgen, wenn Wasser und Seife nicht zur Verfügung stehen) schränken daher sowohl die Gefahr, jemanden anzustecken, wie angesteckt zu werden, erheblich ein.

Sowohl Influenza- wie auch Coronaviren gehören zu den «behüllten Viren», die von einer Doppellipidschicht umgeben sind. Wird diese durch Tenside wie Seife aufgelöst, so werden diese Viren auch bei niedrigen Temperaturen inaktiviert. Hierzu ist allerdings eine ausreichend lange Einwirkungsdauer erforderlich, weshalb dazu ge-

Maßnahmen, um das Ansteckungsrisiko zu vermindern

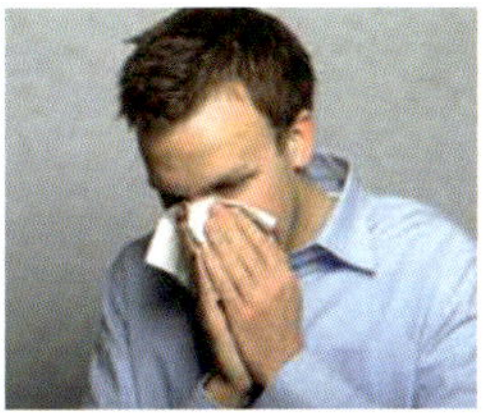

Es wird empfohlen, Einmaltaschentücher zu verwenden und diese nach einmaligem Gebrauch wegzuwerfen.

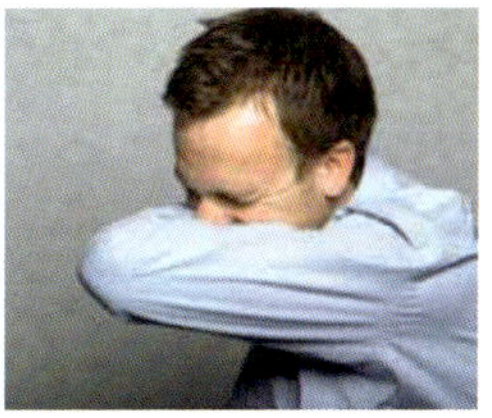

Da Infektionen oft «von Hand zu Hand» übertragen werden, ist es sinnvoll, in die vorgehaltene Ellenbeuge zu niesen oder zu husten.

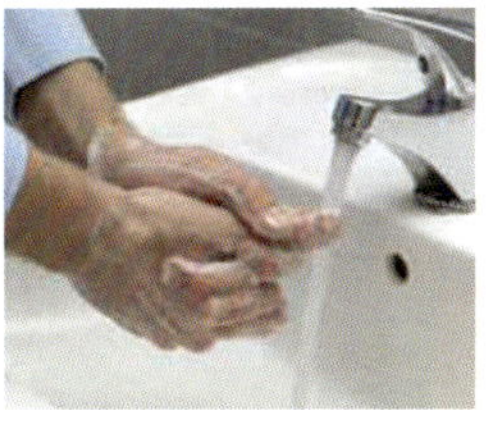

Mit den Händen weder das eigene Gesicht noch Nase, Mund oder Nahrungsmittel zu berühren und sich regelmäßig mit Wasser und Seife die Hände zu waschen schränkt die Ansteckungsgefahr deutlich ein.

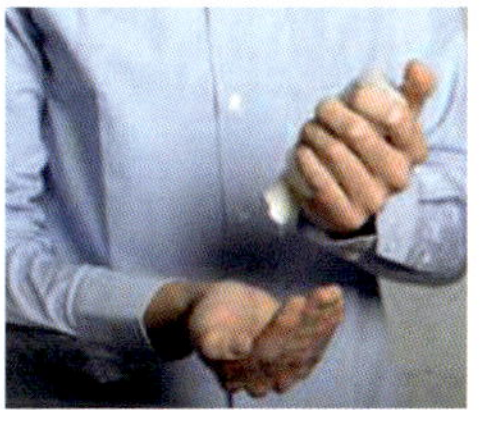

Desinfektionsmittel belasten die Haut auf Dauer unnötig und sollten deshalb normalerweise nur angewendet werden, wenn Wasser und Seife nicht zur Verfügung stehen.

raten wird, die Hände mindestens 30 Sekunden einzuseifen und dabei darauf zu achten, dass auch der Daumen, die Fingerzwischenräume, die Handrücken und die Fingerspitzen ausreichend benetzt werden.

Händewaschen ist bei vielen Viren wirksamer als Desinfektionsmittel

Übrigens wurde überraschenderweise gezeigt, dass Händewaschen gegen viele Viren (inklusive Polio- und Noroviren) wirksamer als die Behandlung mit alkoholischen Händedesinfektionsmitteln ist. Vermutlich liegt dies daran, dass Schleim durch Desinfektionsmittel gefällt wird, d.h. sich verhärtet. So kann sich an Schleimpartikeln eine Außenhaut bilden, durch welche das Desinfektionsmittel nur schwer weiter nach innen vordringen kann, wodurch darin befindliche Viren geschützt sind. Beim Waschen aber werden sowohl Schleim und Viren entfernt als auch diese – soweit sie behüllt sind – selbst inaktiviert.[58]

Körperliche Berührungen beim Begrüßen vermeiden

In der Pandemiesituation von Covid-19 hat es sich auch bei uns eingebürgert, Alternativen zur Begrüßung durch Handschlag zu finden, die ohne körperliche Berührung eine gleichartige Verbindung schaffen. Besonders schön scheint mir die indische Grußgeste des Namaskaram zu sein, bei dem die Handinnenflächen aneinandergelegt und vor das Herz geführt werden, während man den Kopf leicht neigt.[59] Es erscheint sinnvoll, nahe Kontakte wie Umarmungen zur Begrüßung zu beschränken. Ebenso selbstverständlich sollte es sein, dass ein Kranker Einladungen und andere Gelegenheiten engen Kontaktes in der Zeit seiner besonderen Ansteckungsfähigkeit meidet. Erstaunlich häufig berichten mir Patienten, sie wüssten, durch wen sie angesteckt worden seien, da ein fürchterlich niesender Bekannter sich nicht davon abhalten ließ, sie zu umarmen oder zu einem Kaffeeklatsch auf engem Raum zu kommen. Solche für alle Beteiligten unangenehmen Situationen sollten sich vermeiden lassen.

Telefonische Anmeldung beim Arzt

Es wurde schon ausgeführt, dass es einen gewissen Schutz der Umgebung darstellt, wenn ein Kranker, der öffentliche Kontakte (z.B. auf dem Weg zum Arzt) nicht vermeiden kann, einen Mundschutz trägt, um Umstehende weniger zu gefährden. Problematisch ist diesbezüglich vor allem das Wartezimmer des Arztes. Immer sollte sich daher ein Patient, der glaubt, ansteckend sein zu können, bei seinem Arzt telefonisch anmelden, damit geklärt werden kann, ob er nicht zu Zeiten die Praxis besuchen kann, in denen keine anderen (oder wenigstens keine besonders gefährdeten) Patienten im Wartezimmer sitzen, oder ob er einen separaten Warteraum benutzen kann.

Ab und zu wird die Frage gestellt, ob möglicherweise mit Viren kontaminierte Kleidung und Geschirr besonders behandelt werden müssen. Auch hier gilt, dass heißes Wasser und Seife bzw. Waschmittel ausreichenden Schutz bieten. Wer auch Sicherheit vor möglicherweise begleitend beteiligten Bakterien haben möchte, sollte den 60 °C-Waschgang und eine Spülmaschine verwenden, in der höhere Temperaturen zur Anwendung kommen als bei der Handwäsche.

Umgang mit kontaminierter Kleidung und Geschirr

Was kann ich tun, um so kräftig zu sein, dass ich nicht krank werde?

In den vorausgegangenen Kapiteln ist deutlich geworden, dass es kein sinnvolles Ziel ist, um jeden Preis «gesund» zu bleiben. Manchmal ist es «gesünder», ab und an eine fieberhafte Erkrankung durchzumachen und damit womöglich unter anderem das eigene Krebsrisiko zu senken, als jahrzehntelang scheinbar «gesund» zu sein und schließlich dann schwer und anhaltend zu erkranken. Trotzdem gibt es Maßnahmen, welche die Gesundheit insgesamt fördern und damit auch die Wahrscheinlichkeit einer Erkältungskrankheit oder Grippe reduzieren.

Förderung der Gesundheit

Ein erster wichtiger Punkt kann es schon sein, die Angst abzubauen. Fast alle grippalen Erkrankungen und auch eine echte Grippe verlaufen günstig. Es gibt sinnvolle Behandlungsmöglichkeiten, von denen viele oben dargestellt wurden. Es ist richtig, gegebenenfalls den Verlauf zu beobachten und bei sich anbahnenden Komplikationen fachkundigen Rat einzuholen, der zu hilfreichen weiteren Maßnahmen führt. Wenn man auf seine eigene Lebenserfahrung achtet, wird man oft feststellen, dass auch unangenehme Lebensereignisse rückblickend als letztlich sinnvoll erkannt werden können. Ein Vertrauen darauf, dass unser Schicksal nicht zufällig ist und es letztlich gut mit uns meint, ist eine wesentliche Entlastung und trägt dazu bei, Ängste zu reduzieren, die selbst Grundlage für Krankheit werden können.

Angst abbauen

Rhythmus und Ausgleich

Dauerhaft wirksame einseitige Anspannungen können krankheitsgefährdet machen. Ein Herauslösen aus dem Alltag kann dann sogar

Einseitige Anspannungen können krank machen

positive Lebenswenden unterstützen, indem die Ruhe geschaffen wird, sich Überblick über das wirklich Notwendige zu verschaffen. Dies auch ohne Krankheit immer wieder einmal zu tun kann der Gesundheit dienen. Meistens ist es nicht das Gesamtmaß dessen, was zu tun ist, was einen auslaugt, sondern der Mangel an Ausgleich. Oft wurde erkannt, dass ein richtiger Rhythmus dazu beitragen kann, das Notwendige zu leisten. Das gilt für körperliche Anstrengung (wo sich deshalb z.B. rhythmusbetonte Arbeitslieder ausgeprägt haben, wie auch beim Nageln, Bildhauen, Ziehen schwerer Lasten etc. rhythmischer Einsatz als entscheidend gilt) ebenso wie für alle anderen Formen von Anstrengung. Immer wieder einmal die Tätigkeit kurzzeitig zu unterbrechen und auf eine individuell geeignete Weise auszuspannen oder eine andere (und möglichst polare) Art von Aktivität zu leisten kann helfen. Eine

Meditation

für viele Menschen hilfreiche Form ist die Meditation, durch die man zu sich kommen und Verbindung zu einer Kraftquelle finden kann. Es gibt dazu vielfältige Anleitungen. Eine von mir besonders geschätzte ist das Buch von Rudolf Steiner «Wie erlangt man Erkenntnisse der höheren Welten?».[60] Vor allem seine hierin geschilderten sogenannten «Nebenübungen» lassen sich ohne Vorkenntnisse und Voraussetzungen für viele Menschen mit geringem Aufwand in den Alltag integrieren.

Als Anfang des 20. Jahrhunderts die große Pandemie der Spanischen Grippe über die Erde zog, soll Rudolf Steiner einer Eurythmistin die Empfehlung gegeben haben, die Farbe «Pfirsichblüt» (die zarte Rosafärbung von Pfirsichblüten, die sich aber auch beispielsweise bei manchen Rosenblüten findet) zu meditieren, um dadurch die Widerstandskraft gegen Virusinfektionen zu steigern. Der Neurologe und Psychiater Christian Schopper hat zusammen mit Frank Wehner eine Meditation entwickelt, bei welcher der Meditierende sich zunächst die Farbe an einem äußeren Gegenstand, dann aber frei vorstellt, diese sich dann im ganzen Leib ausbreiten und schließlich über diesen hinausragen lässt. Zuletzt kann man sich wie in einer zur Außenwelt hin abgegrenzten Mandorla (in welcher – insbesondere in der Ostkirche – der auferstandene Christus häufig dargestellt wird) von dieser Farbe umgeben, aber auch ausgefüllt und geschützt erleben.

Fruchtbare Pausengestaltung

Vielfältige Beispiele für fruchtbare Pausengestaltungen enthält auch das von Rudi Seitz verfasste Büchlein «Schöpferische Pausen».[61] Christlich-spirituelle Aspekte werden in dem schönen Buch «Die geistige Waffenrüstung» von Günther Dellbrügger dargestellt.[62]

Ganz unmittelbar Einfluss auf Lebensvorgänge hat eine rhythmische oder unrhythmische Lebensweise in Hinblick auf Ernährung, Schlaf und Bewegung. Alle drei Gebiete haben auch Einfluss auf unsere Fähigkeit, Ansteckungen zu überwinden.

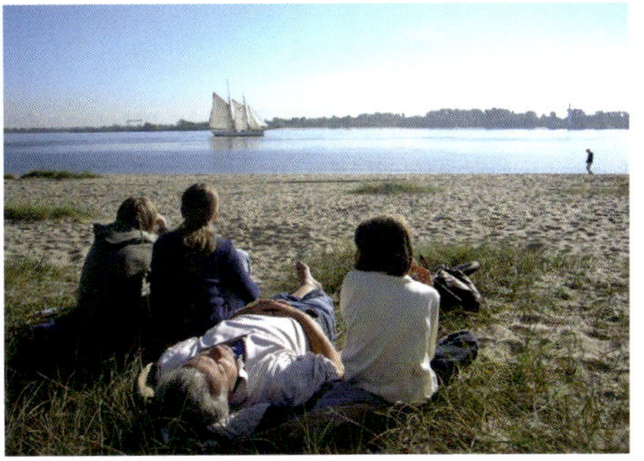

Dauerhaft wirksame einseitige Anspannungen können die Anfälligkeit für Krankheiten erhöhen. Deshalb ist es wichtig, sich immer mal wieder ganz aus dem Alltag zu lösen und einen Ausgleich zu suchen.

Essen, Nahrung und Vitaminzufuhr

Viele Menschen verzichten heute auf eine Mittagsmahlzeit oder essen nur nebenbei etwas «zwischendurch». Entgegen der naiven Vermutung trägt das zur allgemeinen Tendenz zum Übergewicht bei, es unterstützt aber auch das Grundgefühl, gehetzt zu sein, stört die Regelmäßigkeit des Verdauungsrhythmus und kann zur Infektanfälligkeit beitragen. Ein bewusster Umgang mit dem Gebiet von Ernährung und Verdauung ist schon insofern sinnvoll, als unser Darm, in dessen Wand spezielle Strukturen des Immunsystems liegen, unser größtes immunologisches Organ darstellt. Regelmäßige Mahlzeiten sind zu seiner Gesunderhaltung ebenso wichtig wie genügend Zeit dafür. Nicht zuletzt kann auch nur so mit ausreichender Gründlichkeit gekaut werden. Alle Verdauungsstörungen gehen mit falschen Bewegungsvorgängen des Magen-Darm-Traktes einher oder haben sogar in ihnen ihre wesentliche Ursache. Der einzige Moment, in dem wir selbst direkten Einfluss auf eine Verdauungsbewegung haben, ist der des Kauens. Ob dies hastig oder gelassen, gründlich oder oberflächlich erfolgt, bestimmt unser anschließendes Befinden. Das ist ein wesentlicher Grund, weshalb viele Menschen sich nach einem kurzen Besuch in der Kantine oder gar einem Snack, während dessen man weiterarbeitet, schlechter als vor dem Essen fühlen. Auch die Stimmung, während man mit anderen zusammen isst, bestimmt darüber, wie es einem danach geht. Manchen gilt es als antiquiert oder zumindest als ungewohnt, dennoch kann ein Tischgebet wichtig sein und sogar der Gesundheit dienen. Eine Stimmung von Dankbarkeit gehört zu

Bewusster Umgang mit Ernährung

Das Kauen

Stimmung von Dankbarkeit

den gesundheitsförderndsten Seelenregungen. Wem es fremd ist, sich dabei an eine «höhere» spirituelle Instanz zu wenden, der kann auch Dankbarkeit für die Speise entwickeln, wenn er sich verdeutlicht, wie viele Menschen zu dem beigetragen haben, was nun auf seinem Teller liegt, dass aber dennoch keine Pflanze und kein Tier vom Menschen allein geschaffen werden kann, sondern noch viele weitere Kräfte wirken mussten, damit entstehen konnte, was er nun genießen kann. Genuss schließlich ist im Übrigen der Gesundheit förderlich und er lässt sich steigern, wenn man möglichst fein wahrzunehmen versucht, was das Besondere des jeweiligen Mahles ausmacht.

Warme Mahlzeiten und wärmende Gewürze

Natürlich hat es auch einen Einfluss, was man isst. Eine warme Mahlzeit am Tag sollte es zumindest sein. Gewürze können die Verdaulichkeit fördern und z. B. wärmend wirken, was Erkältungen durchaus entgegenwirken kann. Es ist kein Zufall, dass wärmende Pflanzen wie Ingwer, Thymian, Paprika usw. sowohl Gewürz als auch Heilmittel sind. Je lebendiger eine Pflanze ist, desto mehr kann sie uns kräftigen. Es macht dabei einen Unterschied, ob sie aus einem Gewächshaus stammt, wo sie auf einem Substrat aus Glaswolle von Mineraldünger lebte, oder z. B. aus biologisch-dynamischer Landwirtschaft, die über die Prinzipien des ökologischen Landbaues hinaus versucht, die Pflanzen gezielt mit gestaltenden kosmischen Kräften zu verbinden. Auch gibt es Hinweise darauf, dass sich Pflanzen, die als «Hybriden» in ihrer Vermehrungsfähigkeit beeinträchtigt sind, nachteilig auswirken können, während durch weniger manipulative Züchtungsverfahren entstandene «samenfeste» Sorten günstiger sein können.

Ausreichende Versorgung mit Vitaminen

Sicher ist eine ausreichende Vitaminversorgung gerade in der infektgefährdeten Zeit von Bedeutung. Interessanterweise hat sich aber in einer Reihe von großen Studien gezeigt, dass die Zufuhr großer Mengen synthetischer Vitamine die Gesundheit sogar untergraben kann (so stellte sich z. B. heraus, dass Raucher bei Zufuhr von hohen Dosen synthetischer Carotine vermehrt Lungenkrebs bekamen, obwohl ein hoher Gehalt dieser Stoffe in ihrem Blut aus natürlichen Quellen in Vorstudien mit einer geringen Krebsanfälligkeit verbunden war. Auch gibt es eine Reihe von Studienergebnissen, die darauf hindeuten, dass die regelmäßige Einnahme hochdosierter Vitaminpräparate mit einer verringerten Lebenserwartung verbunden sein kann).

Eine gute Vitaminversorgung aus der Ernährung ist daher im Normalfall wohl am besten.

Die Annahme, dass synthetische Multivitaminpräparate bei Menschen, die sich normal ernähren, Infekten vorbeugen können, konnte in mehreren Studien nicht belegt werden. Eine kanadische Studie, die auf einen sehr deutlichen Nutzen eines solchen Präparates hindeutete und zu großem internationalem Aufsehen geführt hatte, wird zwischenzeitlich wegen gravierender Widersprüchlichkeiten, die der Hauptautor nicht aufklären konnte, als mutmaßliche Fälschung angesehen. Insgesamt kann derzeit im Regelfall die Einnahme solcher Mittel zur Verringerung der Infektanfälligkeit also nicht empfohlen werden.

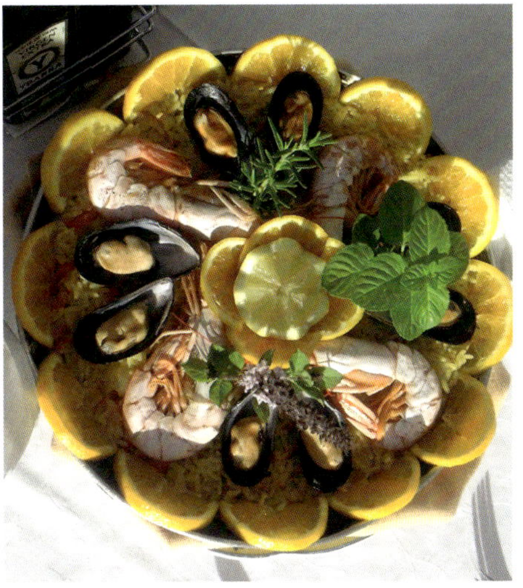

Wärme spielt bei der Ernährung eine Rolle, in Form von warmen Mahlzeiten, aber auch durch «wärmende» Gewürze.

Eine Ausnahme kann z.B. bei Älteren bestehen, die als immobile Heimbewohner zu wenig Sonne bekommen und dadurch an Vitamin-D-Mangel leiden können, woraus eine Infektanfälligkeit resultiert, die durch pharmazeutischen Ausgleich (von etwa 500 bis 1.000 IE Vitamin D täglich) gemildert werden kann. Auch bei Kau- und Schluckstörungen kann ein Ausgleich durch Vitaminpräparate sinnvoll sein.

Zinkmangel

Verbreitet ist auch ein Zinkmangel. Er ist im Alpen- und Voralpenland im Süden Deutschlands häufiger als im Norden, da ein geringerer Zinkgehalt in der Nahrung auf Böden entsteht, über denen während der Eiszeiten Gletscher lagen, nach deren Abschmelzen das Zink aus dem Boden ausgewaschen und ins Meer gespült wurde. Fisch und Meeresfrüchte sind daher auch reich an Zink und eine gute Quelle für dieses Spurenelement, das für die Funktion mehrerer hundert Enzyme erforderlich ist. Besonders wichtig ist Zink für ein gutes Funktionieren des Immunsystems, und bei der verbreiteten Mangelsituation wurde gezeigt, dass zusätzliche Zinkzufuhr (etwa 10 mg pro Tag) Infekte seltener werden lässt. Die individuelle Zinkversorgung kann durch eine preisgünstige Laboruntersuchung geklärt werden. Wenn zinkreiche Nahrungsmittel (zu denen auch Weizenkeime, Nüsse und weiße Bohnen gehören) nicht in großem Maß gegessen werden, kann eine zusätzliche Zufuhr auch ohne laborchemischen Nachweis des Mangels sinnvoll sein. Besonders gut wird Zink aufgenommen, das mit dem Eiweißbestandteil Histidin einen Komplex bildet. Entsprechende Präparate gibt es in Apotheken und Drogerien.

Vitamin C

Für seine Bedeutung zur Infektionsvorbeugung bekannt ist Vitamin C. Besonders propagiert wurde es in dieser Hinsicht von dem zweifachen Nobelpreisträger Linus Pauling in seinem Buch «Vitamin C and the common cold».[63] Er schlägt hier Tagesdosen von über 1.000 mg vor, während die Deutsche Gesellschaft für Ernährung 75 mg für ausreichend hält. Aus den oben angeführten Gründen bin ich – zumindest einer routinemäßigen – Gabe von solchen Megadosen von Vitaminen gegenüber skeptisch. Unter anderem können sehr große Vitamin-C-Gaben zu Nierensteinen führen, es scheint sich der Körper aber auch daran zu gewöhnen. Es wurde berichtet, dass Menschen, die gewohnheitsmäßig Vitamin C im Grammbereich einnahmen, nach der Rückkehr zu üblichen Tagesmengen plötzlich Symptome eines Skorbuts bekamen, also einer schweren Vitamin-C-Mangelerkrankung unter anderem mit Hautblutungen und Zahnfleischentzündungen, wie sie in vergangenen Jahrhunderten bei schlechter Lebensmittelversorgung in der Hochseesegelschifffahrt häufig waren, aber heute praktisch nirgendwo mehr auftreten. Ich werte dies als Zeichen dafür, dass eine solche Hochdosisgabe nicht auf Dauer angemessen ist. Vielmehr halte ich auch hier eine Optimierung der Versorgung aus der Nahrung für sinnvoller. Viel Vitamin C ist nicht nur in Zitrusfrüchten enthalten (die nicht von allen Menschen vertragen werden), sondern z. B. auch in Brokkoli, Petersilie oder Sauerkraut. Letzteres ist (in roher Form) besonders zu empfehlen, weil die in ihm enthaltenen Milchsäurebakterien unsere Darmflora stabilisieren und eine milde Anregung unseres Immunsystems darstellen. Auch für nicht infektiöse Atemwegserkrankungen wie Asthma bronchiale hat sich eine vorbeugende Wirkung milchsauer vergorener Gemüse gezeigt. Qualitativ hochwertige Vitamin-C-Quellen stellen auch Hagebutten und Sanddorn dar. Entsprechende Elixiere (z. B. von Weleda) können eine wertvolle Nahrungsergänzung bilden.

Hochdosierte Gaben auf Dauer nicht angemessen

Schließlich halte ich – unabhängig von speziellen Vitamingehalten – eine regelmäßige Zufuhr hochwertiger Gemüse für vorbeugend. Eine besonders intensiv wirksame Form kann – neben der grundsätzlich zu bevorzugenden Ernährung mit «vollständigem» Gemüse – die Anwendung als frisch gepresster Saft sein. Vor allem bei starker Beanspruchung im Nerven- und Sinnesbereich können Wurzelgemüse hilfreich sein. Hier kommt z.B. frisch gepresster Saft aus Karotten und Roten Rüben in Betracht, der mit frisch gepresstem Apfelsaft und ggf. etwas Ingwer verfeinert werden kann. Übrigens ist für Saft aus Roten Rüben ein deutlich blutdrucksenkender Effekt belegt (und für solchen aus Karotten wird er angenommen). Auch erhöhter Blutdruck ist oft eine Folge einseitiger Überlastung im Nerven-Sinnes-Bereich.

Von Rudolf Steiner, dem Mitbegründer der Anthroposophischen Medizin, wurde empfohlen, Wurzelgemüse bevorzugt hellhaarigen, Südfrüchte (z.B. Zitrusfrüchte) dunkelhaarigen Menschen zu geben. Mir scheint sich dieser Hinweis, der eine Individualisierung der allgemeinen Ernährungsratschläge ermöglicht, in der Praxis zu bewähren. Eine schöne Darstellung zu dem genannten Differenzierungsgesichtspunkt findet sich in dem lesenswerten Buch «Anthroposophische Medizin» von Friedwart Husemann.[64]

Bitterstoffe

Von alters her existiert die Meinung, «Medizin muss bitter sein», und tatsächlich enthält eine Reihe bewährter Arzneimittel gegen Erkaltungskrankheiten Auszüge aus Bitterkräutern. Erst in den letzten Jahren hat man entdeckt, dass unter anderem die Schleimhäute der gesamten Atemwege dieselben Bitterstoffrezeptoren enthalten, die sich auch auf der Zunge finden. Allerdings sind sie nur dort so mit Nerven ver-

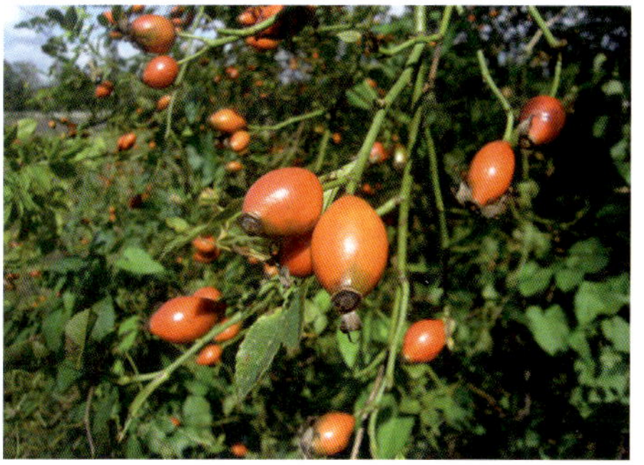

Eine natürliche, qualitativ hochwertige Vitamin-C-Quelle sind Hagebutten.

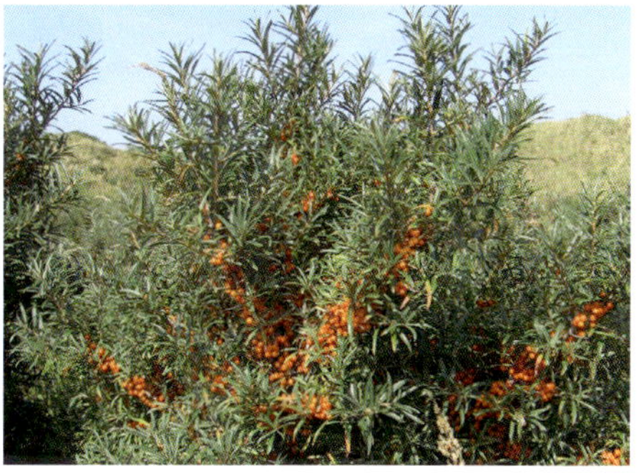

Auch Sanddorn enthält viel Vitamin C.

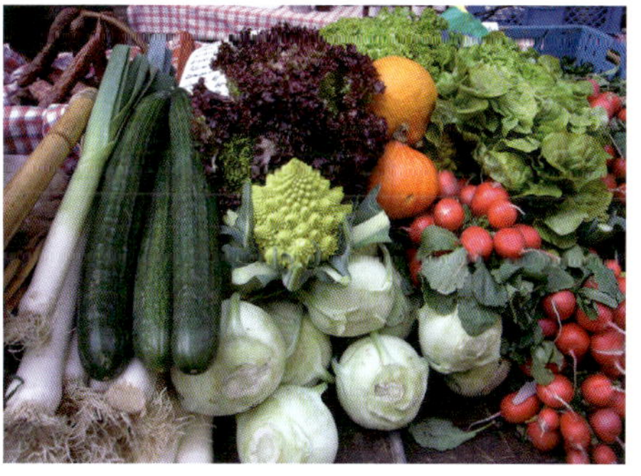

Eine regelmäßige Zufuhr hochwertiger Gemüse kann vorbeugend wirken.

Bitterstoffe verstärken die lokale Abwehr

knüpft, dass wir eine bewusste Wahrnehmung bitterer Substanzen an ihnen gewinnen. Dennoch sind alle Bitterstoffrezeptoren wirksam. In den Atemwegen führt ihre Stimulation zur Verstärkung der lokalen Abwehr, indem beispielsweise vermehrt antibakteriell wirksame Peptide freigesetzt[65] oder der Schleimtransport aktiviert wird.[66] Auch Reaktionen der Lymphozyten als Teil des «adaptiven» Immunsystems (das spezifische Immunreaktionen hervorbringt) werden durch deren «Wahrnehmung» bitterer Substanzen moduliert.[67] Man kann davon ausgehen, dass bittere Salate wie Radicchio, Chicorée, Löwenzahn oder Endiviensalat, aber auch Bittertees aus Wermut oder Gelbem Enzian die Abwehr in den Atemwegen verbessern, weshalb es sinnvoll ist, in der Winterzeit solche Nahrungsmittel vermehrt zu sich zu nehmen. In unserer Familie haben wir es uns seit der Covid-19-Pandemie darüber hinaus angewöhnt, abends einige Bruchstücke getrockneter Wurzel Gelben Enzians (die man in der Apotheke bestellen kann), eine Prise Wermutkraut, einige Scheiben Ingwerwurzel und zwei Scheiben ungespritzter Zitrone mit einer Tasse kochendem Wasser zu übergießen und über Nacht ziehen zu lassen. Morgens füllen wir auf einen Liter mit Leitungswasser auf und genießen das erfrischende Getränk den Tag über.

Süßes hebt die Wirkung von Bitterstoffen auf

Da Süß-Rezeptoren einen großen Teil der Wirkungen von Bitterstoffrezeptoren aufheben, ist es in Zeiten erhöhter Infektionsgefahr darüber hinaus sinnvoll, die Menge an Süßem in der Ernährung einzuschränken (wobei dieser Effekt von allem, was süß schmeckt, sei es Zucker, Honig oder Süßstoff, ausgelöst wird).

Schlaf

Schlafdauer von 6½ Stunden gilt als optimal

Auch ausreichender und regelmäßiger Schlaf hat Einfluss auf die allgemeine Gesundheit. Allerdings ist dazu keine allzu lange Schlafdauer erforderlich. In großen Statistiken hat sich eine Schlafdauer von 6½ Stunden für die allgemeine Lebenserwartung als optimal ergeben. Für die spezifische Frage hinsichtlich der Anfälligkeit gegenüber gewöhnlichen Erkältungen, aber auch gegenüber Lungenentzündung gibt es zwischenzeitlich aussagefähige Studien. So wurde in einer Studie an 164 Freiwilligen zunächst mittels eines elektronischen, am Handgelenk zu tragenden Aufzeichnungsgerätes für das Aktivitätsmaß über eine

Woche hinweg die individuelle Schlafdauer bestimmt. Dann erhielten alle Versuchspersonen eine definierte Menge an Rhino-(Schnupfen-)viren in die Nase gesprüht, und es wurde ermittelt, wie viele tatsächlich davon krank wurden. Bei denjenigen, die mehr als 7 Stunden schliefen, war das nur bei 17 % der Fall, während von denen, die weniger als 5 Stunden schliefen, fast die Hälfte (45 %) erkrankten. Aber auch diejenigen, die 6 bis 7 Stunden schliefen, zeigten kein statistisch signifikant höheres Risiko.[68]

In Zeiten der Pandemie von Covid-19, das bei vielen Menschen einer gewöhnlichen Grippe ähnelt, bei anderen aber schwerste Lungenentzündungen verursachen kann, mag folgende Studie besonders interessant sein: Fast 57.000 Krankenschwestern wurden über mehrere Jahre hinweg beobachtet. Insgesamt traten etwa 1.000 Fälle von Lungenentzündungen auf. Dabei lag das Risiko zu erkranken bei denjenigen, die weniger als 5 Stunden schliefen, um 70 % höher als bei denjenigen, die 8 Stunden schliefen. Aber auch überlanger Schlaf von mehr als 9 Stunden ging mit einem höheren Risiko (von etwa 50 %) einher. Nach mathematischer Elimination möglicherweise relevanter Begleitfaktoren lag das Risiko sowohl bei zu kurzem wie auch bei zu langem Schlaf bei jeweils etwa 40 %.[69]

Überlanger Schlaf erhöht das Risiko zu erkranken

Wahrscheinlich kommt es ebenso auf den Rhythmus wie auf die Schlafdauer an, denn regelmäßige Nachtschichten, aber auch ein stetiger Wechsel der Schlafzeitpunkte haben sich als ungünstig erwiesen. Auch die Immunfunktionen können darunter leiden und die Infektanfälligkeit dadurch steigern. So ergab eine Studie an etwa 500 Schichtarbeitern im Gesundheitswesen bei diesen eine im Vergleich zu Arbeitnehmern mit stabilen Arbeitszeiten um 20 % höhere Rate von Atemwegsinfekten.[70]

Bedeutung des Rhythmus

Einer der Gründe hierfür besteht darin, dass alle unsere Lebensfunktionen rhythmisch geordnet sind und durch den Tag hindurch eine Tendenz zur Entkoppelung, zum Unrhythmischwerden entwickeln. Der Schlaf führt immer wieder neu eine rhythmische Ordnung herbei, und er ist auch selbst rhythmisch geordnet (so unterliegen zum Beispiel Traum- und Tiefschlafphasen einer gestaltartigen Ordnung). Besonders gut ist die rhythmische Ordnung unseres Hormonsystems, aber auch des Stoffwechsels erforscht. So beginnt z.B. die Nebenniere gegen drei Uhr mit einer zunehmenden Produktion des

Cortisol

Hormons Cortisol, das unter anderem die Aufgabe hat, die Zuckerbereitstellung zu unterstützen, die für unsere bewussten Seelenvorgänge und die Entfaltung unserer Ich-Impulse erforderlich ist. Aber auch die Überwindung von Infektionsvorgängen ist an eine gesunde Nebennierenfunktion gebunden. Cortisol wird als «Stresshormon» bezeichnet, da es auch in Belastungszeiten ansteigt (das tut es beim an sich Gesunden auch während einer Infektion). Es ist aber weniger Ausdruck von Stress als ein körperlicher Aspekt, der Begegnung mit und schließlich Überwindung von Belastung ermöglicht. Mit dem frühmorgendlichen Anstieg von Cortisol geht eine Umstellung der Leberfunktion parallel, die in der ersten Nachthälfte für Aufbau sorgt (wobei die Leber sogar schwerer wird) und ebenfalls etwa ab drei Uhr den mit dem Tagbewusstsein verbundenen Abbau und die Begegnung mit der Außenwelt (auch in Form von Nahrung) vorbereitet, indem jetzt die Gallebildung einsetzt. Abbau ist aber nur dann gesund, wenn vorher genügend Aufbau stattfinden konnte, sodass der Schlaf vor drei Uhr nicht zu knapp werden darf. Als Faustregel kann man angeben, dass es aus einer Reihe von Gründen sinnvoll ist, wenn man um Mitternacht bereits schläft.

Abbau- und Aufbauprozesse

Seelische Aspekte

Ein weiterer Grund hierfür bezieht sich mehr auf die Seele als auf den Körper. In der Nacht findet ein «Überprüfen» und Ordnen desjenigen statt, was man am Tag erlebt und getan hat. Die Träume sind davon nur das oberflächlichste Zeichen. Bedeutsamer ist mehr, was in den nicht bewusst erinnerten Tiefschlafphasen stattfindet, die gerade zu Schlafbeginn vor Mitternacht am tiefsten sind und am längsten dauern, während zum Erwachen hin der Schlaf oberflächlicher wird und die Träume zunehmen (weshalb man sich in der Regel auch gut an Träume vor dem Erwachen erinnert). Diese Tatsachen werden auch von der naturwissenschaftlichen Schlafforschung zunehmend beschrieben. In der Anthroposophie wurde von Rudolf Steiner im ersten Viertel des 20. Jahrhunderts dargestellt, dass der Mensch in der tiefsten Phase des – auch nicht bewusst erinnerten – Schlafes um Mitternacht eine Begegnung mit seinem Engel hat, mit dem zusammen er auf einer gleichsam

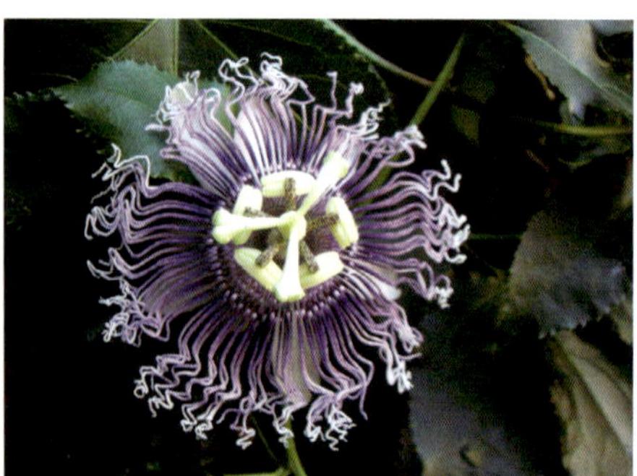

Die Passionsblume (Passiflora)

objektiveren Ebene als im Tagesbewusstsein ansieht, was er am Tag erlebt hat, und daraus Impulse für sein künftiges Handeln empfängt.

Weitere Gesichtspunkte der «rhythmisierenden» Wirkung des Schlafes sollen wenigstens erwähnt werden: Einen Aspekt der Gehirntätigkeit kann man durch Ableitung der Hirnstromkurven, des «EEGs», beobachten. Tagsüber verlaufen diese Kurven in recht schnellen Wellen, die in Abhängigkeit vom Maß der Sinneseindrücke auch zunehmend unregelmäßiger werden. Für den Schlaf ist dagegen eine Verlangsamung und Vertiefung dieser Wellen charakteristisch.

Verlauf der Hirnstromkurven

Ein großer Teil der «Schlafmittel» (vor allem solche aus der Gruppe der sogenannten Benzodiazepine) führt übrigens zu einer Störung der Schlafrhythmik, sie hemmen auch die beschriebene Vertiefung und Verlangsamung der elektrischen Hirnaktivität und führen im Gegenteil zur Beschleunigung. Darüber hinaus gehen sie mit einer beträchtlichen Suchtgefährdung einher. Sie können daher keine dauerhafte Lösung von Schlafproblemen sein. Unten wird dargestellt, dass richtige Bewegung und gegebenenfalls Heileurythmie gesunden Schlaf fördern. Einfache pflanzliche Mittel wie z. B. Trinken von mit Honig gesüßtem Melissentee oder Hopfenzubereitungen können helfen, ebenso Einreibungen mit Lavendelöl. Auch hilft es manchmal, auf die richtige Wärme im Schlaf zu achten, indem Wollsocken angezogen, ein wärmendes Fell unter den Schlafenden gelegt oder im Gegenteil eine kühlere Decke gewählt wird. Bei anhaltenden Schlafproblemen ist ärztlicher Rat erforderlich. Auch in der Anthroposophischen Medizin und der Homöopathie gibt es Arzneimittel, die den Schlaf verbessern. Manche tun dies, indem sie z. B. eine gestörte Funktion der Leber oder von Hormondrüsen normalisieren. Dies setzt dann eine genaue Erkenntnis des individuellen Problems voraus und erfordert fachkundige Beratung. Allgemein haben sich hier Arzneien bewährt, die Passionsblume (Passiflora) enthalten (z. B. *Passiflora comp.*, *Passiflora Nerventonikum* Wala oder *Avena comp.*).

Schlafmittel

Pflanzliche Mittel

Am deutlichsten ist rhythmisches Geschehen in unserer Brust in Herzschlag und Atemrhythmus beheimatet. Beim Gesunden und erholten Menschen stehen diese im harmonischen Verhältnis von 1:4 zueinander. Alle Anspannung, aller Abbau führt aber zu einer Abweichung von diesem «Idealrhythmus». Erreicht wird er – wie umfangreiche Untersuchungen gezeigt haben – tatsächlich erst im tiefen Schlaf

Herzschlag und Atemrhythmus

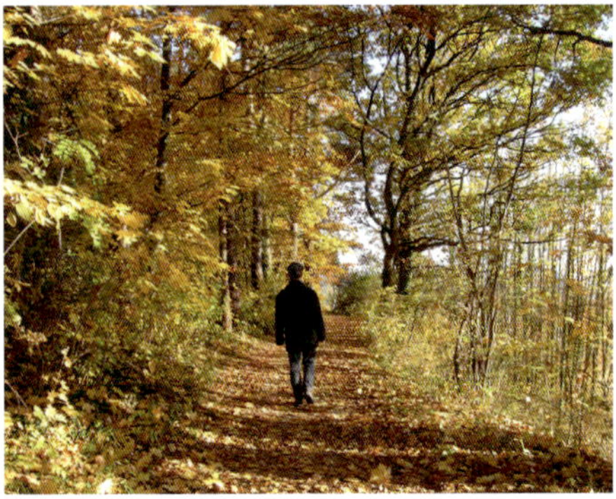

Das richtige Maß an Bewegung kann gleich mehreren Erkrankungen vorbeugen. Zumindest eine halbe Stunde am Tag sollte man mit zügigem Gehen verbringen.

kurz vor drei Uhr, wenn die Erholungsvorgänge sich also schon maximal entfaltet haben und die erneute Wachheit gerade noch nicht einmal vorbereitet wird.

Am Ende des Kapitels über die Faktoren, die uns anfällig gegenüber einer Grippe machen, wurde erwähnt, dass erst eine individuelle Störung dessen, was Rudolf Steiner «Kopf-Brust-Rhythmus» nannte, uns für kosmische Faktoren, welche mit einer Grippegefährdung einhergehen, empfindlich machen kann (siehe Seite 45). Man kann nach den vorausgegangenen Betrachtungen den Eindruck gewinnen, dass ein richtiger Schlaf den Kopf-Brust-Rhythmus stabilisieren kann.

«Schlafapnoe-Syndrom»

Kurz sei noch auf krankheitsbedingte Störungen des Schlafes eingegangen, die gegebenenfalls ärztlich behandelt werden müssen: Menschen, die morgens unerholt erwachen und womöglich von ihrem Bettpartner wegen lauten Schnarchens gescholten oder auf Atempausen im Schlaf aufmerksam gemacht werden, sollten genauer untersucht werden. Die Schlafqualität kann durch ein «Schlafapnoe-Syndrom» erheblich leiden, was vielfältige gesundheitliche Nachteile hat und auch die Infektabwehr beeinträchtigen kann. Nicht zuletzt kann die gesunde rhythmische Ordnung des Schlafes dadurch völlig durcheinanderkommen, was meines Erachtens der entscheidende Grund für die mangelnde Erholung am Morgen ist. Manchmal helfen dann schon einfache Maßnahmen wie Gewichtsabnahme, Nasensalben, spezielle Pflaster, welche die Nasenatmung erleichtern, gelegentlich sind aber auch aufwendigere Verfahren nötig, um eine ausreichende Schlafqualität zu gewährleisten. Übrigens kann im Einzelfall auch die unten erwähnte Heileurythmie ein Schlafapnoe-Syndrom bessern. Auch eine (latente) Depression kann Ursache gestörten Schlafes sein und zusätzlich zur Infektanfälligkeit beitragen.

Bewegung und Heileurythmie

Im Durchschnitt bewegen wir uns weniger, als uns guttun würde, aber auch ein übertriebenes Zuviel kann uns anfälliger machen. So wurde mir einmal ein Patient überwiesen, dessen Immunsystem so schwer angeschlagen war, dass es dem eines Kranken mit fortgeschrittener AIDS-Erkrankung glich. Glücklicherweise bestand eine solche nicht, aber nach längeren Untersuchungen stellte sich als einzige wahrscheinliche Ursache heraus, dass der Patient täglich vier Stunden Marathon-Lauf trainierte. Nach einer Halbierung der Trainingszeit normalisierten sich seine Immunparameter.

Auch zu viel Bewegung kann schaden

Weitaus häufiger ist aber problematische Bewegungsarmut. Zumindest eine halbe Stunde zügigen Gehens am Tag sollte man schon erreichen, um anhaltend gesund zu bleiben. Gerade auch der Schlaf ist in seiner Qualität an ausreichende und richtige Bewegung am Tag gebunden. Einerseits lässt sich mehr Bewegung in den Alltag integrieren, als wir oft vermuten, indem wir Rolltreppen und Aufzüge meiden, andererseits tut es vielleicht in mehrerer Hinsicht gut, wenn wir abends noch einen Spaziergang unternehmen oder mit unseren Kindern Ball spielen.

Bewegungsarmut

Eine besondere Form der Bewegung stellt die «Heileurythmie» dar. Auch sie gehört zur Anthroposophischen Medizin. Es werden dabei eher ruhige Bewegungen ausgeführt, die manchen an Tai Chi, Qui Gong oder andere asiatische Bewegungsübungen erinnern. Im Gegensatz zu Letzteren ist die Heileurythmie aber aus mitteleuropäischen Quellen hervorgegangen. Die einzelnen Übungen wirken auf die inneren Organe zurück und können so z. B. Krankheiten der Verdauungsorgane (von denen oben bereits beschrieben wurde, dass sie mit Bewegungsstörungen zusammenhängen), der Bewegungsorgane oder Kopfschmerzen bessern, auch der Schlaf kann durch Heileurythmie gefördert werden. Eine Reihe von Übungen kann auch Atemwegserkrankungen vorbeugen und allgemeine Einseitigkeiten ausgleichen. Besonders geeignet sind die sogenannten «seelischen Übungen», die schon in ihren Bezeichnungen («Sympathie-Antipathie», «Ja-Nein» usw.) eine polare Struktur andeuten. Meines Erachtens kann gerade durch sie eine sehr wirksame Vorbeugung in Grippezeiten geleistet werden. Ein wenig verständlicher mag dies

Heileurythmie stellt eine wirksame Vorbeugung in Grippezeiten dar

Polare Impulse

dadurch werden, dass gerade unsere Atmung aus polaren Impulsen gebildet wird. Einatmung und Ausatmung stehen sich polar gegenüber, und bei einiger Aufmerksamkeit bemerken wir, dass dies auch in seelischer Hinsicht gilt (was z. B. Goethe erkannt hat und in seinem Gedicht «Im Atemholen sind zweierlei Gnaden» ausdrückt, in welchem er von den Polaritäten Bedrängung und Erfrischung, Gepresst-Werden und Entlassen-Werden spricht). Gesundheit ist an ein harmonisches Verhältnis von beidem gebunden. Besonders spezifisch zur Grippevorbeugung scheinen mir die Übungen «Liebe-E», «A-Verehrung», «Hoffnung-U» und «rhythmisches R» zu sein. Sie erwärmen den Brustraum und die mit ihm zusammenhängenden Funktionssysteme und haben eine ordnende Wirkung, zudem rufen sie Seelenstimmungen hervor, die einen stärken können, um Gefährdungen widerstehen zu können.

Heileurythmie wird von Fachleuten gelehrt, die eine mehrjährige Ausbildung durchlaufen haben, an deren Ende ein Diplom steht. Seit Kurzem gibt es sogar einen Master-Studiengang für Heileurythmie an einer Hochschule.

Heileurythmie findet bei individuellen Erkrankungen oft als Einzelbehandlung statt (die auch von einer Reihe – auch gesetzlicher – Krankenkassen übernommen oder bezuschusst wird. Das gilt umso mehr, als sich in einer großen Studie («AMOS») gezeigt hat, dass Heileurythmie und andere (vor allem künstlerische) Therapieverfahren der Anthroposophischen Medizin bei chronischen Erkrankungen zu einer – auch nach relativ kurz dauernder Anwendung – über Jahre anhaltenden Besserung führen können).[71] Zur Vorbeugung von Krankheiten – auch der Grippe – können aber auch Sitzungen in Kleingruppen sinnvoll und kostengünstiger sein. Ziel ist es, eine Reihe von Übungen zu erlernen, die man dann täglich selbstständig fortführen kann. Adressen örtlicher Heileurythmistinnen und Heileurythmisten kann man über die im Anhang des Buches genannten Institutionen (Berufsverband Heileurythmie, Gesellschaft Anthroposophischer Ärzte, Gesundheit aktiv usw.) erfahren.

Übungen in Kleingruppen erlernen und selbstständig fortführen

Medikamentöse Vorbeugung

Im Kapitel über Virustatika wurde bereits erwähnt, dass nach Kontakt mit Influenzaviren (in erster Linie durch Begegnung mit einem Erkrankten) eine Vorbeugung vor dem Krankheitsausbruch durch Oseltamivir (und prinzipiell auch mit Zanamivir) möglich ist. Hierzu ist eine geringere Dosierung erforderlich als zur Behandlung bei Erkrankung. Angesichts der mitgeteilten Resistenzlage (98,5 % der Viren waren in den USA in der Grippesaison 2008/09 unempfindlich gegen das Mittel) hat sich diese Option aber abgenutzt. Wie lange jeweils ein aktuelles Virus gegen solche Medikamente empfindlich ist, wird man der aktuellen Berichterstattung entnehmen müssen. Allerdings ist auch dann damit zu rechnen, dass es umso schneller resistent werden wird, je häufiger diese Medikamente eingesetzt werden. Es ist daher sinnvoll, dass dies in erster Linie bei Menschen geschieht, die bei einer Erkrankung besonders gefährdet wären. Einzelheiten muss man mit seinem behandelnden Arzt besprechen. Nochmals sei darauf hingewiesen, dass in einer «normalen» Grippesaison nur 10 bis 20% der grippalen Erkrankungen durch Influenzaviren hervorgerufen werden, also in 80 bis 90% der Fälle ein solches Virustatikum ohnehin nicht helfen kann.

Vorbeugung durch Virustatika möglich, aber nicht unproblematisch

Prinzipiell ist auch eine Vorbeugung mit Amantadin oder Rimantadin (siehe Seite 84ff. bzw. 161) möglich, die jedoch mehr Nebenwirkungen aufweisen, nur bei Influenza A in Betracht kommen und ebenfalls durch breite Resistenzbildung der Viren in ihrer Wirksamkeit sehr beeinträchtigt sind.

Stärkung der Abwehrkräfte

Aus diesen Gründen ist die eigene Stärkung der Abwehrkräfte von besonderer Bedeutung. Obwohl es keinerlei systematische Studien dazu gibt, kann ich aus meiner eigenen Erfahrung und der vieler Kollegen sagen, dass ich *Meteoreisen* für ein sehr wirksames Vorbeugungsmittel halte. In der Regel empfehle ich, vorbeugend morgens 5 bis 10 Globuli zu nehmen, und oft zeigte sich, dass in einer Familie dann gerade derjenige, der diese Vorbeugungsmaßnahme durchführte, weil er bisher besonders anfällig war, gesund blieb, während alle anderen Familienmitglieder krank geworden waren und er sicher intensiven Erregerkontakt hatte.

Meteoreisen

Normalerweise scheint es mir nicht sinnvoll zu sein, Arzneimit-

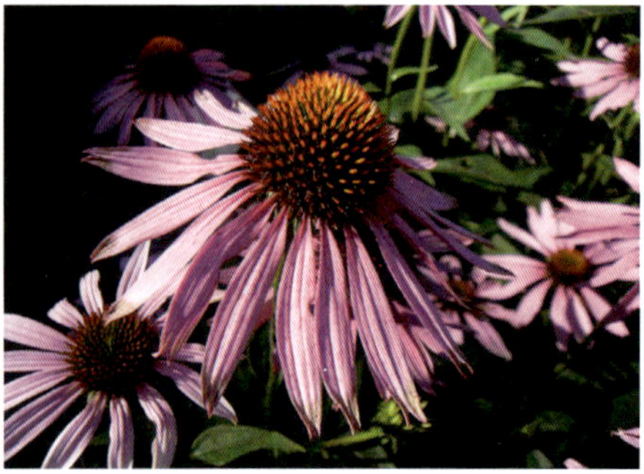

Der wegen seiner charakteristischen Blütenform auch «Igelkopf» genannte Sonnenhut (Echinacea)

tel, die eine eigene Reaktion zur Krankheitsüberwindung hervorrufen sollen, zu lange zu nehmen. Wenn man sich nochmals an die Bestandteile des Mittels (Sternschnuppeneisen, Bergkristall und Phosphor) erinnert und daran, dass alle drei Lichtqualitäten repräsentieren, so kann man den Eindruck haben, dass sie einen Ausgleich für äußeren und inneren Lichtmangel leisten und insofern zur Vorbeugung in der dunklen Jahreszeit für längere Zeit Bedeutung haben können. In der Regel empfehle ich eine solche Vorbeugung in der Herbst/Winter-Jahreshälfte etwa von Oktober bis April. Zwischenzeitlich habe ich von mehreren Krankenhäusern gehört, die eine solche Prophylaxe mit Meteoreisen (zum Teil mit zusätzlichen potenzierten Substanzen wie z. B. Schlehe, Prunus spinosa) anbieten, weil sich gezeigt hat, dass der Krankenstand beim Personal dadurch sinkt und die Kosten für die Arzneimittel durch diese Einsparung bei Weitem aufgewogen werden. Theoretisch scheint es mir denkbar, dass Menschen mit homöopathischer Phosphorkonstitution, die sich z. B. durch eher hohe, feingliedrige Gestalt, durchscheinende Haut, Sinnesempfindlichkeit, Feinfühligkeit, aber auch Nervosität zeigen kann, von der fortgesetzten Gabe des in tiefer Potenz enthaltenen Phosphors eine Steigerung ihrer Reizbarkeit und Nervosität erleiden könnten. In der Praxis wurde das aber weder von mir noch von Kollegen, die ich dazu gefragt habe, beobachtet, was damit zusammenhängen könnte, dass eben kein homöopathisches Einzelmittel von Phosphor gegeben wird, sondern eine in sich ausgewogene anthroposophische Arzneimittelkomposition. Gegebenenfalls könnte man alternativ auch *Ferrum sidereum D6* Pulver (morgens eine Messerspitze) geben. Auch dieses reine (ohne Zusatz von Quarz und Phosphor verarbeitete) Meteoreisen stellt schon eine Komposition dar, insofern die Eisenmeteoriten aus einer Mischung von Eisen, Nickel und Kobalt mit einer Spur von Phosphor bestehen.

Ausgewogene anthroposophische Arzneimittelkomposition

Bei besonders anfälligen Patienten hat sich die Gabe von potenziertem *Eigenblut* sehr bewährt, die ursprünglich von der Kinderärztin D. Imhäuser angegeben wurde. Wenn man an die zentrale Stellung

Behandlung mit potenziertem Eigenblut

des Eisens im Blut denkt, erkennt man, dass auch diese Behandlung eine gewisse Verwandtschaft mit der oben beschriebenen aufweist. Aus einem Tropfen Blut des Patienten wird dabei vom Arzt oder Apotheker ein individuell potenziertes Heilmittel zubereitet. Traditionell hat sich dabei ergeben, dass hier ein Verdünnungsverhältnis von 1:100 gewählt wird und somit «C-(= Centesimal-)Potenzen» hergestellt werden. Dies kann entweder mit einem Alkohol-Wasser-Gemisch oder – wenn man Alkohol vermeiden möchte – mit einer Glycerinlösung erfolgen. In der Regel verordnen wir die morgendliche Einnahme von 3 Tropfen der C3, nach 4 Wochen kann dann die C5 gegeben werden, die nur noch jeden zweiten Tag eingenommen wird und doppelt so lange hält. Den Abschluss bildet dann die C7, von der nur noch 1- bis 2-mal in der Woche 3 Tropfen gegeben werden.

Anregung der Milzfunktion

Vor allem bei Kindern, die immer wieder aus dem Kindergarten Infekte mitbringen, hat sich schließlich die Anregung ihrer Milzfunktion mit dem Mittel *Lien comp.* (Wala) bewährt. Die Milz stellt eines der zentralen Immunorgane dar. Neben der Tatsache, dass die Milz (lateinisch «Lien») eine Art «Ausbildungsfunktion» für die Abwehrzellen der weißen Blutkörperchen hat, stellt sie einen Ort in unserem Leib dar, an dem unser Blut immer wieder sorgsam geprüft und das nicht mehr brauchbare, «verschmutzte» und veraltete abgebaut wird, um dann einer neuen, «verjüngten» Blutbildung zur Verfügung zu stehen. In diesem Mittel ist ein potenziertes Organpräparat der Milz unter anderem mit einer Zubereitung aus der Wegwarte vereint, welche richtigen Abbau fördert, und mit potenziertem Schachtelhalm, der ebenso wie ein potenziertes Organpräparat der Niere die Ausscheidung unterstützt. In unserer Praxisgemeinschaft hat es sich bewährt, Infektgefährdeten 1- bis 2-mal täglich 5 bis 7 Globuli zu verordnen.

Echinacea

Auf Seite 129 wurde mit *Echinacea-Mund- und Rachenspray* ein aus dem Sonnenhut (Echinacea) zubereitetes Mittel genannt. Extrakte aus dieser – wegen ihrer charakteristischen Blütenform auch «Igelkopf» genannten – Pflanze können, wie eine Meta-Analyse zahlreicher Studien ergeben hat, die Dauer von Erkältungskrankheiten um durchschnittlich 1 ½ Tage verkürzen.[72] Interessanterweise ist das genau der Wert, welcher auch für die Virustatika *Tamiflu*® und *Relenza*® angegeben wird. In der Anthroposophischen Medizin hat sich bei Neigung zu Infekten der Einsatz von potenzierter Echinacea (z. B. *Echinacea e pl. tota D3 Globuli* 2- bis 3-mal täglich 5 Globuli) bewährt. Die Wirkung wird oft auch dadurch erkennbar, dass sich Patienten, die zum Frieren neigen, bei Anwendung von Echinacea durchwärmter fühlen. Aus theoretischen Gründen wird bei Patienten, die an Erkrankungen mit überschießenden Immunreaktionen leiden (z. B. bei chronischer Polyarthritis oder Multipler Sklerose), vom Einsatz von Echinacea, die ja das Immunsystem anregen soll, abgeraten.

Gute Ergebnisse durch Echinacea-Extrakte

In Bezug auf Covid-19 könnte es von Interesse sein, dass Extrakte aus der Wurzel von Echinacea purpurea in Zellkulturen des Atemwegepithels Coronaviren vor ihrem Eintritt in die Zellen inaktivieren konnten. Das gilt sowohl für «gewöhnliche» Coronaviren als Auslöser von Erkältungskrankheiten (HCoV-229E) als auch für die Erreger von MERS und Covid-19 (SARS-CoV-2).[73] Zwar sind Ergebnisse aus Zellkulturversuchen nicht ohne Weiteres auf Menschen übertragbar, es wäre aber denkbar, dass Rachensprays oder Lutschtabletten mit Echinacea-Extrakten eine vorbeugende Wirkung haben können und insbesondere sinnvoll sein könnten, um vor oder nach einer eventuellen Exposition (z. B. beim Einkaufen) angewendet zu werden.

Wärme und Kleidung

Öleinreibungen

Während die beschriebenen Meteoreisen Globuli vor allem einen Lichtmangel ausgleichen, gibt es auch Patienten, deren Infektgefährdung zusätzlich oder nur von einem Wärmemangel kommt. Häufig sind diese auffallend schlank und frieren viel. Bei diesen sind regelmäßig einmal am Tag erfolgende Öleinreibungen des ganzen Körpers (am besten nach dem Waschen oder Duschen) sinnvoll. Grundsätzlich gibt es schon mit einem guten Oliven- oder (weniger geruchsintensiv) Erdnuss- oder (relativ teuer) Mandelöl gute Erfahrungen. Bewährt hat sich auch die Anwendung von Schlehenblüten- oder (eher bei Erwachsenen, die zu Muskelbeschwerden neigen) Arnica-Öl.

Aber auch wenn keine spezielle, konstitutionell bedingte Wärmebedürftigkeit vorliegt, ist es sinnvoll, auf den Wärmehaushalt zu achten. Zwar wurden Studien durchgeführt, bei denen die Probanden nasse Strümpfe tragen mussten, ohne dass dies zu Erkältungssymptomen führte, und dies als Beweis dafür gewertet, dass es eine «Erkältung» im Wortsinn als Ursache von Husten und Schnupfen gar nicht gebe. Gleichwohl bin ich doch davon überzeugt, dass anhaltende Auskühlung krankheitsanfällig macht. Neben den beschriebenen Öleinreibungen kann man dem durch vernünftige Kleidung vorbeugen. Besonders wichtig ist es, die Füße warm zu halten, wozu Wollsocken und gegebenenfalls eine Einlegesohle aus Schafwolle oder Dachsfell in die Schuhe gute Dienste leisten. Zwar wird neben warmen Füßen oft zu einem kühlen Kopf geraten, dennoch ist im Freien eine wärmende Kopfbedeckung (am besten wiederum aus Wolle) nicht nur angenehm, sie beugt auch Ohrenproblemen und Nebenhöhlenentzündungen vor. Sehr empfehlenswert ist auch Unterwäsche aus Schafwolle oder – bei empfindlicher Haut – aus einem Wolle-Seide-Gemisch.

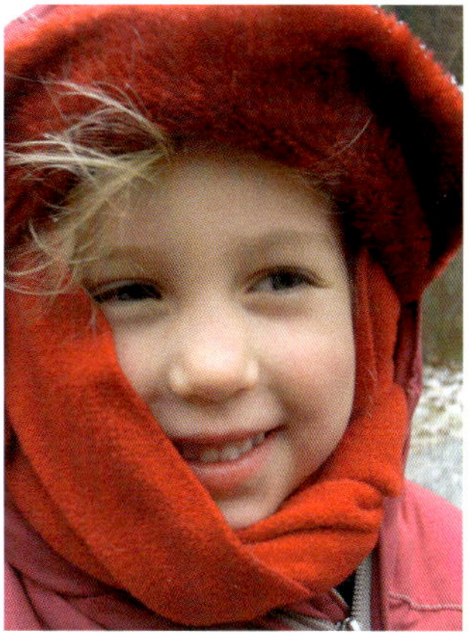

Wohlig warm eingepackt – oft kann man eine Erkältungskrankheit vermeiden, indem man auf seinen Wärmehaushalt achtet und dauerhafte Unterkühlungen verhindert.

Schließlich kann regelmäßiger (z. B. wöchentlicher) Saunabesuch – und das ist sogar durch Studien belegt – die Infektanfälligkeit mindern. Einerseits wird durch die abwechselnden Warm- und Kaltreize die Ausgleichsfähigkeit unserer Wärmeorganisation gefördert, andererseits wird durch den Saunagang eine vorübergehende und kurz dauernde «freiwillige» Fiebersituation geschaffen, die offenbar häufig dazu beitragen kann, dass eine «richtige» fieberhafte Erkrankung gar nicht «nötig» wird.

Zum Schluss

Individueller Umgang mit Erkältungskrankheiten

Im Betrachten der banal scheinenden und alltäglichen Erkältungskrankheiten und der schwereren Grippe – geradezu urbildhaften akuten Krankheiten, die jeden betreffen – sind wir einen weiten Weg abgeschritten. Verschiedene Möglichkeiten, diesen Krankheiten zu begegnen, sie durch Impfung zu verhindern, ihnen durch die eigene Lebensweise vorzubeugen oder sie zu überwinden, sind aufgezeigt worden. Erschreckende Gefahren waren ebenso anzusprechen wie ermutigende Chancen. Welchen Weg man selbst im Umgang mit diesen Krankheiten gehen möchte, ist eine persönliche Entscheidung, die durch das Gespräch mit dem Arzt vorbereitet werden kann. Die grundsätzliche Stellung von Krankheiten wird vielleicht derjenige,

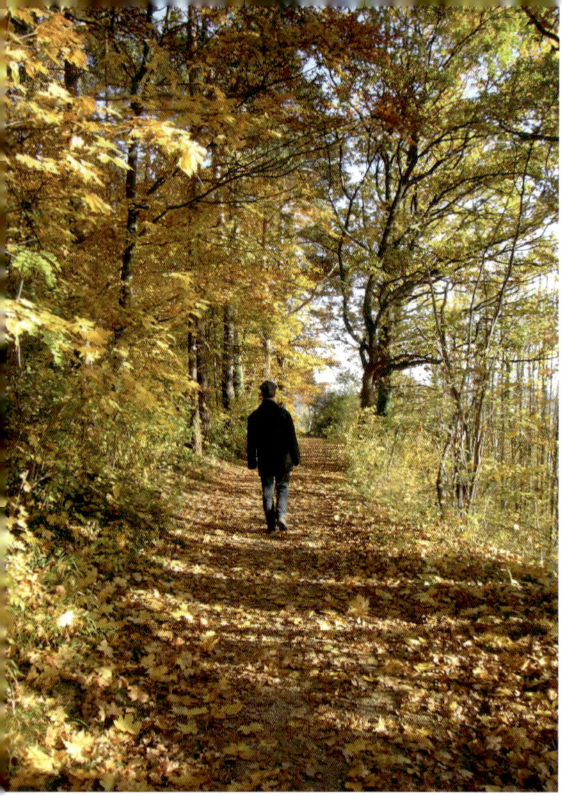
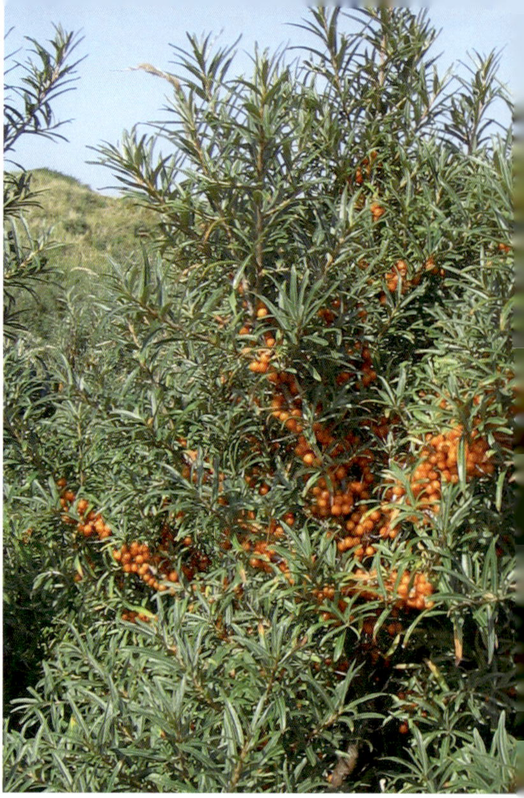
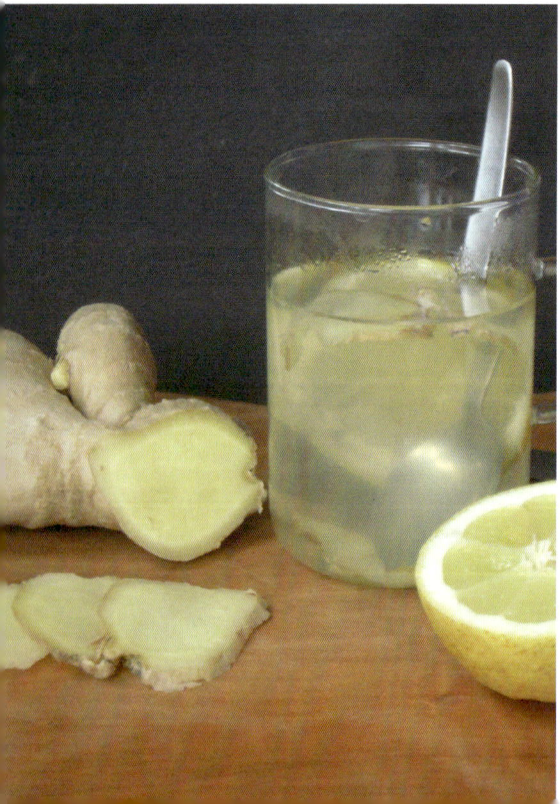
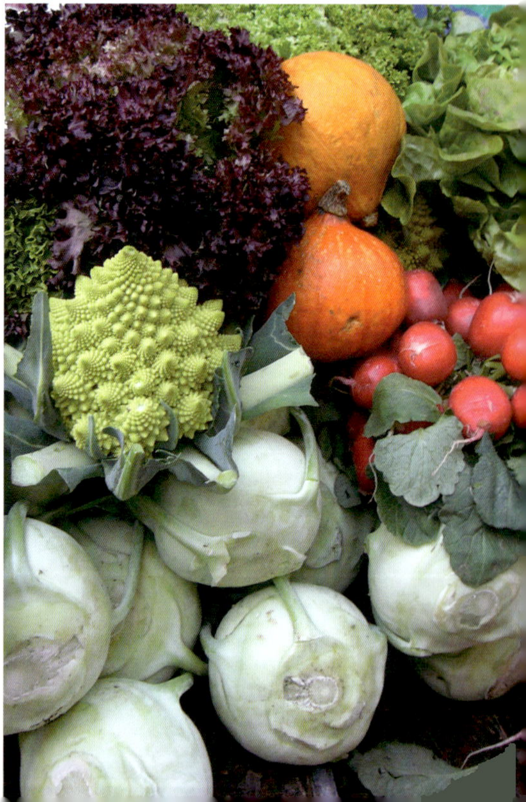

der sie aus ruhigem Abstand betrachtet, eher empfinden als derjenige, welcher sich beruflich ständig mit ihnen auseinanderzusetzen hat. Der Philosoph Hans-Georg Gadamer schreibt:[74]

«Es muss doch etwas bedeuten, dass der Arzt heute so viele Krankheiten scheinbar wegzuzaubern weiß, sodass sie für den Patienten einfach verschwinden, ohne ihn etwas gelehrt zu haben. Es muss doch etwas besagen, dass heute die chronischen Krankheiten weit mehr im Vordergrund des ärztlichen Interesses stehen, weil man sie nicht wegnehmen kann.»

Zu zeigen, dass die in den beiden Sätzen ausgesprochenen Tatsachen etwas miteinander zu tun haben, war ein Ziel beim Schreiben dieses Buches. Es würde mich freuen, wenn es dazu beiträgt, einen selbstständigen Weg zur Vorbeugung, Annahme und Überwindung der Krankheit zu finden.

Anhang

Anmerkungen

1 Kölmel K. e.a.: Febrile infections and malignant melanoma: results of a case-control study. Melanoma Research: 2 (1992) 207–21

2 Kölmel K. e.a.: Infections and melanoma risk. Melanoma Research 9 (1999) 511–519

3 Zitiert nach: Graf H.: Infekthäufigkeit und Krebsrisiko, Merkurstab 53 (2000) 137–138. Dieser Arbeit verdanke ich auch die vorgenannten Literaturhinweise. Graf bezieht sich bezüglich der genannten Studie auf die wichtige Arbeit von U. Abel e.a., die einen guten Überblick zum Zusammenhang von Infekthäufigkeit und Krebsrisiko bietet: Common infections in the history of cancer patients and controls. J. Cancer Res.Con. Oncol. 117 (1991) 339–344

4 Albonico H.: Häufigkeit fieberhafter Infektionskrankheiten im Kindesalter in der Vorgeschichte von Karzinompatienten. Der Merkurstab 1 (1996) 1–19

5 Albonico H. e.a.: Febrile infectious childhood diseases in the history of cancer patients and matched controls. Medical Hypotheses 51 (1998) 315–20

6 Kienle G.S., Kiene H.: Die Coley'sche Fiebertherapie der Krebserkrankung – historischer Markstein oder heute noch Vorbild? Der Merkurstab 6 (2003) 355–364

7 Economo C. v.: Die Encephalitis lethargica, Leipzig und Wien 1918

8 Sacks O.: Zeit des Erwachens, Reinbek bei Hamburg 1992

9 Stern F.: Die epidemische Encephalitis. Monographien aus dem Gesamtgebiete der Neurologie und Psychiatrie, hg. von Foerster O., Wilmanns K., Berlin 1928

10 Siehe Lange W., Vogel G.E., Uphof H.: Influenza. Virologie, Epidemiologie, Klinik, Therapie und Prophylaxe. Berlin, Wien usw. 1999. Dem Buch können zahlreiche weitere Details zur Influenza entnommen werden.

11 Gandhi M.K.: An autobiography or the story of my experiments with truth, Ahmedabad 1994

12 Ertel S.: Influenza pandemics and sunspots – easing the controversy. Die Naturwissenschaften 81 (1994) 308ff.

13 Hope-Simpson R.E.: Sunspots and flu: a correlation. Nature Vol. 275, 14. Sept. 1978, p. 86; Hoyle F., Wickramasinghe N.C.: Sunspots and influenza. Nature Vol. 343, 25. Jan. 1990, p. 304; von Alvensleben A.: Influenza according to Hoyle. Nature Vol. 344, 29. March 1990, p. 374

14 Ertel S.: Influenza pandemics and sunspots – easing the controversy. A.a.O.

15 Ramm H.: Zur kosmologischen Symptomatologie der Grippe, Der Merkurstab 51 (1998) 270–278

16 Endres K.P., Schad W.: Biologie des Mondes. Mondperiodik und Lebensrhythmen. Stuttgart, Leipzig 1997

17 Ein wunderschönes Buch, in dem das Polarlicht umfassend beschrieben und gedeutet wird, ist: Falck-Ytter H.: Das Polarlicht, Stuttgart ^{4}2018

18 Steiner R.: Geisteswissenschaft und Medizin, Vortrag vom 7.4.1920, Dornach ^{7}1999, GA 312

19 Husemann F.: Rudolf Steiners Entwicklung, Dornach 1999

20 Siehe z.B. Steiner R.: Die Geheimwissenschaft im Umriss, Dornach ^{20}1989, GA 13

21 Pierre Teilhard de Chardin: Der Mensch im Kosmos, München 1959

22 Aus dem Mathnawi-ya ma'nawi, zit. n. Schimmel A.: Rumi. Ich bin Wind und du bist Feuer. Leben und Werk des großen Mystikers, München 1995

23 Hartmut Ramm geht darauf ausführlich in seinem Beitrag «Zur kosmologischen Symptomatologie von Grippepandemien» ein, der in dem Buch «Corona – eine Krise und ihre Bewältigung» (M. Glöckler, A. Neider, H. Ramm, Stuttgart ^{2}2020) erschienen ist.

24 Drexler e.a.: Bats hosts major mammalian paramyxoviruses. Nat Comm 2012, 796 DOI: 10.1038/ncommst1796

25 Zhou P. e.a.: A pneumonia outbreak associated with a new coronavirus of probable bat origin. Nature 579, 270–273 (2020)

26 Wu Y. e.a.: Nervous system involvement after infection with Covid-19 and other coronaviruses. Brain Behav Immun 30.3.2020, DOI: 10.1016/j.bbi.2020.03.031

27 https://dipbt.bundestag.de/dip21/btd/17/120/1712051.pdf, Seite 60

28 Fa. Jungebad, Heckenweg 30, 73087 Bad Boll. Tel.: 07164/14161, Fax: 07164/14460, e-mail: jungebad@t-online.de

29 Dharan N., Gubarwa L., Meyer J. e.a.: Infections with Oseltamivir resistant influenza A (H1N1) viruses in the United States. JAMA 2009; 301 (10): 1034–1041

30 Leitlinie zum Umgang mit der Covid 19 Epidemie. Version 7.0 am 16.3.2020 übersetzt von Czok Th. e.a.

31 Cao B. e.a.: A trial of lopinavir/ritonavir in adults hospitalized with severe covid-19. NEJM March 18, 2020 DOI: 10.1056/NEJMoa20012182

32 Witsenburg B.C.: Masern-Sterblichkeit und Therapie. Merkurstab 45 (1992) 177–180

33 Bela e.a.: Reye's syndrom in the United States 1981 through 1997, N.Engl.J.Med. 320 (1990) 1377–82

34 Lang K.R.: Sonnenobservatorium SOHO. Spektrum der Wissenschaft, Mai 1997, 44–52, zit. n. Ramm H.: Der Sonne dunkle Flecken, Dornach 1998
35 Auf die sehr komplexen Verhältnisse der verschiedenen Erscheinungsformen des Eisens im Weltall und ihre Zusammenhänge geht H. Ramm in seinem zitierten Buch eingehender ein.
36 Ein wichtiger Artikel, der viele Qualitäten des Meteoreisens darstellt, stammt von Markus Peters: Das Meteoreisen, Merkurstab 49 (1996) 401–421
37 Holzheid A., Sylvester P., O'Neil H.St.C., Rubic D.C., Palmer H.: Evidence for the addition of a late chondritic veneer to the earth from high pressure partitioning of Pd and Pt. Nature 406 (2000) 396–399
38 Was für eine tiefe Verehrung diesem kraftvollen Baum entgegengebracht werden kann, zeigt besonders schön der japanische Anime-Film «Mein Nachbar Totoro» von Hayao Miyazaki.
39 Knauer S.: Die Grippe und ihre Behandlung. Stuttgart, o.J. (ca. 1924). Abhandlungen aus dem Klinisch-Therapeutischen Institut, Heft 2
40 Del Mar e.a.: Are antibiotics indicated as initial treatment for children with acute otitis media? A meta-analysis. Brit.Med.J. 314 (1997) 1526–29
41 Van Buchem e.a.: Acute otitis media: a new treatment strategy. Brit. Med.J. 290 (1985) 1033–37
42 Verity C.M. e.a.: Long-term intellectual and behavioral outcomes of children with febrile convulsions. New Engl. J. Med. 338 (1998) 1723–1728
43 Conolly A.M. e.a.: What are the complications of influenza and can they be prevented? Experience from 1989 epidemic of H3N2 influenza A in general practice. Brit.Med.J. 306 (1993) 1452–1454
44 Armstrong B.G., Mangtami P., Fletcher A. e.a.: Effect of influenza vaccination on excess deaths occuring during periods of high circulation of influenza. Cohort study in elderly people. BMJ 2004; 329: 660
45 Jackson L.A., Jackson M., Nelson J. e.a.: Evidence of bias in estimates of influenca vaccine effectivness in seniors. Int.J.Epidemiol. 2006; 35 (2): 337–344
46 Demicheli V., Rivetti D. e.a.: Vaccines for preventing influenca in healthy adults. Cochrane Database Syst. Rev. 2004 (3) CD 001269
47 Demicheli V. e.a.: Vaccines for preventing influenza in the elderly. Cochrane Systematic Review. 1.2.2018
48 Smith S., Demicheli V., Di Pietronj C. e.a.: Vaccines for preventing influenza in healthy children. Cochrane Database Syst. Rev. 2006 (1) CD 004879
49 Donizelli A.: Influenza Vaccination of Pregnant Women and Serious Adverse Events in the Offspring. Int.J.Env.Res.PublicHealth 2019, 16, 4347–4354

50 Jefferson T.: Influenza vaccination: Policy versus evidence. BMJ 2006; 333: 912–915
51 Lasky T., Terracciano G.J., Magder L. e.a.: The Guillain-Barré-Syndrome and the 1992–1993 and 1993–1994 Influenza Vaccines. N Engl J Med 339 (1998): 1797–1802
52 Centers of Disease Control and Prevention (CDC): Preliminary results: Surveillance for Guillain-Barré Syndrome after receipt of inluenza A (H1N1) 2009 monovalent vaccine – United States 2009–2010. Morb Mortl Wkl Rep 2010, Jun 4; 59 (21): 657–61
53 Siehe «1976 swine flue debacle» in www.wikipedia.org.
54 Schweinegrippeimpfstoff PANDEMRIX und Narkolepsie – Erklärungsansatz entdeckt. Arzneimitteltelegramm 2014; 45: 15 und Bestätigt: Schweinegrippeimpfung (Pandemrix) und Narkolepsie, Arzneimitteltelegramm 2011; 42
55 www.zeit.de/wissen/gesundheit/2020-07/immunitaet-impfstoff-coronavirus-antikoerper-covid-19-bluttest
56 Spiegel K., Sheridan J.F., Cauter E.V.: Effect of sleep deprivation to immunization. JAMA 2002, 288 (12): 1471–2
57 Leung N.H.L., Chung D.K.W., Shiu E.Y.C. e.a.: Respiratory virus shedding in exhaled breath and efficacy of face masks. Nature medicine 26, 676–680 (2020)
58 Tuladhar E.: Reducing viral contamination from finger pads: Handwashing is more effective than alcohol-based hand desinfectants. Journal of hospital infection 2015, 90 (3) DOI. 10.1016/j.jhin 2015.02.019
59 Tatsächlich kann sich ein Grippevirus in einer Bevölkerung (z. B. in Nepal oder Indien) weniger ausbreiten, in der Begrüßungen nicht mit körperlicher Berührung verbunden sind, sondern z. B. durch Falten der Hände und Verneigung erfolgen. Auch kann die Verwendung von Taschentüchern zur Kontamination der Hände mit Viren stark beitragen. Nicht nur aus dieser Sicht kann ein «Hochziehen der Nase» (das Eltern ihren Kindern auszutreiben versuchen) medizinisch sinnvoll sein. Studien haben tatsächlich ergeben, dass ein Fortschreiten eines Schnupfens zu einer Nasennebenhöhlenentzündung seltener erfolgt, wenn man sich nicht schnauzt (was mit einer Erhöhung des Luftdrucks in der Nase und damit zum Einpressen infektiösen Schleims in die Nasennebenhöhlen verbunden ist). Beim «Hochziehen der Nase» entsteht dagegen ein Unterdruck, der eher dazu führt, dass Schleim, der die Öffnungen der Nebenhöhlen verlegt, fortgeschafft wird.
60 Steiner R.: Wie erlangt man Erkenntnisse der höheren Welten?, Dornach [24]1993, GA 10

61 Seitz R.: Schöpferische Pausen. Besinnen – genießen – da sein. München [4]1995 (leider nur noch antiquarisch zu erhalten)
52 Dellbrügger G.: Die geistige Waffenrüstung. Ein Weg zur Stärkung des Inneren, Stuttgart 2009
63 Auf Deutsch erschienen unter dem Titel: Vitamin C und der Schnupfen, Weinheim 1972
64 Husemann F.: Anthroposophische Medizin. Ein Weg zu den heilenden Kräften, Dornach 2009
65 Lee R.J. e.a.: Bitter and sweet taste receptors regulate human upper respiratory innate immunity. J.Clin.Invest. 17.2.2014. DOI: 10.1172/JCI72094
66 Workman A.D. e.a.: The role of bitter and sweet taste receptors in upper airway immunity. Curr Allergy Asthm Rep. 2015, 15 (12): 72
67 Tran H.T.T. e.a.: Huma T2R38 bitter taste receptor expression in resting and activated lymphocytes. Front Immunol 11.12.2018. DOI: 10.3389/fimmu.2018.02949
68 Prather A.A. e.a.: Behaviorally assesed sleep and susceptibility to the common cold. Sleep 2015, 38 (9): 1353–9
69 Patel S.R. e.a.: A prospective study of sleep duration and pneumonia in women. Sleep 2012, 35 (1): 97–101
70 Loef B. e.a.: Shift work and respiratory infections in health-care workers. Am.J.Epidemiol 2018, 188 (3): 509–517
71 Hamre H.J., Becker-Witt C., Glockmann A., Ziegler R., Willich S.N., Kiene H.: Anthroposophic Therapies in Chronic Disease: The Anthroposophic Medicine Outcomes Study (AMOS). Eur J Med Res 2004; 9: 351–60
72 Shah S.A., Sander St., White M., Rinaldi M., Coleman C.I.: Evaluation of Echinacea for the prevention and treatment of common cold: a meta-analysis. Lancet Infectious Diseases (2007) 7, 473–480
73 Signer J. e.a.: In vitro antiviral activity of Echinaforce, an Echinacea purpurea preparation, against common cold coronavirus 229 E and highly pathogenic MERS-CoV and SARS-CoV. Virology Journal 10.3.2020 DOI: 10.21203/rs.2.24724/v2
74 Gadamer H.-G.: Zwischen Natur und Kunst. In: Victor v. Weizsäcker zum 100. Geburtstag (Schriften zur anthropologischen und interdisziplinären Forschung in der Medizin Bd. 1, hg. von Peter Hahn und Wolfgang Jacob, Berlin/Heidelberg 1987; erschienen auch in: Gadamer H.-G.: Über die Verborgenheit der Gesundheit, Frankfurt a.M. 1993

Adressen

Gesellschaft Anthroposophischer Ärzte in Deutschland e.V.
Herzog-Heinrich-Straße 18 | D-80336 München
Tel. (089) 716 77 76-0 | Fax (089) 716 77 76-49
E-Mail: info@gaed.de
Internet: www.gaed.de

Vereinigung anthroposophisch orientierter Ärzte in der Schweiz VAOAS
Pfeffingerweg 1 | CH-4144 Arlesheim
Tel. (061) 705 75 11 | Fax (061) 705 75 12
E-Mail: info@vaoas.ch
Internet: www.vaoas.ch

Gesellschaft für Anthroposophische Medizin in Österreich
Tilgnerstraße 3 | A-1040 Wien
Tel. (0664) 145 14 07 | Fax (01) 253 30 33 84 12
E-Mail: info@anthromed.at
Internet: www.anthromed.at

Medizinische Sektion am Goetheanum
Postfach | CH-4143 Dornach
Tel. (061) 706 42 90 | Fax (061) 706 42 91
E-Mail: info@medsektion-goetheanum.ch
Internet: www.medsektion-goetheanum.org

gesundheit aktiv e.V.
Bürger- und Patientenverband
Gneisenaustraße 42 | D-10961 Berlin
Tel. (030) 695 68 72-0 | Fax (030) 695 68 72-29
E-Mail: verein@gesundheit-aktiv.de
Internet: www.gesundheit-aktiv.de

anthrosana – Verein für anthroposophisch erweitertes Heilwesen
Postplatz 5 | Postfach | CH-4144 Arlesheim
Tel. (061) 701 15 14 | Fax (061) 701 15 03
E-Mail: info@anthrosana.ch
Internet: www.anthrosana.ch

Österreichische Patientenorganisation für Anthroposophische Medizin (ÖPAM)
Badstraße 23 | A-8063 Eggersdorf bei Graz
Tel. (031 17) 24 51 10 | Fax (031 17) 24 51 18
E-Mail: kontakt@oepam.at
Internet: www.oepam.at

Berufsverband für Anthroposophische Kunsttherapie BVAKT
Am Hessenberg 34 | D-58313 Herdecke
Tel. (02330) 60 66 73 | Fax (02330) 60 66 64
E-Mail: verwaltung-2@bvakt.de
Internet: anthroposophische-kunsttherapie.de

Schweizer Verband für Anthroposophische Kunsttherapie SVAKT
J.J.-Balmer-Straße 3 | CH-4053 Basel
Tel. (061) 381 25 82
E-Mail: info@svakt.ch
Internet: www.svakt.ch

Österreichische Vereinigung anthroposophisch orientierter Kunsttherapien ÖVAOK
Tilgnerstraße 3 | A-1040 Wien
Tel. (0676) 421 17 58
E-Mail: oevaok11@gmail.com
Internet: www.anthroposophische-kunsttherapien.at

Berufsverband Heileurythmie BVHE
Roggenstraße 82 | D-70794 Filderstadt
Tel. (0711) 779 97 23 | Fax (0711) 779 97 22
E-Mail: sekretariat@berufsverband-heileurythmie.de
Internet: www.berufsverband-heileurythmie.de

Heileurythmie Berufsverband Schweiz
Oberer Zielweg 60 | CH-4143 Dornach
Tel. (061) 701 72 94
E-Mail: info@heileurythmie.ch
Internet: www.heileurythmie.ch

Bundeszentrale für gesundheitliche Aufklärung (BZgA)
Maarweg 149–161 | D-50825 Köln
Tel. (0221) 899 20 | Fax (0221) 899 23 00
E-Mail: order@bzga.de
Internet: www.bzga.de

Apotheke an der Weleda
Möhlerstraße 1 | D-73525 Schwäbisch Gmünd
Tel. (07171) 87 44 40 | Fax (07171) 874 44 24
E-Mail: kontakt@apotheke-weleda.de
Internet: www.apotheke-weleda.de

Gesellschaft für Anthroposophische Pharmazie in Deutschland e.V.
Hundskapfklinge 25 | D-72074 Tübingen
Tel. (07071) 889 54 89 | Fax (07071) 964 50 22
E-Mail: info@gapid.de
Internet: www.gapid.de

Verband für anthroposophisch erweiterte Pharmazie in der Schweiz
Quidumweg 18 | CH-4143 Dornach
Tel. (061) 228 79 26
E-Mail: info@vaeps.ch
Internet: www.vaeps.ch

Seriöse aktuelle offizielle Stellungnahmen zur Grippesituation erhält man über das Robert-Koch-Institut unter www.rki.de.

Eher kritische, aber sehr gut recherchierte Informationen zu Impfungen sind verfügbar unter www.individuelle-impfentscheidung.de.

Viele der zitierten Artikel sind in der Zeitschrift «Der Merkurstab. Journal of Anthroposophic Medicine» erschienen. Das Archiv und ein Teil der Artikel sind über die Adresse www.merkurstab.de zugänglich.

Verzeichnis der Heil- und Pflegepräparate

Stichwortregister

Bildnachweis

Michail Lejen, Saratov: Seite 12, 22, 58, 72, 114, 148, 164

Jürgen Schwope, München: Seite 75, 101, 113 oben

Shutterstock: Titelbild (Elena Vasilchenko / emberiza / Nadezhda Mikhalitskaia), Seite 165 (Monkey Business Images)

Rudi Seitz: Seite 15, 16, 41, 60, 63, 69, 124, 157

Lene Solbakken, Folkhelseinstitutt, Norge: Seite 167

Anne Sommer-Solheim, München: Seite 2, 11 unten, 30, 65 oben links, 65 unten rechts, 108, 113 unten, 118, 120, 122 unten, 126, 128 oben, 129 unten links, 132 Nr. 6, 133 Nr. 7–12, 147 oben, 163 oben, 171, 173, 175 unten, 180, 187, 188 links oben, 188 rechts unten

Markus Sommer, München: Seite 11 oben, 17, 20, 62, 64 oben, 64 unten, 65 oben rechts, 65 unten links, 67 oben, 67 unten, 92, 98 oben, 98 unten, 104, 106 oben, 106 unten, 122 oben, 123, 128 unten, 129 oben, 132 Nr. 1–5, 143 unten, 147 unten, 163 unten, 175 oben, 178, 184, 188 links unten

Armin Wanka, München: 29, 109 links, 109 rechts

Der freien Enzyklopädie Wikipedia (http://www.wikipedia.de bzw. http://commons.wikimedia.org; siehe auch http://creativecommons.org) wurden entnommen: Seite 38 (NASA), 40 (NASA/JAXA), 42 (NASA Goddard Space Flight Center), 46 (NIAID, National Institute of Allergy and Infections Diseases, North Bethesda, USA; https://creativecommons.org/licenses/by/2.0/deed.en), 49 (nachbarnebenan), 57 (NASA Goddard Space Flight Center), 105 links (Kristian Peters; https://creativecommons.org/licenses/by-sa/3.0/deed.de), 105 Mitte (Thommybe; https://creativecommons.org/licenses/by-sa/3.0/deed.en), 105 rechts (Eugene-Zelenko; https://creativecommons.org/licenses/by-sa/3.0/deed.en), 129 unten rechts (Gerhard Elsner; https://creativecommons.org/licenses/by-sa/3.0/deed.en), 143 oben (Laubrau; http://artlibre.org/licence/lal/de/), 175 Mitte und 188 rechts oben (Svdmolen; https://creativecommons.org/licenses/by-sa/3.0/deed.en)